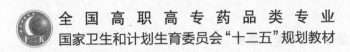

全国高职高专药品类专业
国家卫生和计划生育委员会"十二五"规划教材

供中药制药技术、中药专业用

中药炮制技术

第 2 版

主　编　张中社

副主编　龙全江　李卫先

编　者（以姓氏笔画为序）
王玉霞（重庆医药高等专科学校）
龙全江（安徽中医药高等专科学校）
李卫先（湖南中医药高等专科学校）
宋丽艳（黑龙江中医药大学佳木斯学院）
沈　伟（山东中医药高等专科学校）
张中社（杨凌职业技术学院）
武　莹（北京卫生职业学院）
殷吉磊（连云港中医药高等职业技术学校）

人民卫生出版社

图书在版编目（CIP）数据

中药炮制技术/张中社主编.—2 版.—北京：人民卫生
出版社,2013.8

ISBN 978-7-117-17461-9

Ⅰ.①中… Ⅱ.①张… Ⅲ.①中药炮制学-高等
职业教育-教材 Ⅳ.①R283

中国版本图书馆 CIP 数据核字（2013）第 136499 号

| 人卫社官网 | www.pmph.com | 出版物查询，在线购书 |
| 人卫医学网 | www.ipmph.com | 医学考试辅导，医学数据库服务，医学教育资源，大众健康资讯 |

中药炮制技术
第 2 版

主　　编：张中社
出版发行：人民卫生出版社（中继线 010-59780011）
地　　址：北京市朝阳区潘家园南里 19 号
邮　　编：100021
E - mail：pmph @ pmph.com
购书热线：010-59787592　010-59787584　010-65264830
印　　刷：三河市宏达印刷有限公司（胜利）
经　　销：新华书店
开　　本：787×1092　1/16　印张：18　插页：8
字　　数：426 千字
版　　次：2009 年 5 月第 1 版　2013 年 8 月第 2 版
　　　　　2018 年 1 月第 2 版第 8 次印刷（总第 11 次印刷）
标准书号：ISBN 978-7-117-17461-9/R·17462
定价（含光盘）：39.00 元

打击盗版举报电话：010-59787491　E-mail：WQ @ pmph.com
（凡属印装质量问题请与本社市场营销中心联系退换）

全国高职高专药品类专业
国家卫生和计划生育委员会"十二五"规划教材

出 版 说 明

　　随着我国高等职业教育教学改革不断深入,办学规模不断扩大,高职教育的办学理念、教学模式正在发生深刻的变化。同时,随着《中国药典》、《国家基本药物目录》、《药品经营质量管理规范》等一系列重要法典法规的修订和相关政策、标准的颁布,对药学职业教育也提出了新的要求与任务。为使教材建设紧跟教学改革和行业发展的步伐,更好地实现"五个对接",在全国高等医药教材建设研究会、人民卫生出版社的组织规划下,全面启动了全国高职高专药品类专业第二轮规划教材的修订编写工作,经过充分的调研和准备,从 2012 年 6 月份开始,在全国范围内进行了主编、副主编和编者的遴选工作,共收到来自百余所包括高职高专院校、行业企业在内的 900 余位一线教师及工程技术与管理人员的申报资料,通过公开、公平、公正的遴选,并经征求多方面的意见,近 600位优秀申报者被聘为主编、副主编、编者。在前期工作的基础上,分别于 2012 年 7 月份和 10 月份在北京召开了论证会议和主编人会议,成立了第二届全国高职高专药品类专业教材建设指导委员会,明确了第二轮规划教材的修订编写原则,讨论确定了该轮规划教材的具体品种,例如增加了可供药品类多个专业使用的《药学服务实务》、《药品生物检定》,以及专供生物制药技术专业用的《生物化学及技术》、《微生物学》,并对个别书名进行了调整,以更好地适应教学改革和满足教学需求。同时,根据高职高专药品类各专业的培养目标,进一步修订完善了各门课程的教学大纲,在此基础上编写了具有鲜明高职高专教育特色的教材,将于 2013 年 8 月由人民卫生出版社全面出版发行,以更好地满足新时期高职教学需求。

　　为适应现代高职高专人才培养的需要,本套教材在保持第一版教材特色的基础上,突出以下特点:

　　1. 准确定位,彰显特色　本套教材定位于高等职业教育药品类专业,既强调体现其职业性,增强各专业的针对性,又充分体现其高等教育性,区别于本科及中职教材,同时满足学生考取职业证书的需要。教材编写采取栏目设计,增加新颖性和可读性。

　　2. 科学整合,有机衔接　近年来,职业教育快速发展,在结合职业岗位的任职要求、整合课程、构建课程体系的基础上,本套教材的编写特别注重体现高职教育改革成果,教材内容的设置对接岗位,各教材之间有机衔接,避免重要知识点的遗漏和不必要的交叉重复。

　　3. 淡化理论,理实一体　目前,高等职业教育愈加注重对学生技能的培养,本套教材一方面既要给学生学习和掌握技能奠定必要、足够的理论基础,使学生具备一定的可持续发展的能力;同时,注意理论知识的把握程度,不一味强调理论知识的重要性、系统性和完整性。在淡化理论的同时根据实际工作岗位需求培养学生的实践技能,将实验实训类内容与主干教材贯穿在一起进行编写。

4. **针对岗位,课证融合** 本套教材中的专业课程,充分考虑学生考取相关职业资格证书的需要,与职业岗位证书相关的教材,其内容和实训项目的选取涵盖了相关的考试内容,力争做到课证融合,体现职业教育的特点,实现"双证书"培养。

5. **联系实际,突出案例** 本套教材加强了实际案例的内容,通过从药品生产到药品流通、使用等各环节引入的实际案例,使教材内容更加贴近实际岗位,让学生了解实际工作岗位的知识和技能需求,做到学有所用。

6. **优化模块,易教易学** 设计生动、活泼的教材栏目,在保持教材主体框架的基础上,通过栏目增加教材的信息量,也使教材更具可读性。其中既有利于教师教学使用的"课堂活动",也有便于学生了解相关知识背景和应用的"知识链接",还有便于学生自学的"难点释疑",而大量来自于实际的"案例分析"更充分体现了教材的职业教育属性。同时,在每节后加设"点滴积累",帮助学生逐渐积累重要的知识内容。部分教材还结合本门课程的特点,增设了一些特色栏目。

7. **校企合作,优化团队** 现代职业教育倡导职业性、实际性和开放性,办好职业教育必须走校企合作、工学结合之路。此次第二轮教材的编写,我们不但从全国多所高职高专院校遴选了具有丰富教学经验的骨干教师充实了编者队伍,同时我们还从医院、制药企业遴选了一批具有丰富实践经验的能工巧匠作为编者甚至是副主编参加此套教材的编写,保障了一线工作岗位上先进技术、技能和实际案例融入教材的内容,体现职业教育特点。

8. **书盘互动,丰富资源** 随着现代技术手段的发展,教学手段也在不断更新。多种形式的教学资源有利于不同地区学校教学水平的提高,有利于学生的自学,国家也在投入资金建设各种形式的教学资源和资源共享课程。本套多种教材配有光盘,内容涉及操作录像、演示文稿、拓展练习、图片等多种形式的教学资源,丰富形象,供教师和学生使用。

本套教材的编写,得到了第二届全国高职高专药品类专业教材建设指导委员会的专家和来自全国近百所院校、二十余家企业行业的骨干教师和一线专家的支持和参与,在此对有关单位和个人表示衷心的感谢!并希望在教材出版后,通过各校的教学使用能获得更多的宝贵意见,以便不断修订完善,更好地满足教学的需要。

在本套教材修订编写之际,正值教育部开展"十二五"职业教育国家规划教材选题立项工作,本套教材符合教育部"十二五"国家规划教材立项条件,全部进行了申报。

全国高等医药教材建设研究会
人民卫生出版社
2013 年 7 月

附：全国高职高专药品类专业
国家卫生和计划生育委员会"十二五"规划教材

教 材 目 录

序号	教材名称	主编	适用专业
1	医药数理统计(第2版)	刘宝山	药学、药品经营与管理、药物制剂技术、生物制药技术、化学制药技术、中药制药技术
2	基础化学(第2版)*	傅春华 黄月君	药学、药品经营与管理、药物制剂技术、生物制药技术、化学制药技术、中药制药技术
3	无机化学(第2版)*	牛秀明 林 珍	药学、药品经营与管理、药物制剂技术、生物制药技术、化学制药技术、中药制药技术
4	分析化学(第2版)*	谢庆娟 李维斌	药学、药品经营与管理、药物制剂技术、生物制药技术、化学制药技术、中药制药技术、药品质量检测技术
5	有机化学(第2版)	刘 斌 陈任宏	药学、药品经营与管理、药物制剂技术、生物制药技术、化学制药技术、中药制药技术
6	生物化学(第2版)*	王易振 何旭辉	药学、药品经营与管理、药物制剂技术、化学制药技术、中药制药技术
7	生物化学及技术*	李清秀	生物制药技术
8	药事管理与法规(第2版)*	杨世民	药学、中药、药品经营与管理、药物制剂技术、化学制药技术、生物制药技术、中药制药技术、医药营销、药品质量检测技术

序号	教材名称	主编	适用专业
9	公共关系基础(第2版)	秦东华	药学、药品经营与管理、药物制剂技术、生物制药技术、化学制药技术、中药制药技术、食品药品监督管理
10	医药应用文写作(第2版)	王劲松 刘 静	药学、药品经营与管理、药物制剂技术、生物制药技术、化学制药技术、中药制药技术
11	医药信息检索(第2版)*	陈 燕 李现红	药学、药品经营与管理、药物制剂技术、生物制药技术、化学制药技术、中药制药技术
12	人体解剖生理学(第2版)	贺 伟 吴金英	药学、药品经营与管理、药物制剂技术、生物制药技术、化学制药技术
13	病原生物与免疫学(第2版)	黄建林 段巧玲	药学、药品经营与管理、药物制剂技术、化学制药技术、中药制药技术
14	微生物学*	凌庆枝	生物制药技术
15	天然药物学(第2版)*	艾继周	药学
16	药理学(第2版)*	罗跃娥	药学、药品经营与管理
17	药剂学(第2版)	张琦岩	药学、药品经营与管理
18	药物分析(第2版)*	孙 莹 吕 洁	药学、药品经营与管理
19	药物化学(第2版)*	葛淑兰 惠 春	药学、药品经营与管理、药物制剂技术、化学制药技术
20	天然药物化学(第2版)*	吴剑峰 王 宁	药学、药物制剂技术
21	医院药学概要(第2版)*	张明淑 蔡晓虹	药学
22	中医药学概论(第2版)*	许兆亮 王明军	药品经营与管理、药物制剂技术、生物制药技术、药学
23	药品营销心理学(第2版)	丛 媛	药学、药品经营与管理
24	基础会计(第2版)	周凤莲	药品经营与管理、医疗保险实务、卫生财会统计、医药营销

序号	教材名称	主编	适用专业
25	临床医学概要(第2版)★	唐省三 郭 毅	药学、药品经营与管理
26	药品市场营销学(第2版)★	董国俊	药品经营与管理、药学、中药、药物制剂技术、中药制药技术、生物制药技术、药物分析技术、化学制药技术
27	临床药物治疗学**	曹 红	药品经营与管理、药学
28	临床药物治疗学实训**	曹 红	药品经营与管理、药学
29	药品经营企业管理学基础**	王树春	药品经营与管理、药学
30	药品经营质量管理**	杨万波	药品经营与管理
31	药品储存与养护(第2版)★	徐世义	药品经营与管理、药学、中药、中药制药技术
32	药品经营管理法律实务(第2版)	李朝霞	药学、药品经营与管理、医药营销
33	实用物理化学**;★	沈雪松	药物制剂技术、生物制药技术、化学制药技术
34	医学基础(第2版)	孙志军 刘 伟	药物制剂技术、生物制药技术、化学制药技术、中药制药技术
35	药品生产质量管理(第2版)	李 洪	药物制剂技术、化学制药技术、生物制药技术、中药制药技术
36	安全生产知识(第2版)	张之东	药物制剂技术、生物制药技术、化学制药技术、中药制药技术、药学
37	实用药物学基础(第2版)	丁 丰 李宏伟	药学、药品经营与管理、化学制药技术、药物制剂技术、生物制药技术
38	药物制剂技术(第2版)★	张健泓	药物制剂技术、生物制药技术、化学制药技术
39	药物检测技术(第2版)	王金香	药物制剂技术、化学制药技术、药品质量检测技术、药物分析技术
40	药物制剂设备(第2版)★	邓才彬 王 泽	药学、药物制剂技术、药剂设备制造与维护、制药设备管理与维护

序号	教材名称	主编	适用专业
41	药物制剂辅料与包装材料(第2版)	刘葵	药学、药物制剂技术、中药制药技术
42	化工制图(第2版)*	孙安荣 朱国民	药物制剂技术、化学制药技术、生物制药技术、中药制药技术、制药设备管理与维护
43	化工制图绘图与识图训练(第2版)	孙安荣 朱国民	药物制剂技术、化学制药技术、生物制药技术、中药制药技术、制药设备管理与维护
44	药物合成反应(第2版)*	照那斯图	化学制药技术
45	制药过程原理及设备**	印建和	化学制药技术
46	药物分离与纯化技术(第2版)	陈优生	化学制药技术、药学、生物制药技术
47	生物制药工艺学(第2版)	陈电容 朱照静	生物制药技术
48	生物药物检测技术**	俞松林	生物制药技术
49	生物制药设备(第2版)*	罗合春	生物制药技术
50	生物药品**;*	须建	生物制药技术
51	生物工程概论**	程龙	生物制药技术
52	中医基本理论(第2版)	叶玉枝	中药制药技术、中药、现代中药技术
53	实用中药(第2版)	姚丽梅 黄丽萍	中药制药技术、中药、现代中药技术
54	方剂与中成药(第2版)	吴俊荣 马波	中药制药技术、中药
55	中药鉴定技术(第2版)*	李炳生 张昌文	中药制药技术
56	中药药理学(第2版)*	宋光熠	药学、药品经营与管理、药物制剂技术、化学制药技术、生物制药技术、中药制药技术
57	中药化学实用技术(第2版)*	杨红	中药制药技术
58	中药炮制技术(第2版)*	张中社	中药制药技术、中药

序号	教材名称	主编	适用专业
59	中药制药设备(第2版)	刘精婵	中药制药技术
60	中药制剂技术(第2版)★	汪小根 刘德军	中药制药技术、中药、中药鉴定与质量检测技术、现代中药技术
61	中药制剂检测技术(第2版)★	张钦德	中药制药技术、中药、药学
62	药学服务实务*	秦红兵	药学、中药、药品经营与管理
63	药品生物检定技术 *;★	杨元娟	生物制药技术、药品质量检测技术、药学、药物制剂技术、中药制药技术
64	中药鉴定技能综合训练**	刘　颖	中药制药技术
65	中药前处理技能综合训练**	庄义修	中药制药技术
66	中药制剂生产技能综合训练**	李　洪 易生富	中药制药技术
67	中药制剂检测技能训练**	张钦德	中药制药技术

说明:本轮教材共61门主干教材,2门配套教材,4门综合实训教材。第一轮教材中涉及的部分实验实训教材的内容已编入主干教材。* 为第二轮新编教材;** 为第二轮未修订,仍然沿用第一轮规划教材;★为教材有配套光盘。

第二届全国高职高专药品类专业教育教材建设指导委员会

成 员 名 单

顾 问

张耀华　国家食品药品监督管理总局

名誉主任委员

姚文兵　中国药科大学

主任委员

严　振　广东食品药品职业学院

副主任委员

刘　斌　天津医学高等专科学校

邬瑞斌　中国药科大学高等职业技术学院

李爱玲　山东食品药品职业学院

李华荣　山西药科职业学院

艾继周　重庆医药高等专科学校

许莉勇　浙江医药高等专科学校

王　宁　山东医学高等专科学校

岳苓水　河北化工医药职业技术学院

昝雪峰　楚雄医药高等专科学校

冯维希　连云港中医药高等职业技术学校

刘　伟　长春医学高等专科学校

佘建华　安徽中医药高等专科学校

委　员

张　庆　济南护理职业学院

罗跃娥　天津医学高等专科学校

张健泓　广东食品药品职业学院

孙　莹　长春医学高等专科学校

于文国　河北化工医药职业技术学院

葛淑兰　山东医学高等专科学校

李群力　金华职业技术学院

杨元娟　重庆医药高等专科学校

于沙蔚　福建生物工程职业技术学院

陈海洋　湖南环境生物职业技术学院

毛小明　安庆医药高等专科学校

黄丽萍　安徽中医药高等专科学校

王玮瑛　黑龙江护理高等专科学校

邹浩军　无锡卫生高等职业技术学院

秦红兵　江苏盐城卫生职业技术学院

凌庆枝　浙江医药高等专科学校

王明军　厦门医学高等专科学校

倪　峰　福建卫生职业技术学院

郝晶晶　北京卫生职业学院

陈元元　西安天远医药有限公司

吴廼峰　天津天士力医药营销集团有限公司

罗兴洪　先声药业集团

前　言

《中药炮制技术》（第1版）于2009年5月出版，先后在许多大专院校使用，深受广大读者的喜爱，得到了专家、学者的普遍认可和好评，大家对教材的建设献计献策，提出了许多合理化建议。但五年过去了，中药炮制技术的研究有了长足的发展，一些新的技术、新的观点、新的成果、新的进展亟待整理、总结并补充入本书，因此有必要对原书进行全面修订。

为了适应高等职业教育的发展，在保持教材原有结构和特色的基础上，第2版教材在编写内容及形式上有了较大的改动和提高。再版教材将教学内容分成上、中、下三篇。上篇介绍了中药炮制的基本理论、知识、技能及其研究方法；中篇主要按饮片生产过程分类介绍，列举了一百五十余种中药的古今炮制方法、饮片性状、质量要求、临床应用及参考资料等；下篇集中了中药炮制实训内容，便于师生实训时查询。理论部分增加了中药材炮制前后彩图、中药炮制机械设备、药物功效、模拟试题、中药炮制通则、全国"中药传统技能大赛"中药炮制品种及操作规范等内容；实训部分增加了"实训报告"内容。

《中药炮制技术》全面、系统地总结了历代中药炮制理论、炮制方法及中药炮制品的临床应用，反映了现阶段中药炮制的水平与研究成果，内容丰富，资料翔实，实用性强，具有一定的深度、广度和高度，为中药炮制的教学、科研提供了一本可靠的参考资料。

参加本书编写的有：张中社（前言、第一章、第三章、附录一、附录二、教学大纲）、龙全江（第二章、第五章、实训一）、李卫先（第八章、实训三、实训四、模拟试题）、宋丽艳（第六章、第七章、实训二）、武莹（第九章、实训五）、殷吉磊（第四章、第十章、实训六）、王玉霞（第十一章、实训七）、沈伟（第十二章、实训八、实训九）。全书最后由张中社统稿。

由于编者的水平和能力有限，掌握的文献资料还不够全面，难免有疏漏和不足之处，恳请使用本教材的教师、学生和同行提出宝贵意见，以便及时修订完善。

编　者

2013年5月

目　　录

上篇　中药炮制基本知识

中篇　中药炮制技术

下篇　中药炮制实训

上篇　中药炮制基本知识

第一章　绪　　论

　　中药来源于自然界的植物、动物和矿物,分为中药材、中药饮片和中成药三种商品形式,这三种形式也成为中药行业的三大支柱。中医在临床上赖以防治疾病、保健强身的物质是中药饮片和中成药,中药材不可直接入药,必须经过炮制成中药饮片以后才能入药,这是中医用药的一个特点,也是中医药学的一大特色,是中药与天然药物的显著区别之一。

一、中药炮制的含义

　　中药炮制是根据中医药理论、依据辨证施治用药需要及药物自身性质,以及调剂、制剂的不同需求,对天然的中药材进行特殊加工处理的一项制药技术。是指药物在应用前或制成各种剂型之前必要的加工过程,包括对原药材进行一般修治整理和部分药材的特殊处理。药物经过加工炮制后的制成品叫做饮片,饮片是直接供中医临床调配汤剂处方和中成药生产用的所有药物,并以此供临床配方和药厂制剂,使其疗效得以充分发挥。

 知识链接

　　2010 年版《中国药典》对中药炮制的定义是:将药材经净制、切制或炮炙等处理,制成一定规格的饮片,以适应医疗要求及调配、制剂的需要及保证用药安全和有效。

　　"炮制"是中国独有的、具有知识产权的、制备中药饮片的一门传统制药技术,也是中医药学特定的专用制药术语。炮制古称"炮炙",亦有称"修事"、"修治"。如汉代的《金匮玉函经》证治总例中用"炮炙",南北朝时期的《雷公炮炙论》正文多用"修事",明代的《本草纲目》正文多用"修治",清代的《修事指南》正文多用"炮制"。从字义上看,"炮"和"炙"都离不开火。随着社会生产力的发展及医药知识的积累,对药材的加工处理技术远远超出了火制的范围,使"炮炙"两字不能确切反映和概括药材加工处理的全部内容,因此,现代多用"炮制"一词,代表各种更广泛的加工处理方法。

中药炮制的任务是在继承中药传统的炮制技术和理论的基础上,应用现代科学技术探讨中药炮制原理、工艺、规格、质量标准、历史沿革及其发展方向。炮制原理是指药物炮制的科学依据和药物炮制的作用,探讨中药在炮制过程中产生的物理变化和化学变化,以及因这些变化而产生的药理作用改变和这些改变所产生的临床意义,从而对炮制方法做出科学评价。炮制原理的研究是关键,弄清原理,其他问题就可迎刃而解。由于中药种类多、品种杂,各地炮制方法也不甚一致,加之历史条件的限制,炮制工艺多属于手工业作坊生产,很难适应先进工业化生产,因此,改进炮制工艺是当务之急。中药饮片质量标准研究的首要任务是充分利用现代实验手段,把传统质量标准客观化、数据化,使其适应新的需要,建立更为合理的质量标准,以便更好地控制饮片质量,确保临床用药的效果。

二、中药炮制的起源与发展

(一) 中药炮制的起源

中药炮制是随着中药的发现和应用而产生的,有了中药就有了中药炮制。中药起源于原始社会,那时候,人们过着群居的生活。原始人群在"茹毛饮血"、"饥不择食"的日子里,常常误食一些有毒的植物或动物而产生呕吐、腹泻或昏迷等中毒反应,甚至死亡,也会偶尔食用了某些动植物使自己原有的病痛得以缓解或消除。经过无数次的尝试和体验,这种感性认识逐渐上升为理性认识,并渐而成为自觉的行动。我国的先民们在觅食、劳动的进程中积累了医药知识,同时也创造了药物的加工技术,如将野外采来的天然药物进行洗净、打碎、剁切成小块、锉为粗末等简单加工,这便是中药炮制的萌芽。

火的出现及应用,是人类一大进步。我国古代早就有"钻木取火"的传说,有了火不但对于防御和进攻野兽具有重要作用,还可以用以御寒取暖、炮生为熟等。《礼纬·含文嘉》明确指出:"燧人氏始钻木取火,炮生为熟,令人无腹疾,有异于禽兽。"炮制古称"炮炙",据《说文解字》解,"炮,毛炙肉也","炙,炙肉也,从肉在火上"。把这种将食物加工至熟的方法,如"烧"、"煮"等引用到药物的加工处理上来,使生药变成熟药,毒药转为良药,这便是中药炮制的雏形,可见炮制的起源与火的发现和使用有着非常密切的关系。

酒的发明与应用,在我国非常久远,起源于旧石器时代。繁体字"醫",下从"酉",古字"酉"与"酒"通。《汉书·王莽传》称"酒为百药之长",后世将酒应用于药物的炮制,并由此创建了加辅料炮制药物(酒制)的方法。

 知识链接

中药炮制的起源与发展和其他学科一样取决于实践,火的发现是中药炮制形成的关键,是炮制发展史上第一次飞跃;辅料的应用及品种的增多是炮制发展史上的第二次飞跃;采用多学科方法,应用现代科技手段进行研究,促进了中药炮制的发展,是炮制发展史上第三次飞跃。

（二）中药炮制的发展

中药炮制至少已有两千年的历史，从现存的文献资料分析来看，中药炮制的发展大体经历了四个时期。

1. 春秋战国至宋代（中药炮制技术的起始与形成期） 湖南长沙马王堆三号汉墓中出土的帛书《五十二病方》，大约成书于春秋战国时期，是迄今为止我国发现的最古老的医方书，共修复整理出医方 283 个，其中含中药 247 种，文中对中药炮制有详细的记载。包括修治、切制、水制、火制、水火共制等多个方面。

《黄帝内经》约为战国至秦汉时期的著作，在《灵枢·邪客》篇中有"治半夏"的记载，可见当时已注意到对有毒物质的炮制。《黄帝内经》中的"五味所入，酸入肝、辛入肺、苦入心、咸入肾、甘入脾"理论就是后世炮制理论学说的本源。

我国第一部药学专著《神农本草经》成书于汉代，序录中记载有"药有酸、咸、甘、苦、辛五味，又有寒、热、温、凉四气，及有毒无毒。阴干、暴干，采造时月，生熟，土地所出，真伪新陈，并各有法"及"若有毒宜制，可用相畏相杀者，不尔，勿合用也"等炮制内容。阴干、暴干是指产地加工，而"生、熟"则说的是药物炮制。根据药性不同，有用水煮，有用酒渍，对有毒中药可用相畏相杀制之，这就是当时对有毒药物炮制方法与机制的解释。

南北朝刘宋时期，雷敩总结了前人炮制方面的技术和经验，撰成《雷公炮炙论》，成为我国第一部炮制学专著。全书以炮制为主，记述了各种炮制方法。除沿用前代方法外，工艺操作上有较多创新，如煅法、米泔水浸法等，并广泛地应用辅料炮制药物。随着炮制辅料的增多，炮制工艺也趋向复杂，炮制技术亦要求更精细。雷公炮制的目的多是为了解除药物毒性，缓和药物作用，提高药物疗效，便于贮藏或有利于粉碎调剂等，具有很强的科学性与实用价值。如巴豆"凡修事巴豆敲碎，以麻油并酒等可煮巴豆子，研膏后用"。巴豆经过了上述处理，则部分巴豆油溶于麻油中，以便控制剂量，同时经过加热油煮后，破坏其毒性蛋白质，而达到降低毒性的目的。

唐代科学发达，医药昌盛，中药炮制亦不断进步，炮制内容已发展为"专章论述"，逐步形成自己的学术体系，成为中药炮制史上的一个重要发展时期。唐代苏敬等人编纂的《新修本草》是第一部由国家颁布的本草专著，也是世界最早的药典，有较高的权威性。《新修本草》已把炮制工艺的内容收载了进去，对中药炮制品的质量做了明确规定，这对保证中药饮片质量和统一饮片规格都起了很大的促进作用。

宋代政府对药学事业非常重视，不仅建立了世界上第一所药局，还组织翰林医官重修本草，对宋以前的医药著作进行整理、校注、增辑。在此时期，药物的炮制方法有很大进步，药物的炮制目的也趋于多样化。医官王怀隐所著大型方书《太平圣惠方》，不仅具体记载了大量炮制内容，还始载乳制法。唐慎微所编撰《证类本草》一书载药 1558 种，每种药物之下都记有炮制方法。这些内容为后世制药行业所采用。陈师文等受诏编撰了《太平惠民和剂局方》，这是宋代颁布的第一部国家成药规范。该书重申，药材如炮制不当，将会直接影响临床疗效，因此强调："凡有修合，依法炮制"。书中特设"论炮炙三品药石类例"章节，专门讨论炮制工艺技术。

2. 金元至明代（中药炮制理论形成时期） 金元时期名医辈出，各有专长，他们注重临床实用，探讨中药药性机制，应用中药归经学说理论来阐述中药炮制的原委，使得炮制理论不断发展和提高。元代王好古在《汤液本草》中阐述熟地黄的炮制时认为"生则性大寒而凉血,熟则性温而补肾";"借火力蒸九数,故能补肾中元气"。以此来说明某些中药炮制前后有生寒熟温之意。

葛可久在《十药神书》中首次提出"大抵血热则行,血冷则凝……见黑则止"的炭药止血理论,根据这一理论,创制了专治肺痨呕血、吐血、咯血的"十灰散"。

明代是中国历史上经济高度发展的时期,这一时期中药炮制在传统工艺技术方面有较大的进步,在炮制理论上也有显著的建树。陈嘉谟在《本草蒙筌》中系统地论述了若干炮制辅料的作用原理,他在"制造资水火"中写道:"凡药制造,贵在适中,不及则功效难求,太过则气味反失。火制四:有煅、有炮、有炙、有炒之不同;水制三:或渍、或泡、或洗之弗等;水火共制者:若蒸、若煮而有二焉,余外制虽多端,总不离此两者。"这些论述,虽有一定的局限性,但简便易诵,颇具影响。

明代伟大的医学家李时珍以毕生精力,亲历实践,广收博采,实地考察,对本草学进行了全面的整理总结,历时 27 年,编成《本草纲目》这一我国古代最大型的药学著作。本书共 52 卷,载有药物 1892 种,其中有 330 味药记有"修治"专目,记载的炮制方法有近二十类,计七十法,其中有五十多种炮制方法至今仍被沿用,大大地发展了前人的炮制技能和理论。《本草纲目》是我国医药宝库中的一份珍贵遗产,是对 16 世纪以前中医药学的系统总结,被誉为"东方药物巨典",对人类近代科学影响很大。

缪希雍编撰的《炮炙大法》是继《雷公炮炙论》之后第二部炮制学专著,收载了 439 种药物的炮制方法,简要叙述了各种药物的出处、采药时间、优劣鉴别、炮制辅料、操作工艺、饮片贮藏等。将前人的炮制方法归纳为十七种,即"雷公炮炙十七法"。

3. 清代(中药炮制品种和技术的扩大时期)　清代的本草著作有近 400 种之多,民间医药得到进一步发掘和整理。该时期较为重视中药药性、药理的阐述,也有人注意对西方医药知识的吸收,大大地扩大了中药品种及有关内容。

张仲岩所撰的《修事指南》为我国第三部炮制专著,收录药物 232 种,较为系统地叙述了各种炮制方法,指出:"炮制不明,药性不确,则汤方无准而病症无验也。"在炮制理论上也有所发挥,提出"吴茱萸汁制抑苦寒而扶胃气,猪胆汁制泻胆火而达木郁,牛胆汁制去燥烈而清润,秋石制抑阳而养阴,枸杞汤制抑阴而养阳……"等。

赵学敏撰写的《本草纲目拾遗》是在《本草纲目》刊行 100 余年之后编著的。其目的是拾《本草纲目》之遗。全书载药 921 种,其中《本草纲目》未收载的有 716 种,涉及炮制的药物有 240 余种。本书包括了大多现代沿用的炮制方法,并记载有一些现代不常用的及已经不使用的方法。如炒制类,除有清炒、炒黄、炒焦、炒炭(炒黑)外,又有炒干、炒熟、炒枯、炒黄烟尽等;蒸制类有饭上蒸、蜜蒸、乳蒸、桂圆拌蒸;淬制类除醋淬外,还有烧酒淬、韭汁淬、三黄汤淬等。

4. 现代(中药炮制技术振兴与发展时期)　20 世纪初,由于当时政府提出了"废止旧医(即中医)以扫除医事卫生之障碍案",严重阻碍了中医药事业的发展,中药炮制也难以进步。20 世纪 50 年代以后,政府十分重视祖国医药这份宝贵遗产,中药炮制也得到了迅速的发展。经过多年的努力,在继承、发展和提高方面均取得了明显成绩。

在继承方面,各地对散在本地区的具有悠久历史的炮制经验进行了整理,由地方卫生部门制定了各省、自治区、直辖市的中药饮片炮制规范,作为地方法规在各辖区内执行。《中华人民共和国药典》从 1963 年版起,正式把中药炮制作为法定内容予以收载。相继出版了一些炮制专著,如《中药炮炙经验介绍》、《中药炮炙经验集成》、《历代中药炮制资料辑要》、《中药饮片炮制述要》、《历代中药炮制法汇典》,1988 年卫生部出版了《全国中药炮制规范》。

在教育方面,各高等中医药院校中药类专业均开设了《中药炮制技术》课程,教材在教学实践中不断充实提高。1979 年经国家卫生部组织,首次编写出全国高等医药院校《中药炮制学》统一教材,1996 年出版《中药炮制学》全国规划教材,此后又陆续有多种版本的中药炮制学教材面世。多年来,培养了一大批具有一定中药炮制实践技能的中药学人才,为继承和发扬中药炮制奠定了牢固的基础。

在科研方面,自 20 世纪 70 年代后期以来,科研人员开始采用现代科学技术对中药炮制的原理、工艺、生产设备以及饮片的质量标准等进行多学科研究。进入 21 世纪后,中药炮制技术进入了高速发展时期,"十五"国家科技攻关将川芎、巴戟天、大戟等 30 个品种列入攻关项目,至今已对 200 多种常用中药进行了较深入的实验和生产研究,对一些药物的炮制机制有了深入认识,改进了炮制工艺,制定了科学而合理的质量标准,取得了显著的成果。

 知 识 链 接

中药是我国的瑰宝,是中医临床用药的主体,是中医现代化的先决条件。为了保证中医事业的健康发展,国家开展了中医药的"源头工程"研究,"炮制研究"就是中医药源头工程的重要内容之一。

在生产方面,现在全国各地相继建立了 1500 多个不同规模的中药饮片厂,以适应中医药事业发展的需要。近年来,炮制生产规模不断扩大,炮制工艺不断更新,炮制设备不断改进,中药炮制的规模化、机械化、自动化程度越来越高,管理也更加科学规范,这一切都促进了中药炮制事业的发展。

三、中药炮制在行业中的地位

中药是中医临床用以治病的重要手段之一,中药材通过一定的加工炮制制成中药饮片,供应配方和制剂。中药的疗效并非原药材的疗效,实际是饮片的疗效,因此中药饮片处于中药行业三大支柱的中心地位。

饮片的生产和销售,过去多以前店后坊的产销模式经营,饮片业的基层单位遍布我国城乡,出现了数以万计直接面向消费者的中药铺。为了提高饮片质量和扩大生产,中药行业内建立了集中进行饮片生产、供应的中药饮片厂,又称中药炮制厂。目前,中药饮片厂在全国已形成 1500 余家的庞大产业,成为饮片商品的主要生产供应者。中药饮片也是出口商品,而且呈不断扩大趋势。因此,严格、科学的炮制加工,不仅为患者提供优质饮片,提高中医临床疗效,也直接提高了企业自身的社会效益和经济效益。

国家科技部、卫生部、国家中医药管理局等十六部委联合发布实施了《中医药创新发展规划纲要(2006～2020年)》,旨在促进中医药创新和中医药事业健康发展,进一步加快中医药现代化和国际化进程。作为中药生产大国,国家与企业都在积极地推动中药现代化与标准化,中药饮片作为中药行业的三大支柱之一,其基础作用非常重要,要实现中药现代化就得中药饮片现代化、标准化。中药饮片既不是药材的简单加工,也不只是为了方便配方而制的。由于中药饮片质量的优劣与中药材原料的质量直接相关,更关系到中药的临床疗效,因此,只有采用品质优良的中药材原料,按照规范化的炮制技术,进行严格认真的净制、切制和炮炙处理,才能生产出高品质的中药饮片。

中药由于成分复杂,因而常常是一药多效,但中医治病往往不需要利用药物的所有作用,而是根据病情有所选择,需要通过炮制使某些作用突出,某些作用减弱,达到符合治疗疾病的实际要求。如用何首乌补肝肾、乌须发时,就须将生首乌制成熟首乌,以免因滑泻作用伤及脾胃,导致未补其虚,先伤其正。

因此,中药饮片处于中药行业的中心地位,中药饮片的质量优劣是中医药赖以生存与发展的基础。这就要求我们积极引进新技术、新方法进行研究和改进,提高炮制工艺水平,并逐步建立起中药质量标准体系,保证中药饮片质量,以确保中医临床疗效的实现。

 知 识 链 接

中医用药有其特点,主要有辨证施治、复方配伍、中药炮制。之所以说中药炮制是中医用药的一大特点,是因为中医治病的物质基础是炮制后的中药饮片,而非原药材。对于有毒中药的炮制就显得尤为重要,如乌头于16世纪初用于医学,多用于治疗牙痛,但因毒性太大,而后不再使用。前苏联第九版药典删掉了这味药,认为无临床价值。其原因主要是西方用乌头是生用或制成酊剂,而中医所用的乌头是经过加工炮制的。通过一定的炮制方法处理,降低了乌头的毒性,并可以产生多种多样的临床作用。中药炮制作为一门自然科学,可以概括为:历史悠久、经验宝贵、内容丰富、理论独特。可以毫不夸张地说,如果没有中药炮制就没有中医中药。

四、中药炮制的分类

(一)雷公炮炙十七法

明代缪希雍在《炮炙大法》中把当时的炮制方法归纳为十七种,这就是后世所说的"雷公炮炙十七法"。

1. 炮 古代的"炮"是指将药物埋在灰火中,"炮"至焦黑,或"裹物烧"至炮生为熟。现代"炮"多指高温砂炒至发泡,去砂取药,如炮姜、炮山甲等。

2. 爁(làn) 将药物进行焚烧、烘烤。如《太平惠民和剂局方》云:"骨碎补,爁去毛"。

3. 煿(bó) 以火烧物,使之干燥爆裂。常用于具有硬壳果实类药材的炮制。

4. 炙 将药物置于近火处烤黄或涂以辅料再炒。现已统一为拌液体辅料,用火加热,使辅料被药物吸收。

5. 煨 将药物埋在有余烬的炭火中慢慢煨熟。现指将药物用湿面粉或湿纸包裹后,埋于热火灰中至包裹物呈焦黄色为度。

6. 炒 现在炒法分为清炒和加辅料炒法。

7. 煅 将药物直接放在火上或置耐热容器中烧至红透的方法。

8. 炼 将药物置容器内,长时间用文火慢慢加热的方法,如炼丹、炼蜜。

9. 制 为制药之偏性之意,将药物加入不同的辅料共制,以克制药物的偏性、烈性和劣性。如姜制厚朴、酒制大黄等。

10. 度 量长短,也是制药程度的标志,也有程度、限度之意。如种子类药材炒至种皮爆裂香气逸出为度等。

11. 飞 指"研飞"、"水飞"。研飞为药物干磨成细粉,水飞为加水研磨成糊状,然后加少量清水搅拌,倾取混悬液,下沉的粗粉再如上法反复操作,最后合并混悬液。如水飞朱砂、雄黄等。

12. 伏 一般指"伏火",指药物按一定程序置于火中处理,并经过一定时间达到所需要求,如伏龙肝。

13. 镑 是一种多刃的刀具,可将坚韧之药物削刮成极薄片,以利于调剂和制剂。如镑羚羊角。

14. 搬 即打击、切割之意,使药材破碎。

15. 瞧 即晒。

16. 曝 在强烈的日光下暴晒。

17. 露 在露天不加遮盖地日夜暴露药物,即所谓"日晒夜露"。

（二）三类分类法

明代陈嘉谟《本草蒙筌》以水制、火制、水火共制三大类方法对中药炮制进行分类,是中药炮制分类的一大进步,但不能包括中药炮制的全部内容。2010 年版《中国药典》附录收载的"药材炮制通则"中将中药炮制工艺分为净制、切制和炮炙三大类。

（三）五类分类法

由于陈嘉谟《本草蒙筌》的三类分类法不全面,后人归纳了五类分类法。五类分类法包括:修治、水制、火制、水火共制及其他制法。该分类方法对炮制方法的概括比较全面,比较系统的反映了处理药物的炮制工艺。

（四）药用部位分类法

宋代《证类本草》及《太平惠民和剂局方》均依据药物来源属性分类,但仍局限于本草学的范畴。现今《全国中药炮制规范》及各省市制订的炮制规范,大多以药用部位进行分类,即分为根及根茎类、全草类、叶类等。在药物项下再分述炮制方法。

（五）工艺和辅料相结合的分类法

工艺和辅料相结合的分类方法是在三类、五类分类法的基础上发展起来的。其一是以辅料为纲、以工艺为目的的分类法。如分为酒制法、醋制法、蜜制法、盐制法等,在酒制法中再分为酒炙、酒蒸、酒煮、酒炖等。其二是以工艺为纲,以辅料为目的分类方法。如分为炒、炙、煅、蒸等,在炙法中再分为酒炙法、醋炙法、蜜炙法、盐炙法等,这种分类方法既能体现中药炮制工艺的系统性和条理性,又便于叙述辅料对药物所起的作用,一般多为教材使用,本书就是采用此法。

五、中药炮制的有关法规

中华人民共和国第九届全国人民代表大会常务委员会第二十次会议于 2001 年 2 月 28 日修订通过了《中华人民共和国药品管理法》,并于 2001 年 12 月 1 日起施行。其中第二章《药品生产企业管理》中第十条规定:"中药饮片必须按照国家药品标准炮制,国家药品标准没有规定的,必须按照省、自治区、直辖市人民政府药品监督管理部门制定的炮制规范炮制。省、自治区、直辖市人民政府药品监督管理部门制定的炮制规范应当报国务院药品监督管理部门备案。"

(一)国家级药物炮制质量标准

《中华人民共和国药典》从 1963 年版开始在一部收载中药及中药炮制品,规定了饮片生产的工艺流程、成品性状、用法、用量,一些药物还规定了炮制品的含量指标。附录设有"中药炮制通则"专篇,属于国家级质量标准。

(二)省、部(局)级药物炮制质量标准

1988 年卫生部药政局组织编写了《全国中药炮制规范》,书中精选了全国各省(市)、自治区现行实用的炮制品、炮制工艺及质量要求。1994 年编写的《中药饮片质量标准通则》规定了饮片的净度、片型及粉碎粒度、水分标准以及饮片色泽要求等。这些均为部级中药饮片炮制标准。

(三)地方药物炮制质量标准

中药炮制具有地域性、传统性、经验性的特点,为了保留地方特色,各省(市)都制订了适合本地的质量标准,作为饮片生产、经销部门的执行依据。如:广东省中药炮制规范、上海市中药饮片炮制规范、山东省中药炮制规范等。地方标准应与《中国药典》、《全国中药炮制规范》相一致,如有不同之处,应执行《中国药典》和《全国中药炮制规范》等国家级及部(局)级的有关规定。

点 滴 积 累

1. 中药分为中药材、中药饮片和中成药三种商品形式,中药炮制是中间的关键环节,是中医用药的一个特点,也是中医药学的一大特色。中药炮制是根据中医药理论,依据辨证施治用药需要及药物自身性质,以及调剂、制剂的不同需求,对天然的中药材进行特殊加工制作的一项制药技术。

2. 我国古代共有三部炮制专著:雷敩撰写的《雷公炮炙论》是我国第一部炮制学专著;缪希雍编撰的《炮炙大法》是第二部炮制专著;张仲岩撰写的《修事指南》为第三部炮制专著。

3. 有关中药炮制的法规有三类:一是国家级药物炮制质量标准;二是省、部(局)级药物炮制质量标准;三是地方药物炮制质量标准。地方标准应与国家和省部级标准相一致。

目 标 检 测

一、选择题

（一）单项选择题

1.《本草经集注》的作者是（ ）
　　A. 缪希雍　　　　B. 李时珍　　　　C. 孙思邈　　　　D. 陶弘景

2.《修事指南》的作者是（ ）
　　A. 陶弘景　　　　B. 张仲岩　　　　C. 孙思邈　　　　D. 缪希雍

3. 能涵盖所有炮制方法的称谓是（ ）
　　A. 修事　　　　　B. 修治　　　　　C. 炮炙　　　　　D. 炮制

4. 中药炮制的理论依据是（ ）
　　A. 五行学说　　　　　　　　B. 中医中药理论
　　C. 现代医药理论　　　　　　D. 归经理论

5. 现将与火有关的炮制方法称为（ ）
　　A. 炮制　　　　　B. 修治　　　　　C. 修制　　　　　D. 炮炙

6. 炮制品种的扩大应用时期是（ ）
　　A. 现代　　　　　B. 明代　　　　　C. 清代　　　　　D. 梁代

7. 葛可久的《十药神书》提出了（ ）
　　A. 净制理论　　　　　　　　B. 炮制解毒理论
　　C. 炭药止血理论　　　　　　D. 归经理论

8. 炮制理论的形成时期是（ ）
　　A. 元、明代　　　　B. 唐代　　　　C. 清代　　　　D. 宋代

9. 提出雷公炮炙十七法的是（ ）
　　A. 雷敩　　　　　B. 缪希雍　　　　C. 陶弘景　　　　D. 陈嘉谟

10. 中药炮制的历史可追溯到（ ）
　　A. 汉代　　　　　B. 春秋战国　　　　C. 秦代　　　　D. 原始社会

（二）多项选择题

1. 我国古代中药炮制专著有（ ）
　　A.《炮炙大法》　　　B.《神农本草经》　　　C.《修事指南》
　　D.《雷公炮炙论》　　E.《雷公炮炙药性解》

2. 关于《本草纲目》描述正确的是（ ）
　　A. 作者李时珍　　　　　　　B. 我国古代最大型的药学著作
　　C. 全书52卷,载药1892种　　D. 专列有修治专目
　　E. 历时27年

3. 关于《本草纲目拾遗》正确的说法是（ ）
　　A. 著于宋代

    B. 作者苏敬

    C. 载药 921 种

    D. 本草纲目未收载的药物有 716 种

    E. 涉及炮制药物 240 种

二、简答题

1. 中药炮制的发展分为几个阶段？各个阶段有哪些特点？

2. 中药炮制应遵循哪些主要的法规？

3. 我国古代的炮制专著有哪几部？并说出作者和成书年代。

（张中社）

第二章 中药炮制的目的及对药物的影响

第一节 中药炮制的目的

中药来源于自然界的植物、动物、矿物,这些天然药物,或质地坚硬、粗大,或含有杂质、泥沙,或含有毒性成分等,一般不可直接用于临床,都需要经过加工炮制后才能使用。一种中药往往可以有多种炮制方法,一种炮制方法兼有几方面的炮制目的。因此,中药炮制的目的是多方面的,一般认为有以下几方面。

一、降低或消除药物的毒性或副作用

一些药物虽有较好的疗效,但因毒性或副作用较大,临床应用不安全,则须通过炮制降低其毒性或副作用。历代对有毒药物的炮制都很重视,如草乌用浸、漂、蒸、煮、加辅料制等多种方法炮制,都是为了降低毒性。相思子、蓖麻子、商陆、萱草根等用加热炮制亦为降低其毒性。

炮制也可除去或降低药物的副作用。汉代张仲景在《金匮玉函经》中提出:麻黄"生令人烦,汗出不可止"。说明麻黄生用有"烦"和"出汗多"的副作用,用时"皆先煮数沸",则可降低其副作用。临床上遇到失眠、心神不安而又大便稀溏的病人,此时需用柏子仁宁心安神。但生柏子仁有滑肠通便的副作用,服后可使病人发生腹泻,通过去油制霜法炮制后即可消除滑肠致泻的副作用。

对于有毒药物,炮制应当适度,不可太过或不及。如巴豆制霜,应保留脂肪油在18%~20%左右。马钱子砂烫,其士的宁生物碱含量应在0.8%左右。含量偏高,容易中毒,除去或破坏太过,疗效难以保证。

案例分析

案例

二十世纪90年代,比利时、英国、美国、北京等地,病人因服用含有马兜铃酸的中成药引起肾衰,如何看待中药毒性?

分析

俗话说,是药三分毒。中药在给人们治病疗伤的同时,或多或少都有不同程度的毒副作用。中医对于不同的病使用不同的带有某种成分的"毒"药去治病,从而取得满意的效果。中药古籍就有十八反、十九畏和妊娠禁忌的歌诀,告诫人们如何使用一些相反、相畏的中药以及妊娠用药的注意事项,以保证中药的用药安全有效。

一些倡导中药现代化要走西方道路的人士，借"马兜铃事件"盲目夸大中药的毒性作用，是极其错误的。问题的关键是看你如何使用，是否经过加工炮制。马兜铃是需要用蜂蜜进行炮制才能使用的，服用剂量也应控制在安全范围内。国外把含马兜铃酸的中药当作茶喝，用以减肥，并且长期服用，所用的含马兜铃酸成分的中药也没有按中药传统加工炮制方法进行炮制，自然会出问题。

二、增强药物疗效

中药除了通过配伍来提高疗效外，炮制是达到这一目的的又一有效途径和手段。作为药物，起作用的是其所含的活性物质，通过适当的炮制处理，可以提高其溶出率，并使溶出物易于吸收，从而增强疗效。明代《医宗粹言》提到："决明子、莱菔子、芥子、苏子、韭子、青葙子，凡药用子者俱要炒过，入药方得味出。"这是因为这些种子外有硬壳，其药效成分不易被溶出，经加热炒制后种皮爆裂，便于有效成分溶出。

辅料炮制能与药物产生协同作用而增强疗效，如款冬花、紫菀等化痰止咳药经蜜炙后，增强了润肺止咳的作用，胆汁制南星能增强南星的镇痉作用，甘草制黄连可使黄连抑菌效力提高数倍。可见药物经炮制可以从不同的方面增强其疗效。

三、改变或缓和药物的性能

中医采用寒、热、温、凉（四性）及辛、甘、酸、苦、咸（五味）来表达中药的性能。药物过偏的性能，临床应用时往往会带来一定的副作用。药物太寒伤阳，太热伤阴，过辛损津耗气，过甘生湿助满，过苦伤胃，过酸损齿，过咸生痰。经过炮制，可以改变或缓和过偏的性味，以达到改变药物作用的目的。如生甘草，性味甘凉，具有清热解毒、清肺化痰的功效，常用于咽喉肿痛，痰热咳嗽。甘草经炮制后，其药性由凉转温，功能由清泄转为温补，改变了原有的药性。又如生地黄，性寒，具清热、凉血、生津之功，常用于血热妄行引起的吐衄、斑疹、热病口渴等症。经蒸制成熟地黄后，其药性变温，能补血滋阴、养肝益肾。

缓和药性是指缓和某些药物的峻烈之性。因为用药过于猛烈，易伤病家元气，可带来不良影响，炮制则可以制约药物偏性。如麻黄生用辛散解表作用较强，经蜜炙后，其所含具辛散解表作用的挥发油含量减少，辛散作用缓和，且炼蜜可润燥，能与麻黄起协同作用，故而止咳平喘作用增强。苍术、枳壳麸炒缓和燥性，槐花炒黄、黄连酒炙、大黄酒炙缓和苦寒之性，牛蒡子炒黄缓和寒滑之性。

四、改变或增强药物作用的趋向

中医对药物作用的趋向是以升、降、浮、沉来表示的，通过炮制，可以改变药物作用趋向。例如，大黄苦寒，性沉而不浮，生用走而不守，酒制后引药上行，治疗上焦实热引起的牙痛等症。古人认为，莱菔子能升能降，生莱菔子，升多于降，用于涌吐风痰；炒莱菔子，降多于升，用于降气化痰，消食除胀。

五、改变药物作用的部位或增强对某部位的作用

中医对药物作用部位常以经络脏腑来表示。所谓某药归某经，即表示该药对某些

脏腑和经络有明显的选择性。如杏仁可以止咳平喘,故入肺经;可润肠通便,故入大肠经。临床上有时考虑到一药入多经,会使其作用分散,通过炮制调整,可使其作用专一。柴胡、香附等经醋炙后有助于引药入肝,增强疏肝理气的作用;小茴香、橘核等经盐炙后有助于引药入肾,更好地发挥治疗肾经疾病的作用。前人从实践中总结出一些规律性的认识,如"酒制升提"、"醋制入肝"、"盐制入肾"等。

六、便于调剂和制剂

中药材经水制软化,切制成一定规格的片、丝、段、块后,便于调剂时称量和煎煮。质地坚硬的矿物类、甲壳类及动物骨甲类药难以粉碎,则采用明煅、煅淬、砂烫等方法,使之质地酥脆而便于粉碎,易于煎出有效成分,也便于调剂和制剂。如砂烫醋淬穿山甲、龟甲、鳖甲,砂烫马钱子,蛤粉烫阿胶,油炸豹骨,火煅代赭石、寒水石,火煅醋淬自然铜等。

七、提高药物净度,确保用药质量

中药在采收、运输、贮藏过程中常混有沙土、杂质、霉烂品及非药用部位,因此,必须加以净选、清洗等加工处理,使其达到一定的净度,以保证临床用药的卫生和剂量的准确。如种子类药物要去沙土、杂质,根类药物要去芦头(根上部之根茎部分),皮类药物要去粗皮(栓皮),昆虫类药物要去头、足、翅等。有些药物虽属同一植物,但由于药用部位不同,其作用也不同,更应区分入药。如麻黄茎发汗,根止汗,故要分开入药,以适应临床需要。

八、矫嗅矫味,利于服用

某些动物类药材(如紫河车、乌贼骨)、树脂类药材(如乳香、没药)或其他有特殊不良气味的药物,往往为病人所厌恶,服后出现恶心、呕吐、心烦等不良反应。为了便于服用,常用酒炙、醋炙、蜜炙、水漂、麸炒等方法炮制,能起到矫嗅矫味的效果,有利于服用,如酒炙乌梢蛇、紫河车,麸炒僵蚕,醋炙乳香、没药等。

点 滴 积 累

1. 降低或消除药物毒性或副作用是中药炮制的主要目的之一。根据具体药物情况选择合理的炮制方法降低或消除药物毒副作用,有利于保证药物的用药安全。

2. 增强药物疗效是中药炮制的又一个主要目的。药物经过炮制后,可通过改变药物结构增强有效成分溶出,或借助辅料的协同增效作用而达到增强药物疗效的目的。

第二节 炮制对药物的影响

一、炮制对药性的影响

炮制对药性的影响包括对性味、升降浮沉、归经、毒性的影响等。

(一) 炮制对四气五味的影响

四气五味是中药的基本性能之一,它是按照中医理论体系,把临床实践中所得到的经验进行系统的归纳,以说明各种药物的性能。炮制常常通过对药物性味的影响,从而达到调整治疗作用的目的。炮制对性味的影响大致有三种情况:一是通过"反制"纠正药物过偏之性,以缓和药性。如栀子苦寒,用辛热的姜汁制后,能降低苦寒之性,以免伤中。二是通过"从制",使药物的性味增强,增强疗效。如胆汁制黄连,增强黄连苦寒之性,所谓寒者益寒。又如酒制仙茅,增强仙茅温肾壮阳作用,所谓热者益热。三是通过炮制,改变药性,扩大药物的用途。如天南星辛温,善于燥湿化痰、祛风止痉,加胆汁制成胆南星,则性味转为苦凉,具有清热化痰、息风定惊的功效。又如生地甘寒,具有清热凉血、养阴生津作用,制成熟地后,则转为甘温之品,具有滋阴补血的功效。

(二) 炮制对升降浮沉的影响

升降浮沉是指药物作用于机体的趋向,它是中医临床用药应当遵循的规律之一。升降浮沉与性味有密切的关系,一般而言,性温热、味辛甘的药物,属阳,作用升浮;性寒凉、味酸苦咸的药物,属阴,作用沉降。李时珍说:"升降在物,亦在人也",药物经炮制后,由于性味的变化,可以改变其作用趋向,尤其对具有双向性能的药物更明显。辅料对其影响更明显,通常酒炙则升,姜炙则散,醋炙能收敛,盐炙则下行。如黄柏原系清下焦湿热之药,经酒炙后作用向上,兼清上焦之热。黄芩酒炙可增强上行清头目之热的作用。砂仁为行气开胃、化湿醒脾之品,作用于中焦,经盐炙后,可以下行温肾,治小便频数。莱菔子能升能降,生品以升为主,用于涌吐风痰,炒后则以降为主,长于降气化痰,消食除胀。由此可见,药物升降浮沉性能并非固定不变,可以通过炮制改变其作用趋向。

 知 识 链 接

李时珍曰:升者引之以咸寒、则沉而直达下焦,沉者引之以酒、则浮而上至巅顶。一物之中,有根升梢降、生升熟降者,是升降在物,亦在人也。

(三) 炮制对归经的影响

所谓归经是指药物有选择性地对某些脏腑或经络表现出明显的作用,而对其他脏腑或经络的作用不明显或无作用。中药炮制很多都是以归经理论作指导的,特别是用某些辅料炮制药物,如醋炙入肝经,蜜炙入脾经,盐炙入肾经等。很多中药都能归几经,可以治几个脏腑或经络的疾病,如生姜能发汗解表,故入肺经,又能和胃止呕,故入胃经。

临床上为了使药物更准确地针对主证,作用于主脏,发挥其疗效,需通过炮制来达到目的。如益智仁入脾、肾经,盐炙后则主入肾。知母入肺、胃、肾经,盐炙后则主要作用于肾经。

(四) 炮制对药物毒性的影响

"毒"是指具有一定毒性和副作用的药物,用之不当,可导致中毒。药物通过炮制,可以达到去毒目的。去毒常用的炮制方法有净制、水泡漂、水煮、水飞、砂烫、醋炙、去油制霜等。如蕲蛇去头,半夏用白矾水浸泡,川乌、草乌蒸或煮制,雄黄、朱砂水飞,马钱子砂烫,甘遂、芫花醋炙,巴豆制霜等,均可去其毒性。

炮制有毒药物时一定要注意去毒与存效并重,并且应根据药物的性质和毒性表现,选用恰当的炮制方法,才能收到良好的效果。否则,可能造成毒去效失,达不到炮制目的。

二、炮制对药物化学成分的影响

中药的化学成分相当复杂,中药治病是发挥多成分的综合作用。中药经加热、水浸,以及酒、醋、蜜、盐、药汁等辅料处理,其化学成分会发生变化,某些成分的含量增加或减少,或者生成新的化合物。因此,研究炮制对中药化学成分的影响,对探讨中药炮制作用和原理、优选炮制工艺、制定饮片质量标准,具有重要意义。炮制对药物化学成分的影响,分以下几个方面介绍。

(一) 炮制对含生物碱类药物的影响

生物碱存在于生物体内,类似碱的性质,具有明显的生理活性。不但植物来源的中药可含有生物碱,而且动物来源的中药有的也含有生物碱(如蟾酥)。

净制:生物碱在不同植物体内的分布部位各异,净选时应去除不含生物碱的非药用部位,或将含不同生物碱的部位区分应用。如黄柏中的小檗碱集中在黄柏的韧皮部,木质部及栓皮部含量甚微,故黄柏只用韧皮部入药,其木质部及栓皮部应视为非药用部位去除。又如麻黄茎中含有较多的麻黄碱和伪麻黄碱,有升高血压作用,而麻黄根含大环精胺等几种类型生物碱,药理作用则相反,具有降低血压的作用,故麻黄净制处理时应分离不同的药用部位区分应用。

水处理:在植物体内,大部分生物碱以游离状态存在,不溶于水,但有些小分子生物碱(如槟榔碱等)、季铵类生物碱(如小檗碱等)均易溶于水。所以此类药材在用水洗、水浸等处理时,应采取"少泡多润"的原则,尽量减少与水的接触时间,以免生物碱随水流失。

酒炙:游离生物碱能溶于乙醇、三氯甲烷等有机溶剂,不论是游离生物碱或其盐类都能溶解。所以,药物经过酒炙后能提高生物碱的溶出率,从而提高药物的疗效。如酒黄连中小檗碱的溶出率较生品大大提高。

醋炙:游离生物碱能溶于酸水(形成盐),所以常用醋作为炮制辅料,以增加溶出率,提高疗效。如醋炙延胡索,可使其止痛和镇静的有效成分延胡索乙素及去氢延胡索甲素等,与醋酸结合生成醋酸盐,能溶于水,增强镇静止痛效果。

加热炮制:各种生物碱具有不同的耐热性,应根据炮制目的,控制炮制温度与时间。如川乌、草乌炮制的目的是降低乌头碱的毒性,故经烘、焙、煨等干热处理或蒸、煮等湿热处理,可使其剧毒的双酯型乌头碱类水解或分解,生成毒性较低的苯甲酰单酯型乌头碱(乌头次碱)和几乎无毒性的乌头原碱。马钱子中士的宁和马钱子碱,既为有效成分,又为有毒成分,控制适宜的加热条件,可使其变为异士的宁和异马钱子碱及其氮氧化合物,保证临床用药安全。有些药物,如石榴皮、龙胆草、山豆根等,其中所含生物碱为治疗成分,遇热活性降低,应少加热或不加热,以生用为宜。

 知 识 链 接

乌头碱类药物有川乌、草乌、附子、雪上一枝蒿等,对心脏毒性大。其中以雪上一枝蒿毒性最剧烈,是川乌、草乌毒性的几十倍。草乌的毒性大于川乌,附子为川乌的子根加工品,其毒性小于川乌。乌头类入煎剂,一般要求久煎,即煎煮1小时以上,可减低其毒性。

（二）炮制对含苷类药物的影响

苷广泛地存在于植物体中，尤其在果实、树皮和根部最多。一般易溶于水或乙醇中。

水处理：由于苷类成分易溶于水，故大黄、甘草、秦皮等主含苷类成分的药材，切制前用水处理应少泡多润，以免苷类成分随水流失。

酒炙：含苷的药物用酒炮制，可提高其溶解度，增强疗效。如黄芩酒炙后，水煎液中黄芩苷的含量较生品提高。

加热炮制：含苷类成分的药物往往含有相应的分解酶，苷类在一定温度和湿度条件下可被酶分解，影响疗效。如槐花、苦杏仁、黄芩等含苷的药物，若采收后长期放置，相应的酶可分解芦丁、苦杏仁苷、黄芩苷，使这些药物的疗效降低。花类药物所含的花色苷也会因其所含酶的作用而变色脱瓣。因此，含苷类药物常用炒、蒸、烘、焯或暴晒的方法破坏或抑制酶的活性，以免其被酶解，保存药效。

（三）炮制对含挥发油类药物的影响

挥发油大多数具有芳香性，在常温下可以自行挥发而不留任何油迹，大多数比水轻，在水中微溶，易溶于多种有机溶剂及脂肪油中。

水处理：含挥发性的药材应及时加工处理，加水处理宜"抢水洗"。挥发油在植物体内若以游离状态存在，如薄荷、荆芥等，宜在采收后或喷润后迅速加工切制，不宜带水堆积久放，以免发酵变质，影响质量。若挥发油在植物体内以结合状态存在，如厚朴、鸢尾，则需经堆积"发汗"后香气方可逸出。

加热炮制：加热处理温度应低，干燥宜采用阴干法，以免挥发油损失。若挥发油具有治疗作用，则应尽量避免加热处理，干燥时宜阴干或于60℃以下烘干，如薄荷、茵陈等。若挥发油具有明显的毒性和强烈的刺激性，通过炮制后可大部分去除，有利于临床使用。如乳香对胃有较强刺激性，易致呕吐，经炒制等加热处理可除去大部分挥发油，使刺激性降低，可供内服。有的药物为达到医疗的需要，往往通过炮制以减少或除去挥发油。如蜜炙麻黄，通过蜜炙加热处理，麻黄中具发汗作用的挥发油可减少1/2以上，从而使所含的具有平喘作用的麻黄碱含量相对提高，再加上蜂蜜的辅助作用，更适用于喘咳的治疗。又如苍术含挥发油较多，具有刺激性，用麸炒等方法炮制，可使挥发油减少，"燥性"降低。

 知 识 链 接

据某些药物实验结果表明：炒炭减少挥发油约80%，炒焦减少约40%，煨或土炒减少约20%，醋炙、酒炙、盐炙、米泔水制及麸炒减少约10%～15%，故应根据临床不同要求，相应选用不同的方法进行炮制。

（四）炮制对含鞣质类药物的影响

鞣质又称单宁、鞣酸，广泛地存在于植物中，在医疗上主要用于收敛、止血、烧伤等，有时也用作生物碱及重金属中毒的解毒剂。

水处理：易溶于水，尤其易溶于热水。故地榆、虎杖、侧柏叶、石榴皮等以鞣质为主要药效成分的药物，用水处理时应少泡多润，以减少损失。

加热炮制:鞣质能耐高温,经高温处理,一般变化不大。如大黄含有致泻作用的蒽醌苷和具有收敛作用的鞣质,经酒蒸、炒炭后,蒽醌苷的含量明显减少,而鞣质含量变化不大,故可使大黄致泻作用减弱,而收敛作用相对增强。也有一些鞣质经高温处理能影响疗效,如地榆、槐花等炒炭时,若温度适宜,鞣质的含量会有所增加,若温度过高,则鞣质的含量反而降低,甚至全被破坏,因此炮制时要掌握火候。槟榔、白芍等含鞣质的中药,切制的饮片应及时烘干或阴干,因鞣质为强的还原剂,暴露于日光和空气中易被氧化,致使饮片色泽泛红。

鞣质遇铁能发生化学反应,生成黑绿色的鞣质铁盐沉淀,因而在炮制含鞣质成分的药物时忌铁器,宜用竹刀、钢刀、铜刀切制。洗涤时在木盆中洗,煎药时要用不锈钢锅或砂锅,都是为了避免鞣质与铁的反应。

（五）炮制对含有机酸类药物的影响

有机酸广泛存在于植物的各种部位,特别是未成熟的肉质果实内,并随果实的逐渐成熟,其含量逐渐降低。

水处理:低分子的有机酸大多能溶于水,因此,用水处理时宜采用少泡多润的方法,以防止有机酸类成分的损失。若有机酸为有毒成分,应长时间浸泡,将其除去。如白花酢浆草、酢浆草等植物含有可溶性的草酸盐有毒,水处理时应将其除去。

加热炮制:加热可使有机酸破坏,如山楂炒焦后,部分有机酸被破坏,酸性降低,从而减少了对胃肠道的刺激。一些药物加热后,有机酸会发生质的变化。如咖啡炒后,绿原酸被破坏,而生成咖啡酸和奎宁酸。

（六）炮制对含油脂类药物的影响

油脂大多存在于植物的种子中,通常具有润肠通便或致泻作用,有的作用峻烈,有一定毒性。

加热炮制:经加热,压榨除去部分油脂类成分,以免滑肠致泻或降低毒副作用,保证临床用药安全有效。如巴豆、千金子去油制霜以减小毒性,缓和泻下作用。柏子仁、瓜蒌仁去油制霜降低或消除滑肠作用。

（七）炮制对含树脂类药物的影响

树脂通常存在于植物组织的树脂道中,当植物体在外伤的刺激下,即能分泌出树脂来,形成固体或半固体物质。树脂一般不溶于水,而溶于乙醇等有机溶媒中。

酒炙、醋炙:炮制含树脂类药物,常用辅料酒、醋处理,可提高树脂类成分的溶解度,增强疗效。如五味子经酒炙可提高疗效;乳香、没药经醋炙,能增强活血止痛作用。

加热炮制:加热炮制可增强某些含树脂类药物的疗效,如藤黄经高温处理后,抑菌作用增强。但是有的树脂如果加热不当反而影响疗效,如乳香、没药中的树脂如果炒制时温度过高,促使树脂变性,反会影响疗效。加热炮制可以破坏部分树脂,以适应医疗需要。如牵牛子树脂具有泻下祛积作用,经炒制后部分树脂破坏,可缓和泻下作用。

（八）炮制对含蛋白质、氨基酸类药物的影响

蛋白质是生物体内所有化合物中最复杂的物质,水解后产生多种氨基酸,很多种氨基酸都是人体生命活动所不可缺少的。

水处理:蛋白质是一类大分子的物质,多数可溶于水,生成胶体溶液,一般煮沸后由于蛋白质凝固,不再溶于水。纯洁的氨基酸大多数是无色结晶体,易溶于水。由于蛋白质和氨基酸都具有水溶性,故不宜长期浸泡于水中,以免损失有效成分,影响疗效。

加热炮制:加热可使蛋白质凝固变性或产生新的物质。若蛋白质为毒性成分,可通过加热处理,使毒性蛋白变性而消除毒性,如巴豆、白扁豆、蓖麻子加热后毒性大减。若蛋白质和氨基酸为有效成分,应避免加热,如雷丸、天花粉、蜂毒、蛇毒、蜂王浆等以生用为宜。而一些含苷类药物如黄芩、苦杏仁,经沸水焯、煮,破坏酶的活性,保存苷类有效成分。蛋白质加热处理以后,往往还能产生一些新的物质,而取得一定的治疗作用。如鸡蛋黄、黑大豆等经过干馏处理,能得到含氮的吡啶类、卟啉类衍生物,产生解毒、镇痉、止痒、抗菌的作用。

三、炮制对调剂和制剂的影响

中药饮片应用于调剂和制剂,不同的处方和剂型对炮制都有特殊的要求。炮制品的质量直接影响调剂与制剂的质量,炮制与调剂和制剂的关系极为密切。

(一) 炮制对调剂的影响

很多中药材形体粗大,质地坚硬,不利于配方时药物称量,切成片、丝、段、块,可便于调配时称量和分剂量。

入汤剂的中药,除煮散外,均以饮片形式配方,要求有一定的形状、大小、规格。制成一定规格的饮片使其比表面积增大,有利于药材中有效成分的浸出,从而利于药物疗效的发挥。饮片太厚太大会影响有效成分的溶出,太小太碎又影响煎后的滤过、服用。因此,饮片的规格必须根据汤剂的要求去掌握。

处方是依据辨证结果,在具体治法指导下选用的方药。病证不同,对某些药物往往有一些特殊的要求,随方炮制,可以满足临床配方的特殊需要。

汤剂通常是医生根据病人的病情和身体素质随证组方,针对性较强,对药物的炮制要求也灵活多变,常根据用药意图确定。即使同一方剂,用于不同情况,对药物的炮制要求也不尽相同。如四逆散若用于阳气被遏,四肢不温,柴胡宜生用;若用于胁肋疼痛,则采用醋炙为宜,且用量宜大。药物经过炮制后,其性味、作用趋向、作用部位、功用、毒副作用等方面都可能发生一定的变化,与生品有一定的差别,而且各炮制品之间的药性也有一定的差异,它们各具特点。临床应用时,既要掌握它们的共性,又要分辨它们的区别。临床上,除了以各炮制品的药效特点作为依据外,还应根据组方情况、用药意图,灵活变通。

(二) 炮制对制剂的影响

中药制剂的内服药,其给药途径多为口服,这就需要按照药品卫生标准严格制备。饮片切制时,需按照饮片生产工序进行,这样既利于粉碎,又有益于服后吸收,易于发挥疗效。有相当多的药物,需要依方炮制,稳定疗效。故应当根据方剂不同的要求,严格工艺,随方炮制,不能轻率简化或改变炮制工艺,以确保中药制剂的安全有效。

中成药由于各剂型的特殊要求,与汤剂所用原料有着显著差别。有的要求一定细度的粉末,如丸、散剂一般要求过80~120目筛,眼膏中的药粉要求过200目以上的筛,而某些药酒又可用整个中药,如人参酒中的整支人参等。

中成药剂型很多,虽然不像汤剂对饮片的炮制要求那样严格,但也不能都用生品为原料,仍需按处方要求"依法炮制",否则,会影响到制剂的疗效。如首乌冲剂中需要制首乌,全鹿丸中需要盐炙杜仲,十全大补丸中需要熟地。有些中成药,方中某些药物需要进行特殊的处理,甚至比汤剂要求更严。如附桂理中丸,为了突出温中的功效,党参与甘草需要蜜酒炙,干姜需要制成炮姜,白术需要赤石脂炒。

汤剂和中成药对饮片质量也有共同的要求。尤其是净制,无论对汤剂或中成药的疗效都有很大的影响,不可忽视。如皮壳、毛核、粗皮、木心等非药用部位作用很弱或无作用,如果不除去,则会影响剂量,降低疗效。饮片的外观质量一般从形态、色泽、质地、气味来控制,汤剂和中成药对饮片的外观质量都有严格的要求。饮片的内在质量应严格控制,尤其是有毒中药,丸、散剂的要求一般高于汤剂饮片。

四、炮制对药物临床疗效的影响

中药成分相当复杂,常常是一药多效。然而中医治病往往不是利用药物的所有作用,而是根据病情有所选择,需要通过炮制使药物的某些作用突出,某些作用减弱,充分发挥药物的治疗作用,避免不利因素,力求符合疾病的实际治疗要求。同时,疾病的发生、发展是多变的,脏腑的属性、喜恶、生理、病理也各有不同,以及气候、环境的不同,对用药要求也不同。中药只有经过炮制,才能适应中医辨证施治、灵活用药的要求。由此可见,炮制是中医用药的一大特色,是提高临床疗效的重要环节。

(一) 净制对药物疗效的影响

原药材中常常混有杂质、非药用部分,或各个部位作用不同,一并入药,难以达到治疗目的,如果混有毒性物质,则会造成医疗事故。如巴戟天的木心为非药用部分,且占的比例较大(约2/3),若不除去,用药剂量不准,影响疗效。麻黄茎发汗,根止汗,两者作用不同,必须分开入药。药物中常混有外形相似的有毒药物,如黄芪中混有狼毒,天花粉中混有王瓜根,这些毒物若不拣出危险性很大。

(二) 切制对药物疗效的影响

药材切制前需经过软化处理,但控制水处理的时间和吸水量很重要。若浸泡时间过长,吸水量过多,药材中的成分会大量流失,降低疗效,也给饮片干燥带来不利影响。如槟榔软化时,若长时间浸泡,则槟榔碱会严重损失。切制时,若饮片厚度相差太大,在煎煮过程中会明显影响药物疗效的发挥。饮片干燥也很重要,切制后饮片因含水量高,如不能及时干燥,就会霉烂变质。干燥方法和干燥温度不当,也会造成有效成分损失。

(三) 加热炮制对药物疗效的影响

加热是中药炮制的重要手段,常用的方法有:炒法、煅法、煨法、蒸法、煮法、燀法等,其中炒制和煅制应用最广泛。

许多中药经过炒制,可以产生焦香气,起到醒脾开胃的作用,如炒麦芽、炒谷芽等。种子和细小果实类药物炒后不仅产生香气,而且有利于溶媒渗入药物内部,提高煎出效果,如葶苈子、莱菔子等。苦寒类药物炒后能缓和苦寒之性,免伤脾阳,如炒栀子。温燥药或性猛的药经炒后可缓和烈性,如麸炒苍术、枳实。有异味的药物炒后可矫嗅矫味,利于服用,如麸炒僵蚕。

煅制常用于处理质地坚硬的矿物药、动物甲壳及化石类药物以及需要制炭的植物药。矿物药或动物甲壳类药物,煅后不仅能使药物质地酥脆,利于煎熬和粉碎,作用也会发生大的变化。如白矾煅后燥湿、收敛作用增强,自然铜煅后可提高煎出效果,血余煅炭后产生止血作用。

生地加热蒸制成熟地,其性味、功效均发生了显著的变化。川乌、草乌加热煮制后,其毒性显著降低,保证了临床用药的安全有效。

点 滴 积 累

1. 药物的性味、升降浮沉、归经及毒性是药物本身的性质所决定的,但通过炮制会对其产生一定的影响,使更有利于临床用药。

2. 药物经过净制、切制、炮制,对其所含有效成分产生影响,进而影响药物临床疗效。

目 标 检 测

一、选择题

(一) 单项选择题

1. 哪种药物中所含挥发油具有明显的毒性和刺激性,需要经过炮制处理将大部分除去( )

A. 肉豆蔻　　　　B. 麻黄　　　　C. 荆芥　　　　D. 厚朴

2. 含鞣质的药物炮制时不能采用哪一种器具进行处理( )

A. 铜器　　　　B. 砂锅　　　　C. 铁器　　　　D. 竹器

3. "三子养亲汤"方中莱菔子应首选( )

A. 生莱菔子　　B. 焦莱菔子　　C. 捣烂的莱菔子　　D. 炒莱菔子

4. "缩泉丸"方中益智仁应用( )

A. 酒炙益智仁　　B. 炒益智仁　　C. 生益智仁　　D. 盐炙益智仁

5. "麻黄汤"中麻黄应首选( )

A. 生麻黄　　　　B. 炙麻黄　　　C. 麻黄绒　　　D. 蜜炙麻黄绒

6. "补中益气汤"方中的黄芪应首选( )

A. 酒炙黄芪　　　B. 炒黄芪　　　C. 生黄芪　　　D. 蜜炙黄芪

7. 长于化痰止咳,泻火解毒的甘草是( )

A. 甘草炭　　　　B. 蜜炙甘草　　C. 炒甘草　　　D. 生甘草

8. 含挥发油成分的药物,一般不宜采用的方法是( )

A. 加热炮制　　　B. 阴干　　　　C. 抢水洗　　　D. 喷淋

9. "升降在物,亦在人也"是古代哪个医学家所说( )

A. 孙思邈　　　　B. 张仲岩　　　C. 缪希雍　　　D. 李时珍

10. 炮制后为了达到矫嗅矫味,利于服用目的的药物有( )

A. 蒲黄　　　　　B. 大黄　　　　C. 黄连　　　　D. 乌梢蛇

(二) 多项选择题

1. 去毒常用的炮制方法有( )

A. 制霜　　　B. 净制　　　C. 加辅料制　　　D. 加热　　　E. 水飞

2. 炮制对药性有一定影响,前人从实践中总结出一些规律性的认识( )

A. 大凡生升熟降　　　　B. 醋炙升提　　　　　　C. 盐炙入肾

D. 酒炙升提　　　　　　E. 盐炙入肝

3. 常用炒、蒸、烘、焯或暴晒的方法破坏或抑制酶的活性，以保存苷类有效成分的药物有（　　）
    A. 苦杏仁　　　B. 黄芩　　　　C. 槐花　　　　D. 黄柏　　　　E. 杜仲

4. 下列药物中经炮制后，能起到矫嗅矫味效果的有（　　）
    A. 醋炙乳香　　　　　　　B. 酒炙乌梢蛇　　　　　　　C. 麸炒僵蚕
    D. 麸炒椿树皮　　　　　　E. 醋炙没药

5. 药物中挥发油以游离态存在，不宜带水堆积久放，以免变质的药物有（　　）
    A. 白术　　　B. 木通　　　C. 荆芥　　　D. 薄荷　　　E. 山药

6. 药物中挥发油以结合态存在，宜经堆放发酵后香气才能逸出的药物有（　　）
    A. 车前子　　B. 砂仁　　　C. 苍术　　　D. 鸢尾　　　E. 厚朴

7. 药物中所含的鞣质氧化成鞣红造成泛红的药物有（　　）
    A. 柴胡　　　B. 白芍　　　C. 槟榔　　　D. 三七　　　E. 知母

8. 需要经过加热、压榨除去部分油脂类成分，以免滑肠致泻或降低毒副作用的药物有（　　）
    A. 蓖麻子　　B. 千金子　　C. 瓜蒌仁　　D. 柏子仁　　E. 巴豆

9. 哪些药物加热煮沸可使蛋白质凝固变性，药物含有的某些氨基酸遇热不稳定，因此应以生用为宜（　　）
    A. 蜂毒　　　B. 蛇毒　　　C. 蜂王浆　　D. 天花粉　　E. 雷丸

10. 哪些药物系含结晶水的矿物，煅制后，失去结晶水而改变药效（　　）
    A. 明矾　　　B. 磁石　　　C. 石膏　　　D. 寒水石　　E. 炉甘石

二、简答题

1. 炮制对药物的四气五味有何影响？
2. 炮制对药物毒性有哪些影响？
3. 论述炮制对含生物碱类药物的影响。

（龙全江）

第三章 饮片的质量要求及贮藏保管

第一节 中药饮片的质量要求

中药饮片质量的优劣,直接影响到临床疗效,因此历代对其极为重视。现代科学技术的发展,为中药炮制品质量的检测与评价提供了科学依据。从传统的经典检测方法到现代检测技术的应用,从饮片的形、色、气、味等外在指标到内含成分的质量,从定性鉴别到定量测定,中药炮制品的质量要求,更趋于客观化、合理化、科学化。

一、外在质量

(一)净度

净度系指炮制品的纯净度,亦即炮制品中所含杂质及非药用部位的限度。炮制品应有一定的净度标准,以保证调配剂量的准确。饮片的"质"与"量"是影响临床疗效的主要因素。炮制品中不应夹带泥沙、灰屑、杂质、霉烂品、虫蛀品。应该剔除非药用部位,如壳、核、芦头、栓皮、头、足、翅等。《中国药典》对某些药物所含杂质作了限量规定,《中药饮片质量标准通则(试行)》则对净制、炮制后的中药饮片中药屑、杂质的限量作了具体规定,保证临床用药的安全和有效。如炒制品中炒黄品、米炒品:含药屑、杂质不得超过1%;炒焦品、麸炒品:含药屑、杂质不得超过2%。

(二)片型及粉碎粒度

经挑选整理或经水处理后的药材,根据药物特征和炮制要求用手工或机械切制成一定规格的片型,使之便于调剂、炮制、干燥和贮藏。经切制成的饮片破碎后的碎屑多少也是检验饮片质量的标准之一,各种片型破碎后残留的碎屑都应有一定的限量规定。

1. 片型 要符合《中华人民共和国药典》或《全国中药炮制规范》的规定。切制后的饮片应均匀、整齐,色泽鲜明,表面光洁,片面无机油污染、无整体、无长梗、无连刀片、掉边片、边缘卷曲等不合规格的饮片。切制后的饮片或经加工炮制后的饮片,其破碎后的药屑及经加工炮制造成的药屑或残留的辅料有一定的限量标准。

2. 粉碎粒度 一些不宜切制的药物或医疗上有特殊需要的药物,经挑选整理或水处理后,用手工或机器粉碎成颗粒或粉末,便于煎煮或调剂。粉碎后的药物应粉粒均匀,无杂质,粉末的分等应符合药典要求。

(三)色泽

中药炮制对炮制品的色泽有特殊的要求。它的意义在于:其一,药材经炮制后应显其固有色泽。如黄芪饮片,表面显黄白色,内层有棕色环纹及放射状纹理(习称"菊花心")。其二,通常在炮制操作中常以饮片表面或断面的色泽变化作为控制炮制程度的直观指标。如甘草,片面黄白色,经蜜炙后要求表面呈老黄色等。其三,饮片的色泽是反映其质量要求的一项指标。如熟地黄要求切面乌黑发亮,血余炭、棕榈炭要求表面乌黑而富有光泽,都是以色泽变化作为评价指标的。其四,炮制品色泽的不正常变化说明其内在质量的变异。白芍变红,红花变黄等,均说明药物内在成分已发生变化。故色泽的变异,不仅影响其外观,而且是内在质量变化的标志之一。

(四)包装检查

包装的目的是为了保护药物不受污染,便于贮存、运输和装卸。包装除应符合《中华人民共和国药品管理法》第六章的规定要求外,还应检查其是否完好无损,这对饮片在贮存、保管及运输过程中起着保质、保量的作用。

(五)气味

炮制品原有的气和味,与炮制品内在质量有着密切的关系,因此,药物的气和味与治疗作用有一定的关系,往往也是鉴别品质的重要依据,如檀香的清香气,阿胶的浊臭气,桂枝的辛辣味等。炮制品虽经切制或炮炙,但应具有原有的气和味,不应带异味,或气味散失变淡。另一方面,由于炮制过程中加热和加辅料的作用,外源性因素能导致药物气和味的改变。炮制品若是用酒、醋、盐、姜、蜜等辅料炮制,除具原有的气和味之外,还应带有所用辅料的气和味。如醋炙品,应带有醋香气味;酒炙品,应带有酒香气;盐炙品,应带有咸味;麸炒品,应带有麦麸皮的焦香气等等。

 知 识 链 接

中药饮片质量标准是对饮片内在质量的真实性、纯净度和品质优良程度所作的技术规定。每种中药饮片均应有相应的质量标准,这不仅是保证中医临床疗效的关键,也对中药饮片进入国际市场有着重要作用。缺乏统一的炮制工艺规范和质量标准必然会影响中药饮片质量,造成生产和经营混乱。

二、内在质量

(一)水分

水分是控制中药饮片质量的一个基本指标。控制中药饮片中的含水量在适宜的范围内,不仅可以防止霉败变质、虫蛀、有效成分分解或酶解,而且可保证配方剂量的准确。一般炮制品的含水量宜控制在7%~13%之间,但蜜炙品类不得超过15%,烫制后醋淬制品不得超过10%。

(二)灰分

将干净而又无任何杂质的炮制品通过高热灰化,所得之灰分称"生理灰分",同一品种的生理灰分往往在一定的范围内。所以测定炮制品灰分的意义,在于通过对不挥发性无机盐的测试来鉴定和评价炮制品的质量和净度。同一炮制品,其灰分量应该相近,灰分超过正常值,说明其无机盐杂质的含量多,其原因可能是掺杂有外源性杂质,说明炮制品净度不符合要求。灰分低于正常值,应考虑炮制品的质量问题,是否有伪品或劣质品之嫌。因此,总灰分、酸不溶性灰分的测定,为炮制品的质量评价提供了有力的佐证。常见的无机物质为泥土、砂石等,值得注意的是炮制方法中有砂炒(烫)、蛤粉炒、土炒、滑石粉炒等,难免在成品中黏附有少量的无机物质,会造成灰分含量高于生品的结果,因此,可以通过反复测试和比较,客观地制定各类炮制品的灰分限量,这对炮制工艺和饮片质量都有一定意义。

（三）浸出物

炮制品加入一定的溶媒后,经过浸润、渗透-解吸、溶解-扩散、置换等作用,炮制品中的某些成分（总体）,包括有效成分会被提取出来。因此,测定浸出物的含量是表示其质量的一项指标。对于那些有效成分尚不完全清楚或尚无精确定量方法的炮制品,具有重要意义。根据炮制品中主要成分的性质和特点,通常选用不同性质的浸出溶媒,因此,浸出物的测定,主要分为三类,即水溶性浸出物、醇溶性浸出物和挥发性醚浸出物。

（四）显微及理化鉴别

1. 显微鉴别　系指利用显微镜来观察饮片的组织结构或粉末中的组织、细胞、内含物等特征,以鉴别饮片的真伪、纯度,甚至质量。显微鉴别的方法主要分组织鉴别和粉末鉴别。

2. 理化鉴别　系指用化学与物理的方法对饮片中所含某些化学成分进行的鉴别试验。通常只做定性实验,少数可做限量实验。理化鉴别主要包括:显色反应与沉淀反应、荧光鉴别、升华物鉴别及薄层色谱鉴别等。

（五）有效成分

测定饮片中有效成分的含量,是评价饮片质量的最可靠、最准确的方法。对于有效成分明确的中药饮片,应对有效成分或主要活性成分的含量有所规定,并制定相应的检测方法。

（六）有毒成分

中药既含有效成分,也可能含有毒成分。为了保证临床用药安全,对有毒药物建立有毒成分限量指标是必不可少的。有毒成分的限量指标一般包括:毒副作用成分含量、重金属含量、砷盐含量、农药残留量等。

对于中药的有毒成分,一方面通过炮制降低其含量,另一方面可通过炮制将其转化为无毒成分甚至是有效成分,从而达到安全有效的目的。某些中药其有毒成分亦即是其有效成分,2010年版《中国药典》对这类中药规定了含量和限量。如制川乌含酯型生物碱以乌头碱（$C_{34}H_{47}NO_{11}$）计,不得超过0.15%;含生物碱以乌头碱（$C_{34}H_{47}NO_{11}$）计,不得少于0.20%。马钱子含士的宁（$C_{11}H_{22}N_2O_2$）应为1.20%~2.20%,含马钱子碱（$C_{23}H_{26}N_2O_4$）不得少于0.80%。巴豆霜含脂肪油应为18.0%~20.0%等。

（七）卫生学检查

中药材在采集、加工、贮运过程中,均会受到杂菌的污染。因此,为了保证其质量,对饮片作卫生学检查也是必不可少的。主要对饮片中可能含有的致病菌、大肠杆菌、沙门菌、细菌总数、霉菌总数及活螨等作检查。

点 滴 积 累

1. 中药饮片质量的优劣,直接影响到临床疗效。饮片的外在质量主要从以下几个方面衡量:净度、片型及粉碎粒度、色泽、包装、气味等。

2. 饮片的内在质量主要包括:水分、灰分、浸出物、显微及理化鉴别、有效成分、有毒成分、卫生学检查等内容。

第二节　中药饮片的贮藏保管

中药(含中成药)在运输、贮藏过程中,由于管理不当,在外界条件和自身性质的相互作用下,会逐渐发生物理或化学变化,出现虫蛀、发霉、变色、变味、泛油等现象,直接影响中药的质量和疗效,这种现象称为中药品质变异现象。

一、常见的变异现象

(一) 虫蛀

虫蛀指昆虫侵入中药内部所引起的破坏作用。虫蛀使药材出现空洞、破碎,被排泄物污染,甚至完全蛀成粉状,严重影响中药疗效,以致不能药用。造成虫蛀的原因大致有两方面。一是外界因素,中药材在采收时已被污染,如果实、种子、根及根茎上已寄生有害虫的卵或幼虫,即田间害虫被带入仓库。净选加工时未能彻底杀灭或清除害虫或虫卵,贮藏容器或包装材料不洁净,仓库或周围环境不卫生,切制后饮片中残留碎屑太多,贮藏环境具备害虫适宜生长的温度和湿度(温度为 18~35℃,湿度大于 70%)。二是药物本身因素,如中药内含有养料可供害虫的生长。

一般含淀粉、糖类、脂肪、蛋白质等类药物最易虫蛀。容易生虫的药物有:党参、人参、当归、冬虫夏草、南沙参、北沙参、独活、白芷、防风、板蓝根、生地、枸杞、鹿茸、菊花、金银花、红花、蕲蛇、黄柏、甘草、蒲黄、山药、天花粉、桔梗、灵芝、猪苓、茯苓、僵蚕、蜈蚣、何首乌、苦参、赤芍、延胡索、升麻、大黄、柴胡、黄芪、贝母、莪术等。

(二) 发霉

发霉又称霉变,是霉菌在中药表面或内部的滋生现象,中药表面附着的霉菌在适宜的温度(20~35℃)、湿度(相对湿度 75%以上或中药含水量超过 15%)和足够的营养条件下,进行生长繁殖,分泌的酶溶蚀药材组织,以致中药有效成分发生变化而失效。

中药霉变的起因是由于大气中存在着许多真菌孢子,当其落在中药表面后,在适当的温度和湿度下即萌发为菌丝,从而分泌出酶来溶蚀药材的组织,并促使中药有效成分的破坏,失去药用价值。

一般含脂肪、蛋白质、糖类、维生素、水分多的药材,最易发霉。容易发霉的药物有:天冬、独活、玉竹、怀牛膝、黄精、白果、大枣、大青叶、蛤蚧、人参、党参、五味子、红花、金银花、白鲜皮、川楝皮、青皮、葛根、栀子、地龙、当归、紫菀、大小蓟等。

(三) 变色

变色是炮制品固有色泽发生了变化,变色的主要原因是中药所含化学成分不很稳定(如含酚羟基成分),或由于酶的作用而发生氧化、聚合、水解等反应而产生新的有色物质,使中药变色。

中药变色范围很广,严格来说各类药在流通过程中,色泽总是在不断地变化,只是有的不甚明显罢了。而中药一旦遭受发热生霉泛油之后,就会产生不同程度的变色,这种现象比较普遍,尤其是一些色泽鲜艳的中药,如玫瑰花、月季花、梅花、款冬花、腊梅花、扁豆花、菊花、玳玳花、红花、山茶花、金银花、槐花(米)、莲须、莲子心、橘络、佛手片、通草、麻黄等。其中又以玫瑰花、款冬花、扁豆花、莲须、佛手片等最易变色。

（四）气味散失

气味散失是指一些中药含有易挥发的成分（如含挥发油等），因贮藏保管不当而造成挥散损失，使得中药的气味发生改变的现象。中药的气味是中药质量好坏的重要标志之一，由于挥散走气使其有效成分减少，气味发生变化，而导致疗效的降低或丧失。中药的味，分为口味和气味。容易气味散失的药物有：藿香、紫苏、薄荷、佩兰、荆芥、细辛、肉桂、花椒、月季花、玫瑰花、吴茱萸、茴香、丁香、檀香、沉香、厚朴、独活、当归等。

（五）泛油

中药泛油又称走油或浸油，是指某些含油中药的油质溢于中药表面的现象。

1. 泛油的原因

（1）中药本身的性质：中药在贮藏过程中是否走油，其中药本身的性质，仍是起决定作用的因素。一般含脂肪油较多的种子类中药，如柏子仁、桃仁、郁李仁、苦杏仁等；含黏液质、糖质较多的中药，如麦冬、天冬、黄精、枸杞子等，都容易走油，故在贮藏这类中药时应特别注意做好防止走油的工作。

（2）温度、湿度的影响：温度高时，中药中的油性物质很容易外溢，故对易走油的中药不宜用火烘烤，只能晾晒，以免受高温后走油。含油的种子在贮藏期间本身也要进行呼吸，当内含的水在一定限度之下时，其呼吸作用是极微弱的（可以忽略），若含水过高，其呼吸作用也增强起来，并放出大量的热量，加上中药的包装堆积，热量无法逸散，导致走油变质。因此，这些中药必须防潮、防热，宜置阴凉干燥处存放。

（3）贮藏保管不善：由于贮藏保管不当，使易走油的中药（特别是种子类中药）受到重压，而使内含的油分外溢，形成走油。同时，这些含油脂的中药由于贮藏和加工处理不当，平时又忽视检查，则会产生一种特殊的、令人不快的哈喇气味，通常称为"酸败"。中药养护中常常由于氧化酸败原因引起泛油的有以下几种类型：①含有植物油脂的中药，由于油脂受光照，长期与空气中的氧气接触，高温影响，其油质会逐渐被氧化，产生有机化学反应，造成油质分解，从而色泽加深，气味变异。②含有黏液质的中药吸湿性强，经过受湿热的过程，在氧化作用促使下，中药中的糖及糖酸类物质被分解，产生了糖醛和其他的类似化合物，从而出现颜色变深，质地变软，糖分外渗，触之有黏腻感。③动物类中药的泛油，主要由于动物体内的脂肪、蛋白质等被氧化后，产生有机化学反应，由氧化物再分解成为有异味的醛酮类物质，而具有强烈的"哈喇"气味。④贮藏年限的影响，有些中药当贮藏时期较久后，其内含的某些成分会产生自然变化，或由于长期接触空气而产生变色、走油等变质现象，如天冬等，这类药物不宜久藏。

2. 容易泛油的药材

（1）富含油脂的饮片：如柏子仁、当归等。这些饮片受热后，所含油脂逐渐被氧化、分解，使油脂渗透外表，颜色加深，具有油哈气味。

（2）富含糖分、黏液质的饮片：如天冬、党参等。受热受潮后，所含糖及糖酸类物质氧化分解，产生糖醛和类似化合物，使颜色变深，质地变软，糖质外渗，表面发黏，但无油哈气味。

（3）富含蛋白质、脂肪的动物药饮片：如狗肾、九香虫等受潮受热后，蛋白质、脂肪被氧化分解，颜色加深外表呈油哈气味。

知识链接

　　"泛油"多发生在夏季高温、潮湿季节,或者因某些中药材及其饮片贮藏过久引起。因此,零售仓库及门店在制定采购计划时,一定要根据具体销售情况进货,对库存量进行合理有效的控制,以减少因货物积压而产生的"泛油"。对易于"泛油"的中药材及饮片,应当采取分库、分类贮藏,贮藏条件应为干燥、阴凉处,并有温、湿度控制及调节设备,所采用的器皿应为干燥卫生和密闭性能较好的容器。

(六) 风化

　　风化是指某些含结晶水的矿物类药物,与干燥空气接触,日久逐渐脱水而成为粉末状态的现象。风化了的药物由于失去了结晶水,成分结构发生了改变,其质量和药性也随之改变。易风化的药物有芒硝、白矾、绿矾、胆矾、硼砂等。

(七) 潮解溶化

　　潮解溶化是指固体药物吸收潮湿空气中的水分,并在湿热气候影响下,其外部慢慢溶化成液体状态的现象。如硇砂、青盐、芒硝、昆布、海藻、全蝎、盐附子等。

(八) 粘连

　　粘连是指某些熔点比较低的固体树脂类药物及一些胶类药物,受热或受潮后粘连成结块的现象。如乳香、没药、芦荟、儿茶、阿胶、鹿角胶、黄明胶等。

(九) 挥发

　　挥发是指某些含挥发油的药物,因受空气和温度的影响及贮存日久,使挥发油散失失去油润,产生干枯或破裂的现象。如肉桂、沉香、厚朴等。

(十) 腐烂

　　腐烂是指某些鲜活药物,因受温度和空气中微生物的影响,引起发热,使微生物繁殖和活动加快,导致腐烂的现象。如鲜生地、鲜生姜、鲜芦根、鲜石斛、鲜茅根、鲜菖蒲等。

 知识链接

　　由于中药饮片来源广泛,成分复杂,品种繁多,性质各异,有的怕热,有的怕光,有的怕冻,有的易吸湿,应根据各种饮片特性妥善养护。如养护不当将会发生虫蛀、发霉、变色、泛油、腐烂等变质现象。为保证中药饮片质量,必须熟悉各种饮片的性能,摸清饮片贮藏养护规律,并采取合理的养护措施。

二、造成变异的自然因素

(一) 气象因素

　　1. 空气　炮制品在贮藏过程中,总要与空气接触。空气是氮、氧、氢、二氧化碳、臭氧、水蒸气和惰性气体的混合物,其中氧和臭氧是氧化剂,对药物的变异起着重要的作用,能使某些药物中的挥发油、脂肪油、糖类等成分氧化、酸败、分解,引起"泛油",使花类药物变色,气味散失。也能氧化矿物类药物,如使灵磁石变为呆磁石。

药物经炮制加工制成饮片,改变了原药材的形状,饮片与空气的接触面积较原药材大,更容易发生泛油、虫蛀、霉变、变色等变异现象。因此,饮片一般不宜久贮,贮存时应包装存放,避免与空气接触。

2. 温度 药物在贮藏过程中,外界气温的改变,对药物变质速度有很大的影响。一般来说,药物的成分在常温(15~20℃)条件下是比较稳定的,但随着温度的升高,则物理、化学和生物的变化均可加速。若温度过高,能促使药材的水分蒸发,其含水量和重量下降。同时加速氧化、水解等化学反应,造成变色、气味散失、挥发、泛油、粘连、干枯等变异现象。但是温度过低,对某些新鲜的药物如鲜石斛、鲜芦根等,或某些含水量较多的药物,也会发生有害的影响。

3. 湿度 湿度是影响饮片变异的一个极重要因素。它不仅可引起药物的物理、化学变化,而且能导致微生物的繁殖及害虫的生长。一般饮片的绝对含水量应控制在7%~13%之间。贮存时要求空气的相对湿度在60%~70%之间。若相对湿度超过70%,含淀粉、黏液质、糖类等成分的饮片会吸收空气中的水分而发生霉变,含盐类矿物药会在潮湿空气影响下潮解、溶化,蜜炙药物在潮湿空气影响下会吸湿、粘连,盐炙类药物容易吸收空气中水分而潮解溶化。若相对湿度低于60%,饮片的含水量又易逐渐下降,含结晶水的药物会失去结晶水而风化。

4. 日光 日光的直接或间接照射,会导致饮片变色、气味散失、挥发、风化、泛油,从而影响饮片的质量。如红花、玫瑰花、月季花等花类药物,常经日光照射,不仅色泽渐渐变暗,而且变脆,引起散瓣。薄荷、当归、川芎等芳香挥发性成分的药物,常经日光照射,不仅使药物变色,而且使挥发油散失,降低质量。

(二)生物因素

1. 霉菌 霉菌的生长繁殖深受环境因素的影响,一般室温在20~35℃之间,相对湿度在75%以上,霉菌极易生长繁殖,从而溶蚀药物组织,使之发霉、腐烂变质而失效。尤以含营养物质的饮片,如淡豆豉、瓜蒌、肉苁蓉等,极易感染霉菌而发霉,腐烂变质。

2. 虫害 药物害虫的发育和蔓延,是根据环境内部的温度、空气的相对湿度以及药材的成分和含水量而定。一般而论,温度在18~35℃之间,饮片的含水量在13%以上,空气的相对湿度在70%以上,最适宜害虫的生长繁殖。若饮片的含水量超过13%,尤其是含蛋白质、淀粉、油脂、糖类的炮制品最易被虫蛀,如蕲蛇、泽泻、党参、芡实、莲子等。所以饮片入库贮存,一定要充分干燥,密闭保管或密封保管。另外,仓鼠在贮存保管过程中,可盗食、污染药物,传播病毒和致病菌,破坏包装和建筑物,历来是中药贮存时防治的对象之一。

三、中药饮片贮藏保管技术

分析了中药饮片在贮藏保管中常发生的变质现象,为了预防饮片变异,常采用以下中药饮片贮藏保管方法:

(一)一般药品的贮藏与保管

1. 充分干燥,防止虫卵繁殖 中药材切制成中药饮片后,改变了原药的形状,增大了表面积,极易受潮。饮片含水量在11%以上,温度在16~35℃之间,药物中未除尽的虫卵会在此条件下化为幼虫。故中药饮片必须充分干燥,以杀灭虫卵,此为储存的基本要求。荆芥、薄荷、川芎、木香、羌活等芳香性药物不宜暴晒高温干燥,宜于 30～35℃低温干燥后入库。花类含芳香油及花蜜成分,极易被虫蛀,应在梅雨季节之前分包压紧,烤至八成干,趁花热软时贮于石灰缸内,忌晒,以免散瓣褪色。

2. 控制温度、湿度,防止发霉变质　空气中存在着大量霉菌孢子,若散落在药物表面,遇适当温湿度就会萌发成菌丝,产生蛋白酶,侵入药材组织内部导致药材霉烂变质。当药物内部水分蒸至表面,温度在 20～35℃时,霉菌开始繁殖。故饮片的贮藏应低温、通风、干燥、控制含水量在 8%～10%,库房相对湿度在 65% 以下,温度在 25℃ 以下为宜。

3. 选择密闭容器,防止氧化变色　中药材的天然色泽是质量好坏的标志之一,色泽的变异,说明药物内在质量已发生了变化。如含有苷类、羟基蒽醌类及鞣质等成分的药物,由于贮藏过久或经常翻晒,其中所含有的酶在适宜温度下,会发生氧化还原反应,使药材的色泽发生变化。含有蛋白质的药物,氨基酸与还原糖作用后也能引起中药变色。容易变色的药材如花类、全草、叶类等应贮于避光密闭容器中。如苏合香、藏红花等必须保持湿润状,否则易变色。加酒、醋炮制的饮片,如大黄、黄芩、延胡索等,宜置密闭容器内,以防酒、醋味挥散而失效。盐炙品易受潮或高温后析出盐分,故宜放阴凉干燥处,切忌用金属容器存放。

4. 避免高温,克服走油现象　某些中药饮片由于受潮或在高温下表面溢出油状物,俗称走油。如含脂肪的杏仁、桃仁、郁杏仁、柏子仁等,含挥发油的当归、肉桂等,含有黏液性糖质的麦冬、天冬、太子参、枸杞子等也容易走油。干燥时不宜用高温烘烤或暴晒,宜贮于阴凉干燥处。又如种子、果实类含淀粉、脂肪油较多的薏苡仁、麦芽、莱菔子、苏子等,炮制后可待蒸气散尽趁热装入容器内贮存;含油较多的药物宜凉透干燥后,置容器内盖紧,放于阴凉干燥处。另外,为保持饮片的油润性,不宜在石灰缸中存放。

5. 相生相克,对抗同贮　一般是采用两种以上药物同贮而起到抑制虫蛀的贮存方法,如泽泻、山药与丹皮同贮,既可防止泽泻、山药生虫,又可防止丹皮变色。西红花与冬虫夏草同贮于低温干燥处,可使冬虫夏草久贮不坏。大蒜与芡实,薏苡仁与土鳖虫、斑蝥、全蝎、僵虫等同贮时,能防止其生虫。此外,蕲蛇、乌梢蛇与花椒共存,柏子仁、酸枣仁与白矾共存,人参与细辛共存等,都能起到防药物生虫变质的作用。

（二）特殊药品的贮藏与保管

一般含挥发油、淀粉、糖分及黏液质较多的药材,贮存时室温不能太高,应置于阴凉、干燥处贮藏养护。对种子类药材及加入盐、酒或经蜜炙的药物,通常贮于密闭的容器中,置通风、干燥、凉爽处保存养护。而某些矿物类饮片如硼砂、芒硝等,在干燥空气中容易失去结晶水而风化,故应贮于密闭的缸、罐中,置于凉爽处。一般动物类药材在贮藏中易产生发霉、虫蛀、走气、变色、变味等各种变化,故应防潮、防热,选择干燥、避光、低温的环境贮藏。又因本类药材含有较丰富的脂肪、蛋白质等成分,易遭鼠害,故应防鼠。除此之外,有少数贵重饮片应与一般饮片分开,专人管理。如细贵药中的麝香,应用瓶装密闭,以防香气走失,牛黄宜瓶装,人参极易受潮、发霉、虫蛀、泛黄、变色,在霉季也应放入石灰箱内贮存。毒性中药应严格按照有关的管理规定办理,切不可与一般饮片混贮,以免发生意外事故。

总之,中药饮片的贮存与保管必须根据中药的品种、存量、季节及设备条件等,因地制宜地采用各种科学的保管方法,坚持"以防为主,防治结合"的原则,以保证用药的安全有效。

▌点▌滴▌积▌累▌

1. 中药饮片在贮藏过程中常会出现以下变异现象：虫蛀、发霉、变色、变味、泛油、风化、潮解、粘连、挥发、腐烂等。造成这些现象的主要原因是温度和湿度适合霉菌和害虫的生长。

2. 中药饮片的常规贮藏方法有：充分干燥药材、控制好温湿度、容器密闭、避免高温、对抗同贮等。

目 标 检 测

一、选择题

（一）单项选择题

1. 药物受潮后，在适宜温度下造成霉菌滋生和繁殖，在药物表明布满菌丝的现象为（　　）

    A. 虫蛀   B. 发霉   C. 变色   D. 风化

2. 一般炮制品的含水量宜控制在（　　）

    A. 2%～5%   B. 3%～7%   C. 7%～13%   D. 15%～17%

3. 对于有效成分不清楚的炮制品，常用何法判定质量（　　）

    A. 测定浸出物含量   B. 测定含水量   C. 测定灰分   D. 色泽

4. 当气温较高时，含脂肪油多的饮片就易出现（　　）

    A. 风化   B. 粘连   C. 挥发   D. 泛油

5. 当气温较高时，含挥发油多的饮片就出现（　　）

    A. 潮解   B. 泛油   C. 挥发   D. 腐烂

6. 容易变色的药材，如花类、全草、叶类等应贮于（　　）

    A. 光线充足的容器   B. 敞口容器

    C. 阴凉处   D. 避光密闭容器

（二）多项选择题

1. 属于对抗同贮法的药对有（　　）

    A. 丹皮和泽泻   B. 蕲蛇和大蒜   C. 全蝎与花椒

    D. 柏子仁和白矾   E. 白花蛇和花椒

2. 中药炮制品在贮藏过程中发生虫蛀、发霉、泛油、变色变味等变异现象，主要与哪些自然因素有关（　　）

    A. 空气   B. 日光   C. 温度   D. 包装   E. 湿度

3. 害虫适宜生长的温湿度为（　　）

    A. 温度18～35℃   B. 温度小于18℃   C. 湿度大于70%

    D. 湿度小于70%   E. 温度大于35℃

4. 容易粘连的药物有( )

   A. 红花　　B. 乳香　　C. 当归　　D. 芦荟　　E. 阿胶

二、简答题

1. 中药饮片具体的质量要求有哪些？
2. 引起中药饮片质量变异的因素有哪些？
3. 特殊药品的贮藏保管方法有哪些？

（张中社）

第四章 中药炮制机械设备

中药炮制在我国历史悠久,但一直局限于手工作坊式的操作,机械化程度低,劳动强度大,生产效率低。为了改善中药饮片炮制生产效率低这一现状,适应行业生产发展的需求,国家于1973年投资在周口、上海、天津、长春建立了4个中药饮片机械厂。越来越多的炮制设备被研发和投入使用,极大地降低了饮片生产的劳动强度,提高了生产效率,实现了中药饮片的生产方式由手工作坊式生产向工业化大生产的重大转变。

第一节 净制设备

净制是中药炮制核心工艺流程的第一个步骤,该步骤涉及面广,劳动量大,工作效率低,是制约饮片质量的第一关。净制设备主要是为适应中药饮片生产的净选加工这一操作环节而产生。由于中药材品种繁多,所含杂质或非药用部位各异,净选加工的方法也各不相同。一般来说,净制过程主要包括风选、筛选、水选、挑选四个环节,因此,该部分设备也主要有风选设备、筛选设备、水洗设备、挑选设备四类,现将生产上常用的设备做简要介绍。

一、风选设备

风选净化药材的原理主要是利用药材与杂质因质量或者形状上存在差异,而在气流中表现出不同的动力特性,从而利用风力加以区分,达到净化的目的。风选设备主要用于药材、饮片或类似物料的选别、冷却等,尤其是同等形状但质量相差较大的物料的净选。该类设备具有产量大、成本低、效率高等优点。在生产中常见的有变频卧式风选机和变频立式风选机两种。

变频卧式风选机(彩图4-1),主要适合原材料的选别,能将原料药材按堆积密度、风阻分成多个等级;变频立式风选机(彩图4-2),主要适合饮片药屑、毛发等的选别、冷却。根据不同的使用要求以及物料所含杂质情况,变频风选机主要有两种使用方法。

①除重法:除去物料中的铁器、石块、泥沙时,逐渐提高风速至物料从后出料口排出为止。

②除轻法:除去物料中的毛发等杂物时,逐渐减小风速至物料不从后出料口排出为止。

二、筛选设备

筛选机械主要是利用物料与杂质在形态或粒径上存在的差异,通过筛网进行分离的机械。用于药材、饮片或类似物料的选别,尤其是被选杂物与物料的形态有差异的混合物,既能选别杂物,也能按形态大小将物料分级。生产上常用的有振动式筛药机和回旋式筛药机。以振动式筛药机(彩图4-3)为例,该机器主要工作原理是:通过筛床做往复定向振动,使待筛选的物料沿倾斜的筛网顶端向底端移动,经各层筛网的分筛最终达到筛选要求。该机器的主要特点是:有多种规格筛网可供选择,且机器运转平稳、振动小、噪音低。

三、水洗设备

附着在中药材表面的杂质和污物有时很难通过挑选、筛选或风选的方式除去,此时需要用水洗的方法来处理。传统的水洗方法费时费力,不适宜大量生产,近年来,刮板式洗药机、滚筒式洗药机以及药材干洗设备先后被研发并投入使用,极大地提高了生产效率。现以生产上常用的滚筒式洗药机为例,进行简要介绍。

滚筒式洗药机(彩图4-4)主要适用于种子、块根类中药材的水洗。该机器的原理是利用洗药转筒在旋转时与水产生的相对运动,将药材表面的泥沙等杂质洗脱,随水从转筒壁的孔隙排出,洗净的药材则从出药口排出。从结构上看,该机器核心装置为一带孔的鼓式洗药转筒。洗药转筒的下方装有由大小两个水池构成的水箱。转筒的进药口端下方为小水池,出口端的下方为大水池,两水池之间装有滤筛网以对污水进行滤过,冲洗用水由高压水泵从小水池中抽取。洗药后产生的污水从洗药转筒壁上的孔流出,先进入下面的大水池再滤过入小水池循环利用。该机器的优点在于对清洗用水的循环利用,较传统的清洗方法节约了水的用量。

四、挑选设备

部分中药饮片所含杂质比较特殊,如缠绕、夹杂在药材中的杂质或非药用部位等,经风选、筛选等净选加工后仍不能达到完全洁净的目的。此时需要通过手工操作,捡出杂质,去除非药用部分来达到洁净药材的目的。

机械化挑选输送机(彩图4-5)类似于灯检台,在机器的右端有一上料装置,由上料装置将待选的饮片提升上来,然后通过振动均匀平铺到传送带上,可以根据挑选的难易程度,调节上料和传送带的传送速度。平铺到传送带上的药材,由传送带两侧的工人在灯光的照射下手工将杂质挑拣出去。纯净的药材由传送带传送至出料口装入料筐。

点 滴 积 累

1. 净制是中药炮制的第一个环节,药材要想炮制成各种规格的饮片,必须经过净制这一步骤。净制主要内容包括清除杂质和除去非药用部位两部分。

2. 净制的设备主要包括风选设备、筛选设备、水洗设备和挑选设备。

第二节 切制设备

饮片切制是中药炮制核心工艺流程的第二个步骤。净药材在切制之前,必须进行软化处理。传统药材的软化,劳动量大,生产周期长,往往因软化程度控制不当而引起药材变质,严重制约了中药饮片的大规模生产。为了适应生产的需要,缩短生产周期,提高饮片质量,近年来研发和投入使用了一批软化设备,主要有冷压浸润机和真空加温润药机等。

中药饮片的切制,传统采用手工操作。手工切制饮片,具有操作方便、灵活,不受药材形状限制,且切出的饮片厚薄均匀、片形美观等优点,但是手工切制劳动强度大,费事费工,生产效率低,不能满足大量生产的需要。为了适应工业化大生产的需求,弥补手工切制饮片效率低的不足,越来越多的饮片切制机器被研发和投入使用。现在生产上常用的有剁刀式切药机和转盘式切药机。

一、软化设备

1. 冷压浸润机(彩图4-6) 冷压浸润机的工作原理是利用抽真空减压的方法,抽出药材组织间隙中的空气。然后将水注入罐内至浸没药材,恢复常压,使水迅速进入药材组织内部,达到与传统浸润方法相似的吸水量,将药材润至可切。操作时,将药材投入罐内,上盖,抽气,减压至设定真空度,维持压力不变。然后向罐内加水至浸没药材,恢复常压,出料,晾润至透即可。设备特点是:常温下浸润药材,浸润时间短,水溶性成分流失少,不改变药性,且操作简单,省时省工,生产效率高,适于大量生产。

2. 真空加温润药机 真空加温润药机主要有立式和卧式两种,这两种设备原理上相同,以卧式真空加温润药机为例,做简要介绍。从结构上看,卧式真空加温润药机的主体部分由一横卧的铁筒(直径100cm、长200cm)组成,铁筒一头固封,另一头是可开启的密封盖。筒内底部铺一层便于排水和通蒸气的多孔钢板。筒外底部接蒸气管,上部接有真空管。操作时,将净药材装入筒内,盖紧,启动真空泵,当筒内压力达到一定程度后,通入蒸气,至温度达到预定要求,关闭真空泵和蒸气,闷润10~20分钟即可取出切制。对较难软化的药材,经一次软化后不能满足要求时,可进行二次软化操作。

二、切制设备

1. 剁刀式切药机(彩图4-7) 剁刀式切药机从结构上看,主要由刀架、输送链、机架及电动机等组成。操作时,将待切制的药材整齐排放于料斗上,人工推送至输送链的入口,连续向刀架输送,由刀架上的刀片将其切成片状。该设备的特点是功率大,切制效率高,适合全草、根茎类药材的切制,不适合团块、颗粒状药材的切制。

2. 转盘式切药机(彩图4-8) 转盘式切药机从结构上看,整机由切刀装置、送料装置、动力与变速箱及机架、料盘组成。操作时,据需切饮片的片厚,调整好转盘上刀盘压板与刀口的距离,将软化好的药材均匀地铺到进料盘上,由人工将药材推送输送链的入口,药材被上输送链、下输送链压送进入刀门,切成预设厚度的饮片。该机器的特点是既适合切制全草、根茎类药材,又适合切制团块状、果实类药材。

点 滴 积 累

1. 中药材除产地趁鲜切制外,都需经过软化处理后,方可进行切制。常见的软化方法有冷压浸润法和真空加温浸润法。

2. 剁刀式切药机适合长条状的根茎、全草类药材的切制,不适合团块状药材的切制;转盘式切药机适应面相对较广,既适合全草、根茎类药材的切制,也适合团块状药材的切制。

第三节　炒制设备

炒药机是中药饮片加工中应用最为广泛的一类机械设备,其发展主要经历平锅式炒药机、滚筒式炒药机以及近年新发展起来的中药程控炒药机三个阶段。平锅式炒药机由于敞口操作,易对环境造成污染,现已处于淘汰阶段。中药程控炒药机现主要处于研发阶段,技术尚未成熟。现对上述三类机器进行简要介绍。

一、平锅式炒药机(彩图4-9)

平锅式炒药机从结构上看,主要由平底炒锅、加热装置、活动炒药桨及电机、吸风罩等组成。操作时,先启动机器进行预热,然后将待炒的药物从炒药锅上方投入,炒药桨连续旋转翻动药材使药物均匀受热达到炒制效果,打开出药门,炒好的药物便自动排出炒锅外。该机器适用于种子类药材,适合清炒、加辅料炒以及炙法类药材的炮制。

二、滚筒式炒药机(彩图4-10)

从结构上看,滚筒式炒药机主要由炒筒、进料与出料门、加热炉膛、机架、动力传动装置、机壳除烟尘装置及控制箱组成。在炒药机的控制机箱上设有总开关、温度设定及显示、时间设定、变频调速、炒药筒正反转、燃烧器开关、废气处理开关以及报警器。操作时,打开电源设置好各项参数后,设置机器正转、预热,打开进料门,投入待炒的药材,关上进料门开始炒制,待炒至所需程度,打开出料门,将炒药筒改为反转出药。该机器适用于大多数药物。以煤、油、气、电加热,滚筒内壁有螺齿,正转时炒药反转时出药,减少了劳动强度,又保证了药物炒制质量。优点是炒制温度、时间、转速均可控,除清炒药物外,还适合加辅料炒制、炙制。

三、中药程控炒药机

该机器的主体为一平底炒药锅,炒药锅底部通过电或者燃油加热,顶部设有烘烤加热装置,双重加热。操作时,设定好加热时间、温度、辅料流量的数据,启动加热装置,投药进行翻炒,至所需程度停止翻炒,出锅。该机器的特点是采用底部加热和上方烘烤双重加热系统,缩短了炮制时间,能保证炒制品程度均一质量稳定,特别是采用烘烤与锅底双给热方式,良好的温场更保证饮片受热均匀。适合手工操作或自动操作,可用于炒制、加辅料炒制以及炙制。

━━ 点 滴 积 累 ━━━━━━━━━━━━━━━━━━━━━━━━━━━

1. 炒药设备主要有平锅式炒药机、滚筒式炒药机和中药程控炒药机,通常适合清炒和加辅料炒两种操作。

2. 目前炒药机的加热方式主要有燃油和电热两种,除程控炒药机是双重供热外,其余皆为单一热源供热。

第四节 蒸 煮 设 备

一、蒸煮原理

蒸法主要是将净选或者切制后的药物置于蒸制容器内,隔水或者通入蒸气加热至一定程度的方法。蒸制过程中,水分从药物表面逐渐向中心渗透,待药材表面与中心温湿度相同时,即为蒸透。煮法的原理也是最终使药材表面与中心的温湿度差为零,所不同的是煮法的药材直接与煮液相接触。下面对生产上常用的蒸煮设备进行简单介绍。

二、蒸煮设备

常见的蒸煮设备有 ZX 系列蒸药箱、可倾式蒸煮锅、回旋式蒸药机等。生产上以可倾式蒸煮锅(彩图4-11)最为常用。

从结构上看,可倾式蒸煮锅主要由支架、罐体及动力传送等部分组成。蒸药时,将药材加入载药锅内,开启蒸气阀让蒸气进入锅内进行蒸制,达到蒸制程度时停止,待药材凉透出罐。煮药时,将一定量的水注入锅内,开启蒸气阀,由蒸气加热水和药材进行煮制。该设备主要特点是,蒸煮两用,耗能低,操作简便,适合清蒸、清煮和加辅料煮法操作。

━━ 点 滴 积 累 ━━━━━━━━━━━━━━━━━━━━━━━━━━━

1. 蒸煮的目的是将药物蒸煮至熟透,缓和或者改变药性,便于临床应用。

2. 无论蒸法还是煮法操作,都应该在操作前检查蒸气软管连接是否可靠,有无破损,内胆和夹层进气阀门是否处于关闭状态。

第五节 煅 制 设 备

一、煅制原理

煅制的主要目的是改变药物原有的性状,使其更加适合制剂或临床应用的需要。煅法的主要原理在于:①利用矿物、贝壳或动物骨骼类药材中不同组分遇热后膨胀系数的不同,加热使其产生裂隙,质地由坚实变为酥脆,从而利于粉碎和煎出有效成分,利于调剂制剂。②部分药材含有一些受热易挥发的毒性成分,如硫、砷等,通过高温处理,使这些毒性成分通过氧化、挥发等方式除去,降低了药材的毒副作用,便于临床使用。

二、煅制设备

煅制常用的设备有中温煅药锅、反射式高温煅药炉以及闷煅炉等,少量生产还可以采用马弗炉。

反射式高温煅药炉,主要由耐火砖、保温材料、型钢等材料砌成。炉身分为燃烧室和煅药室两个部分,两者之间通过反火道组合为一体。药物装载于坩埚内置于煅药室,由燃烧室燃烧产生的热气流经过反火道、煅药室对其进行加热。由于炉体均采用耐火材料砌制而成,使用时基本处于密闭状态,保温效果好、升温快、温度高,煅制效果较为理想。

点 滴 积 累

1. 煅制的主要原理是通过高温改变药物的理化性质或者除去易于挥发的毒性成分,便于临床使用。

2. 根据药材性质,常用的煅药设备有中温煅药锅、反射式高温煅药炉以及闷煅炉等。

第六节　干 燥 设 备

干燥设备是为了适应饮片干燥这一环节而产生的,主要用于除去饮片中多余的水分,避免发生霉变、变色以及虫蛀等。

一、干燥原理

水分在药材内部主要以结合型和游离型两种方式存在,饮片干燥主要除去的是位于药材孔隙中的游离水。大多数干燥设备的干燥原理是以空气为介质,将热能传递给药材,药材受热散发出的水蒸气又融入空气被带走,即空气既是热能传递者又是水分携带者,故可以通过控制干燥用空气的相对湿度和流速来提高干燥效率。

二、干燥设备

市场上常见的干燥设备有厢式烘箱、翻板式干燥机(彩图4-12)、热风干燥机(彩图4-13)、红外干燥机以及微波干燥机等。红外、微波干燥机由于使用成本较高,在生产上没有得到普及。厢式烘箱、翻板式干燥机因操作简便、不受气候影响、适合批量生产等优点应用相对广泛一些。下面就上述两种应用相对较多的干燥设备进行简单介绍。

厢式烘箱从外观上看类似一个厢柜,厢柜内框架上逐层排放装物料的带孔料盘、加热器,厢柜的四壁包有绝热保护层。由吸气口吸入的空气经循环风机出风口吹至加热器加热,然后吹过各层料盘对药材进行干燥。该设备的优点在于结构简单、操作方便,不足之处在于所需干燥时间长,且烘干质量不稳定。

翻板式烘干机主要由烘箱、传动装置、输送与出料装置、送风器及热源换热器组成。操作时,先将烘箱充分预热,待温度上升至所需程度时上料。可通过调控热风进风量和风门大小来控制烘箱内温度。烘干的时间,可以通过预试验获得并进行设定。

点 滴 积 累

1. 机器干燥的主要原理是利用热的流动空气带来热量的同时,带走药材因受热而散发出去的水分。

2. 水分在药材内部主要以结合型和游离型两类形式存在,饮片干燥的最终目的是除去药材内部多余的游离水。

目 标 检 测

一、选择题

(一) 单项选择题

1. 原药材中夹杂的霉变品可采用下列哪种设备净选(   )

    A. 风选设备   B. 筛选设备   C. 水洗设备   D. 挑选设备

2. 原药材中夹杂的皮屑类杂质可采用下列哪种设备净选(   )

    A. 风选设备   B. 筛选设备   C. 水洗设备   D. 挑选设备

3. 延胡索、半夏要想实现大小分级可以采用哪种设备(   )

    A. 风选设备   B. 筛选设备   C. 水洗设备   D. 挑选设备

4. 川芎表面附着的泥沙杂质在净选时可以采用哪种设备(   )

    A. 风选设备   B. 筛选设备   C. 水洗设备   D. 挑选设备

5. 以下药材中适合剁刀式切药机切制的是(   )

    A. 半夏   B. 川芎   C. 延胡索   D. 黄芪

(二) 多项选择题

1. 净选加工常见的设备有(   )

    A. 风选设备   B. 筛选设备   C. 挑选设备

    D. 水洗设备   E. 浸润设备

2. 适于转盘式切药机切制的药物有(   )

    A. 槟榔   B. 延胡索   C. 半夏   D. 黄芪   E. 甘草

3. 适合滚筒式炒药机操作的方法有(   )

    A. 清炒   B. 加辅料炒   C. 砂烫   D. 蜜炙   E. 明煅

4. 冷压浸润机与真空加温润药机共有的步骤有(   )

    A. 减压   B. 灌水   C. 闷润   D. 通蒸气   E. 加热

二、简答题

1. 试述常见的净选加工设备及原理。

2. 比较剁刀式切药机与转盘式切药机的异同点。
3. 比较平锅式炒药机、滚筒式炒药机与中药程控炒药机的异同点。
4. 简述冷压浸润机与真空加温润药机的工作原理。
5. 简述可倾式蒸锅的工作原理。

（殷吉磊）

中篇 中药炮制技术

第五章 净选加工技术

净制是中药材在切制、炮炙或调剂、制剂前,选取规定的药用部位,除去杂质、非药用部位、霉变品及虫蛀品等,使其达到药用纯度标准的方法。净制是中药炮制的第一道工序,是影响中药饮片质量的首要环节。

中药材净制可起到以下作用:

1. 保证临床用药的卫生和剂量的准确 中药材在采收加工和贮运过程中,常常混有泥沙,残留有非药用部位,出现霉变、虫蛀、泛油等变异现象,影响临床用药的质量。净制时通过洗刷、挑拣、筛簸、去毛等处理,去除杂质、变异品和非药用部位,将药用部位分别药用,使之更好地发挥疗效。如漂净海藻、海带等药材附着的盐分,去除石韦叶背面的毛茸,将麻黄茎和根分离后分别入药等。

2. 便于切制和炮炙 由于中药材系自然状态的干燥品,同种药材的个体大小、粗细长短均有一定差异,所以在饮片切制和炮炙前均须将其进行大小、粗细分类,以便在软化时控制其湿润程度,在炮炙时控制其火候,保证饮片的质量。

3. 便于临方调配 中医运用中药常常是组成复方应用,而药物的炮制方法是根据组方需求来确定。如朱砂拌茯苓、麻黄绒等均需临方炮制,以满足调配需求。

第一节 杂质清除技术

杂质是指混入药材中的异物,清除杂质的同时也常同步去除霉变、虫蛀、泛油等劣质品。根据方法的不同,可分为挑选、筛选、风选和水选等。

一、挑选

挑选是清除混在药材中的枯枝、杂草、腐叶或少量霉变、虫蛀品、泛油品等,使其洁净。或将药物按大小、粗细等进行分档,便于进一步加工处理。一般选用挑选、颠簸、摘除等方法进行操作。

1. 挑选 即将药物放在适宜的容器内或摊放在一定的台面上,用手拣去簸不出、筛不下且不能入药的杂质,如核、柄、梗、壳等,或虫蛀、霉变、走油等变异品,或分离不同的药用部位。在实际操作中挑选往往配合筛簸交替进行。如金银花中常夹杂有碎叶片和灰屑,或因产地包装时压得过紧,联结成团,一般先筛去灰屑,并用手轻搓使其散开,然后将筛过的金银花摊开,用手拣去残碎叶片和异物,使之纯净。

2. 颠簸　系用柳条或竹片制成的圆形或长方形簸子、竹匾或畚箕,将药物放入其中,使之上下左右振动,利用药物与杂质的不同比重与比例,借簸动时的风力,将杂质簸除、扬净,多用于植物类药物,用以簸去碎叶、皮屑等,使药物纯净。

3. 摘除　系将根、茎、花、叶类药物放在适宜的容器内,用手或剪刀将其不入药的残基、叶柄、花蒂等摘除,使之纯净。如将少许旋覆花或辛夷摊放在竹匾内,用手轻轻摘除连在花朵上的细梗,同时拣去夹杂的杂草、残叶。

二、筛选

筛选是根据药物和杂质的体积大小不同,选用不同规格的筛和罗,以筛去药物中的沙石或其他细小的固体杂质,使其洁净。或者对形体大小不等的药物选用不同孔径的筛子进行筛选分档,使大小规格趋于一致,便于进一步炮制,使其受热均匀,质量一致。或筛去药物在炮制中的辅料,如麦麸、土粉、蛤粉、滑石粉、河沙等。

传统筛选时,一般使用竹筛、铁丝筛、铜筛、蒐筛、麻筛、马尾筛、绢筛等器具。马尾筛、绢筛一般用来筛去细小种子类药物所夹杂的杂质。

由于传统筛选系手工操作,效率低且劳动强度大,同时存在粉尘污染等问题,因此现代多用机械设备进行操作,目前主要有振荡式筛药机和小型电动筛药机。

1. 振荡式筛药机　操作时将待筛选的药物放入筛子内,启动机器,即可将药物与杂质分离或将药物进行大小分档。在筛选时一般依据药物的体积,更换相应孔径的网筛进行筛选。该设备结构简单,操作容易,效率高且噪音小。

2. 小型电动筛药机　由于将筛底安装于铁皮箱内,上盖有铁皮盖,药物在密封的筛箱内往复振动,筛除的药屑掉入下面密封的铁箱中。比较适用于筛选无黏性的植物药,也可用于有毒、刺激性及易风化、潮解的药物。

 知 识 链 接

《中药饮片质量标准通则(试行)》的通知中对各类药材的含药屑、杂质的限量均有规定。果实种子类、全草类、树脂类含药屑、杂质不得超过3%;根类、根茎类、藤木类、叶类、花类、皮类、动物类、矿物类及菌藻类等含药屑、杂质不得超过2%。

三、风选

风选是利用药物和杂质的比重不同,经过簸扬(一般可利用簸箕或风车),借药材起伏的风力,使之与杂质分离,以达到纯净之目的。常用于去除细小种子类药材中混有的果柄、果皮、花柄、干瘪种子等质地较轻的杂质。

四、水选

有些药材表面附着大量泥沙、盐分等杂质,用筛选或风选不易除去,可通过用水洗或漂去杂质的方法,以使药物洁净。水选可分为洗净、淘洗、浸漂三种方法。

1. 洗净　系用清水洗去药材表面的泥土、灰尘、霉斑或其他不洁之物。一般先将洗药池注入七成满清水,倒入挑拣整理过的药材,搓揉干净,捞起,装入竹筐中,再用清水冲洗一遍,沥干水,干燥,或进一步加工。

2. 淘洗 用大量清水荡洗附在药材表面的泥沙或杂质。即把药材置于小盛器内,手持一边倾斜潜入水中,轻轻搅动药材,来回抖动小盛器,使杂质与药材分离,除去上浮的皮、壳杂质和下沉在小盛器中的泥沙。取出药物,干燥。如蝉蜕、蛇蜕、地鳖虫等。

3. 浸漂 将药物置于大量清水中浸泡较长时间,适当翻动、换水。或将药材用竹筐盛好,置清洁的长流水中漂洗较长的时间,至药材毒质、盐分或腥臭异味得以减除为度。取出,干燥,或进一步加工。如乌梅、山茱萸、昆布、海藻等。

浸漂时应严格掌握时间,勿使药物在水中浸漂过久,降低有效成分含量。对其有效成分易溶于水的药材,一般采用"抢水洗"法(即对药材进行快速洗涤,缩短药材与水接触时间),以免损失药效,并注意及时干燥,防止霉变。

点 滴 积 累

1. 挑选是清除混在药材中的枯枝、杂草、腐叶或少量霉变、虫蛀品、泛油品等,使其洁净。一般选用挑选、颠簸、摘除等方法进行操作。

2. 药材表面附着大量泥沙、盐分等杂质,用筛选或风选不易除去,用水洗或漂去杂质的方法,以使药物洁净。水选分为洗净、淘洗、浸漂三种方法。

第二节 非药用部位分离和清除技术

药材在采收加工的过程中常附着或夹杂一些非药用部位而影响临床疗效,故在药材切制或临床入药前,应采用相应的方法分离药用部位和除去非药用部位。按净制要求可分为:去根、去茎、去枝梗、去皮壳、去毛、去心、去核、去芦、去瓤、去头尾、皮骨、足、翅、去残肉等。

一、去根、去茎

1. 去残根 以茎或根茎为药用部位的药物,一般须除去残留的主根、支根、须根等非药用部位,如荆芥、薄荷、黄连、芦根、马鞭草、泽兰、茵陈、益母草、瞿麦等。

2. 去残茎 用根的药物须除去残留的地上茎或根茎,如丹参、续断、白薇、龙胆、威灵仙、防风、秦艽等。

另外,同一植物的根、茎均能入药,但两者作用不同,须分别药用。如麻黄根能止汗,茎能发汗解表,故须分开入药。

二、去枝梗

去枝梗是指去除某些果实、花、叶类药物的非药用部位(包括某些果柄、花柄、叶柄、嫩枝等),使其纯净,用量准确。如五味子、路路通、连翘、小茴香、女贞子、桑叶、侧柏叶、辛夷、菊花等。

如钩藤,习惯上以钩入药为佳,并认为双钩比单钩好,嫩枝较老枝好。现代研究认为,钩藤的钩与茎所含化学成分基本一致,但含量有差别,老枝,枯枝含量极少。药理实验结果证实,嫩枝钩降压作用维持时间长,老枝、茎降压作用较弱,维持时间短,说明古人强调钩藤用钩、嫩枝,去除老茎枝是有一定道理的。一般采用挑选、切除、摘等方法去除老茎枝。

三、去皮壳

有些药物的表皮(栓皮)或种皮属于非药用部位,或有效成分含量甚微,或果皮与种子两者功用不同,均须除去或分离,以便纯净药物或分别药用。如花椒(果皮)能温中散寒、止痛、杀虫,椒目(种子)则能利水消肿,平喘,为使其疗效确切,须将果皮与种子分开入药。

去皮壳的药物大体分为三类:

1. 树皮类 如肉桂、厚朴、杜仲、黄柏等。可用刀刮去栓皮、苔藓及其他不洁之物。

2. 根和根茎类 如知母、桔梗、南沙参、北沙参、天门冬、明党参、白芍、黄芩等。根和根茎类药物多趁鲜在产地去皮,如不趁鲜去皮,干后就不易刮除。

3. 果实种子类 如木鳖子、大风子、生巴豆、白果等。可砸破皮壳,去壳取仁。种子类药物,如苦杏仁、桃仁等,可用燀法去皮。

课堂活动

在日常生活中,哪些瓜果蔬菜需要清除杂质和非取食部位?哪些需要去"心"、"皮"、"核"、"瓤"、"芦"?

四、去毛

有些药物表面或内部,常着生许多绒毛,服后能刺激咽喉引起咳嗽或产生其他有害作用,故须除去,消除其副作用。去毛类药材包括药材表面的细茸毛、鳞片,以及根类药材的须根。根据不同药物,分别采取如下方法:

1. 刷去毛 枇杷叶、石韦等一些叶类药材的叶背面密被绒毛,药量少时可用毛刷或丝瓜络刷去毛茸,药量大时,可将枇杷叶、石韦等药材润软、切丝,放入筛箩内(约装大半箩)置水池中,加水至药面。先用光秃的竹扫帚用力清扫数分钟,再加水冲洗。同时仍用竹扫帚不停地搅拌清扫,如此反复,至水面无绒毛飘起时捞出,干燥。

2. 烫去毛 骨碎补、狗脊、马钱子等药材表面附生有黄棕色鳞片或绒毛,可用砂烫法将毛烫焦,再撞去毛。

3. 燎去毛或刮去毛 鹿茸一般先用瓷片或玻璃片将其表面绒毛基本刮净后,再用酒精燃着火快速燎焦剩余的毛茸,操作时注意勿将鹿茸燎焦。

4. 挖去毛 金樱子果实内部生有淡黄色绒毛,产地加工时,趁鲜将其纵剖为两瓣,选取适宜的工具挖净毛核。如有未去净毛茸者或完整的果实,须再进行加工处理,其方法为,将金樱子用清水稍润软(完整的须切开),挖净毛、核,洗净后晒干。

知 识 链 接

　　将金樱子用清水淘洗,润软,置切药机上切2mm厚片,筛去已脱落的毛、核,置清水中淘洗,沉去种核,捞出干燥。或将晒至七八成干的金樱子置碾盘上,碾至花托全破开,置筛孔直径为0.5cm的筛子里进行筛选,可除去95%的绒毛及瘦果,晒干,再进行筛选。

　　5. 撞去毛　将香附炒至毛焦后,与瓷片同放于竹笼中撞去毛。

五、去心

　　"心"一般指根类药材的木质部或种子的胚芽。早在汉代《伤寒论》中就有麦冬、天门冬去心的记载。《修事指南》谓:"去心者免烦。"但在长期医疗实践中证实,一些带"心"的药物服后并没有感到烦闷,所除去的"心"多属于非药用部位。在实际操作中,去心的药材主要包括去根的木质部分和枯朽部分、种子的胚、花类的花蕊、某些果实的种子以及鳞茎的茎等。如牡丹皮的木心所占比例较大,且无药效,去除木心能保证用量的准确性。再如莲子心(胚芽)能清心热、除烦,莲子肉能补脾涩精,故须分别入药。

　　药物去心主要是为了除去非药用部位,提高药物的纯净度,使其用量准确,分离不同药用部位,以消除药物的副作用,或使饮片外形美观。

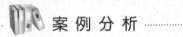 案 例 分 析

案例
莲子如何去皮、去心?

分析
　　先把莲子在清水里洗净,捞出。在水里加入适量的食用碱,待水沸腾后放入洗净的莲子煮,并盖上锅盖稍焖。片刻后将莲子捞出,迅速置手掌中用力揉搓,莲子皮就会很快脱落。揉搓时动作要快,因为间隔时间一长,莲子的皮就难以去除。待外皮全部剥去以后,再用凉水把莲子洗净,用针或牙签把莲心捅掉。

六、去核

　　有些果实类药物常用果肉而不用核(或种子),其中有的核(或种子)属于非药用部位,有的果核与果肉则作用不同,故须分别入药。一般采用风选、筛选、挑选、浸润、切挖等方法去除。

　　1. 诃子肉为酸涩收敛药,能敛肺涩肠,治久咳失音、久泻、久痢症。诃子核能治目疾,风赤涩痛,但很少药用,故须除去。去核时,是将诃子用清水浸润,待其软化后砸开,取其果肉,晒干。

　　2. 山茱萸肉与果核成分相似,但二者含量有差异。具有降低血清转氨酶作用和安定、降温、抗菌消炎作用的熊果酸主要存在于果肉中,为核的6倍。而鞣质和油脂则主

要分布于核中,且古人认为核能滑精,故须除去。本品多在产地即已去除,如仍有未去核者,可洗净润软或蒸后将核剥去,晒干。

3. 山楂(北山楂)主要用其果肉,果核很少药用。为增强果肉的疗效,净选加工时须除去脱落的果核。

4. 乌梅的核分量较重,且无治疗作用,如医疗要求有需用肉者,须将核去除。去核时,质地柔软的可直接剥取果肉去核,质地坚硬者可先用温水洗净润软,再取肉去核。

七、去芦

"芦"一般指药物的根头、根茎、残茎、茎基、叶基等部位。历代医药学家认为"芦"为非药用部位,有的且"能吐人",故应除掉。习惯认为,需要去芦的药物有人参、玄参、南沙参、桔梗、防风、续断、牛膝、丹参等。

现代研究表明,人参的主根和芦头的皂苷种类、数目均相同,后者的含量是前者的3倍左右,多肽、氨基酸、无机元素等也是大同小异。同时药理资料表明,未发现人参芦有催吐作用,认为人参去芦没有必要,以避免药材的损失。

对桔梗主根和芦头的成分研究表明,桔梗芦头和主根的成分基本一致,但芦头所含皂苷量多于根约20%~30%。另外,前胡、防风、独活等药材的芦头和主根均具有相同或相近的有效成分和临床效果,现多主张不去芦头入药。

八、去瓤

去瓤的药材主要有青皮、枳壳、木瓜等,其目的主要是除去非药用部位。枳壳用果肉而不用瓤,是由于瓤无治疗作用。据研究,枳壳及其果瓤和中心柱三者均含挥发油、柚皮苷及具升压作用的辛弗林和 N-甲基酪胺,但果瓤和中心柱中挥发油含量甚少,且不含柠檬烯。枳壳瓤占枳壳重量的20%,又易霉变和虫蛀,水煎液极为苦酸涩,不堪入口。同时,还有"去瓤者免胀"的说法,故枳壳瓤作为非药用部分除去是有一定道理的。其方法是,用小刀挖去瓤,洗净泥沙,捞起,润过夜,用铁锚压扁,再上木架压3~5天。压扁后,使其对合成扁半圆形,切成0.2cm厚的凤眼片,晒干。

九、去头尾、皮骨、足、翅

一些动物类或昆虫类的药物,有的需要去除头尾或足翅,其目的是为了除去有毒部分或非药用部位。如乌梢蛇、蕲蛇等均去头尾,斑蝥、红娘子、青娘子均去头足翅,蛤蚧须除去鳞片、头爪,蜈蚣须除去头足。去头尾、皮骨时,一般采用浸润切除,蒸制剥除等方法。去头足翅时,一般采用掰除、挑选等方法。

十、去残肉

某些动物类药物,如龟甲、鳖甲、豹骨、猫骨等,均须除去残肉筋膜,纯净药材。现代多用胰脏净制法和酵母菌净制法。

1. 胰脏净制法 取新鲜或冰冻的猪胰脏,除去外层脂肪和结缔组织,称量后绞碎,用少许水搅匀,置纱布上滤过。取滤液配制成约0.5%的溶液,用 Na_2CO_3 调 pH 在8.0~8.4。水浴加热至40℃,每隔3小时搅拌1次。经12~16小时,残皮和残肉能全部脱落,捞起龟甲、鳖甲,洗净晒干,至无臭味即可。

2. **酵母菌法** 取龟甲0.5kg,用冷水浸泡2天,倒掉浸泡液,加卡氏罐酵母130ml,加水淹过龟甲1/3~1/6体积,盖严。2天后溶液上面起一层白膜,7天后将药物捞出,用水冲洗4~6次,晒干至无臭味即得。

优点:酵母菌法比原来传统净制法时间可缩短5~6倍,设备简单,去腐干净,对有效成分(动物胶)无损失,出胶率比传统净制品还高,适应大量生产。

点 滴 积 累

1. 中药材在切制或临床入药前,应分离药用部位和除去非药用部位,包括:去根、去茎、去枝梗、去皮壳、去毛、去心、去核、去芦、去瓤、去头尾、皮骨、足、翅、去残肉等。

2. 中药材除去非药用部位可以避免对人体的伤害,一般去心者免烦,去瓤者免胀,去芦者免吐,去核者免滑。

3. 中药材去毛的方法主要有:刷去毛(枇杷叶、石韦等)、烫去毛(骨碎补、狗脊、马钱子等)、燎去毛或刮去毛(鹿茸等)、挖去毛(金樱子等)。

目 标 检 测

一、选择题

(一)单项选择题

1. 筛选是根据药物与杂质的( )不同来清除药物中杂质的方法。
   A. 质量　　　B. 体积　　　C. 轻重　　　D. 色泽
2. 需采用挖去毛以清除毛核的药物是( )
   A. 枇杷叶　　B. 石韦　　　C. 骨碎补　　D. 金樱子
3. 制绒后能缓和药性的药物是( )
   A. 麻黄　　　B. 竹茹　　　C. 谷精草　　D. 灯心草
4. 与朱砂拌衣可增强宁心安神作用的药物是( )
   A. 麦冬　　　B. 茯苓　　　C. 灯心草　　D. 柏子仁
5. 狗脊去毛宜采用的方法是( )
   A. 刷去毛　　B. 烫去毛　　C. 燎去毛　　D. 挖去毛
6. 净选时需要去核的药物是( )
   A. 枳壳　　　B. 山楂　　　C. 黄柏　　　D. 巴戟天
7. 根、茎作用不同,应分别入药的是( )
   A. 白茅根　　B. 大蓟　　　C. 麻黄　　　D. 淫羊藿
8. 枳壳入药需去( )
   A. 瓤　　　　B. 皮　　　　C. 心　　　　D. 核

(二)多项选择题

1. 需要碾捣后才能入药的是( )
   A. 自然铜　　B. 穿山甲　　C. 酸枣仁　　D. 三七　　　E. 党参

2. 需要去毛后入药的药物有(　　)

 A. 鹿茸　　　B. 枇杷叶　　　C. 狗脊　　　D. 金樱子　　　E. 骨碎补

3. 其他加工包括(　　)

 A. 碾捣　　　B. 制绒　　　C. 去核　　　D. 揉搓　　　E. 调配

4. 常用清除杂质的方法有(　　)

 A. 挑选　　　B. 筛选　　　C. 刮除　　　D. 水选　　　E. 风选

二、简答题

1. 药物净制的目的是什么？

2. 分离和清除非药用部位的方法有哪些？

3. 麻黄根和麻黄茎为什么要分别入药？

（龙全江）

第六章　药材软化处理技术

切制饮片时,除少数中药材如鲜石斛、鲜芦根、鲜生地、丝瓜络、竹茹、谷精草、鸡冠花、通草、灯心草等可进行鲜切或干切外,大多数干燥的中药材,切制前必须进行适当的软化处理,使其由硬变软,内外质地柔软适中,以利于切制。

明代《本草蒙筌》载:"诸药锉时,须要得法,或微水渗,或略火烘。湿者候干,坚者待润,才无碎末,片片薄匀,状与花瓣相伴,合成方剂起眼。"

药材软化的要求是"软硬适度"、"药透水尽"、"避免伤水"。大多数中药材用常水软化处理,少数不宜用常水软化的药材,可用其他方法软化。目前,为适应大量生产的需要,广大中药工作者对中药材软化的新技术、新设备进行了研究、探索,使中药材的软化向机械化、联动化方向发展。

第一节　常用水软化技术

常用水软化技术是使干燥的药材吸收一定量的水分,使其质地由硬变软,符合切制要求。

常用水软化处理的目的,一是软化药材,便于加工切制饮片。二是调整或缓和药性,降低毒性。三是洁净药物除去泥沙杂质及非药用部位。中药材的软化处理,要根据药材的种类、质地、内含物和季节等情况,灵活选用适当的方法。常用的水处理的方法有淋法、洗法、泡法、漂法、润法等。软化时,要严格控制水量、温度和时间。

一、淋法（喷淋法）

淋法是指用水(符合制药卫生标准要求,下同)喷淋药材的方法。

（一）操作方法

将药材整齐地堆好,均匀喷淋清水(一般为2～4次,喷淋的次数根据药材质地和季节灵活掌握,并控制水量),待药物全部渍湿后,上盖湿物(麻袋等),润至适合切制的程度。

（二）适用中药材

多适用于气味芳香、质地疏松的全草类、叶类、果皮类和有效成分易随水流失的药材。如益母草、薄荷、荆芥、佩兰、香薷、枇杷叶、陈皮、黄柏等。近年来,有些药材已在产地加工,如藿香、益母草、青蒿等,均趁鲜切制。

（三）注意事项

1. 采用淋法处理后的药材不要带水堆积,避免色泽变暗或返热烂叶。

2. 每次软化的药材量以当日切完为宜。

3. 如本法处理后仍然未达到软化程度的药材可再选用其他方法处理。

 知 识 链 接

水处理药材的物理过程分三个阶段,即浸润、溶解和扩散。药材在浸润、溶解阶段是药材质地变软的过程,而扩散阶段是药材化学成分由细胞内向水溶液中转移,最终导致有效成分的损失。因此,水处理药材以"少泡多润,药透水尽"为度。要科学合理的控制用水量、浸润时间和温度,防止扩散现象的发生,避免成分损失。为解决这一难题,近年来,提倡在 GAP 基地或药材产地趁鲜切制,是比较好的办法。

二、洗法(淘洗法)

洗法是用清水洗涤或快速洗涤药物的方法。由于药材与水接触时间短,故又称"抢水洗"。

(一) 操作方法

将药材投入清水中,经淘洗或快速洗涤后及时取出,稍润,即可切制。目前,药厂多采用洗药机洗涤药材。

(二) 适用中药材

适用于质地松软,水分易渗入及有效成分易溶于水的药材。如丹参、五加皮、瓜蒌皮、白鲜皮、合欢皮、南沙参、石斛、瞿麦、陈皮、防风、龙胆等。

(三) 注意事项

1. 洗法要在保证药材洁净和易于切制的前提下,尽量采取"抢水洗",操作力求迅速,缩短药材与水接触时间,防止药材"伤水"和有效成分的流失。

2. 洗涤次数要根据药材所含杂质多少决定。大多数药材洗一次即可,但有些药材附着多量泥沙或其他杂质,则需用水洗数遍,以洁净为度。

3. 每次用水量不宜太多,如蒲公英、紫菀、紫花地丁等。

三、泡法(浸泡法)

泡法是将药材用清水浸泡一定时间,使其吸入适量水分的方法。

(一) 操作方法

先将药材洗净,再注入清水至淹没药材,放置一定时间(视药材的质地、大小和季节、水温等灵活掌握),中间不换水,一般浸泡到一定程度,捞起,润软至适合切制的程度。

(二) 适用中药材

适用于质地坚硬,水分较难渗入的药材。如白术、大黄、草薢、天花粉、木香、乌药、土茯苓、泽泻、姜黄、三棱等。

(三) 注意事项

1. 浸泡时间不宜过长,防止伤水。一般体积粗大、质地坚实者,浸泡的时间宜长些;体积细小,质地不太坚实者,浸泡的时间宜短些。春、冬季节气温较低,浸泡的时间宜长些;夏、秋季节气温较高,浸泡的时间宜短些。

2. 某些药材在浸泡时,所含成分渐向水中扩散,致使浸泡液呈现一定色泽的现象,习称"下色"。对于易"下色"的药材,浸泡时,要求浸泡液稍有变色,略呈药材色泽时,即应捞出,再采用润法使之软化,以防止药材中的成分流失或造成"伤水"。易下色的药材有白术、苍术、泽泻、射干、大黄、甘草等。

3. 质地较轻的药物要在上方压一重物,以防药物漂浮而浸泡不均匀。如枳壳、青皮等。

4. 以少泡多润为原则。

四、漂法

漂法是将药物用多量清水浸漂,并定时换水,多次漂洗的方法。

(一) 操作方法

将药材放入多量的清水中,每日换水2~3次。漂去有毒成分、盐分等,并使药材软化,利于切制或炮炙。古代一般用长流水漂制。剧毒药或含盐分较多的药物漂3~7天,容器或缸底下有排水孔,冬、春季每天换水1~2次,夏、秋季每天换水2~3次。

(二) 适用中药材

适用于毒性药材和富含盐分以及有腥臭味的药材。如天南星、半夏、附子、川乌、草乌,在软化的同时可降低毒性。盐苁蓉、昆布、海藻可除去盐分;紫河车可矫正气味。

(三) 注意事项

1. 漂的时间根据药材的质地、季节、水温灵活掌握。

2. 一般毒性药材,将药材切开,放于舌上,微有麻辣感。

3. 含有盐分的药材漂至口尝无咸味。

4. 有腥臭味的药材,如紫河车,以漂去瘀血为度。

5. 漂后需切制的药材,还要用润法润至适合切制的程度。

五、润法

润法是指保持湿润的外部环境,使已渍湿药材的外部水分徐徐渗入内部,使其内外柔软适宜切制的方法。润法与淋法、洗法、泡法等密切配合,广泛应用。

(一) 操作方法

将淋、洗、泡过的药材,置于适宜的容器内密闭,或堆积于润药台上,以湿物遮盖或不遮盖,保持湿润状态,使药材外部的水分徐徐渗透到药材组织内部,以达到内外湿度一致,柔软适中,适合切制的程度。润药得当,既能保证饮片色泽鲜艳,水分均匀,平坦整齐,减少炸心、翘片、掉边、碎片等现象,保证质量,又可减少有效成分损失,有"七分润工,三分切工"之说法。润法分为浸润、伏润、露润、盖润、晾润、复润。

1. 浸润　以定量水或其他溶液浸渍药材,经常翻动,使水分缓缓渗入内部,以"药透水尽"为度。如酒浸黄连,水浸郁金、枳壳、枳实等。

2. 伏润(闷润)　质地致密且坚硬的药材,经水洗、泡或用其他辅料处理后,装缸(坛)等容器内,在基本密闭条件下进行闷润,使药材内外软硬一致,达到适合切制的程度。如郁金、川芎、白术、白芍、山药、三棱、槟榔等。

3. 露润(吸潮回润)　将药材摊放于湿润而垫有篾席的地上,使其自然吸潮回润,达到适合切制的程度。如当归、玄参、牛膝等。

4. 盖润 经过淋、洗处理的药材,用湿物(麻袋等)遮盖,使水分渗入内部,达到适合切制的程度。如益母草、丹参、板蓝根、桔梗、独活、茜草、秦艽等。

5. 晾润 将抢水洗后的药材,置阴凉通风处,摊开,不加遮盖,使部分水分渗入内部。若没被润软,要喷淋清水,继续滋润至适合切制的程度。如北沙参、茯苓皮等。

6. 复润 药材若一次难以闷润透,可在闷润后,经晾晒再行闷润,或喷淋清水后再闷润,如此反复操作,直至药材润透,适合切制。如大黄、何首乌、乌药、常山、三棱、泽泻、川芎、白芷等。复润不仅避免了因过多用水造成药效成分损失,而且因中途淋水和晾晒,防止了发热霉变等变异现象发生。

（二）适用中药材

润法与淋法、洗法、泡法等密切配合,广泛应用。

（三）注意事项

1. 润药的时间根据药物的质地、季节、气温而定,灵活掌握。

2. 含淀粉较多的药材,最易因微生物滋生而出现发黏、发红、发馊、发臭、腐烂等现象,尤其需要注意。一经发现变质,要立即用清水快速洗涤,晾晒后再闷润。如山药、天花粉、半夏等。

点 滴 积 累

1. 要根据药材性质选用不同的软化方法,大多数中药材用常水软化方法。常用方法有:淋法、洗法、泡法、漂法及润法。

2. 润法与淋法、洗法、泡法等密切配合,广泛应用。润药的时间要根据药物的质地、季节、气温而定,灵活掌握。

3. 软化时要遵循"少泡多润、药透水尽"的原则。避免"伤水"、"下色"。

第二节 其他软化处理技术

有些药材不宜用常水软化处理,需根据药材的性质,采用其他软化技术。

一、湿热法软化

湿热法软化是通过蒸或煮使药材软化的方法。有些药材质地坚硬,常水短时间处理不易渗入,久泡又易损失有效成分,如木瓜、红参、天麻等;或常水虽可软化,但有效成分易被酶解,如黄芩等,需要采用湿热法软化。

采用蒸、煮法,既能加速软化,又利于杀酶保苷,保存有效成分,同时又可保持片形美观,并能缩短干燥时间。

二、干热法软化

干热法软化是指通过烘、煨等方法直接加热,使药材软化的方法。

胶类药物常用烘烤法软化,如蛤粉烫阿胶之前,要将整块阿胶放烘箱内,60℃烘软,趁热切制成立方块(称阿胶丁)后,再进行烫制。肉豆蔻煨制后,趁热切制成厚片。有些地区红参、天麻也用此法软化。

知 识 链 接

在中药材大量生产中,采用了一些实用的软化新技术,可缩短生产周期,减少损耗,又可提高饮片质量,收到了良好的效果。常用技术有:一是减压冷浸法。其原理是利用减压抽真空的方法,抽出药材组织间隙中的气体,使之接近真空,将水注入罐内至浸没药材,再恢复常压,使水迅速进入药材组织内部。二是真空加温润药法。其原理是将药材放入密封容器(不锈钢板制成)内,先减压抽真空,在负压状态下,导入饱和蒸气,利用蒸气的热度、湿度和穿透力,迅速渗透到药材组织内部,以达到快速软化的目的。

三、酒处理软化

酒处理软化是指某些动物类药物切制前,若用水软化,易变质或难以软化,通常需用酒软化。

如鹿茸切片,要先燎去茸毛,刮净,以布带缠绕茸体,自锯口面小孔处,不断灌入热白酒至满,稍润或稍蒸至适合切制的程度,趁热横切成薄片,压平,干燥。蕲蛇、乌梢蛇等的软化,一般是用黄酒润透后,切寸段,干燥。

点 滴 积 累

1. 湿热法软化是通过蒸或煮使药材软化的方法。如木瓜、红参、天麻、黄芩等药材可以采取这种方法。

2. 干热法软化是指通过烘、煨等方法直接加热,使药材软化的方法。如阿胶可以采取这种方法。

3. 酒处理软化是指某些动物类药物切制前,若用水软化,易变质或难以软化,通常需用酒软化。如蕲蛇、乌梢蛇可以采取这种方法。

第三节 软化程度的检查技术

药材在水处理过程中,要检查其软化程度是否符合切制要求。常用检查方法有:

一、弯曲法

本法常与折断法配合使用,适用于长条状药材。药材软化后握于手中,大拇指向外推,其余四指向内缩,以药材略弯曲,不易折断为合格。如白芍、山药、木通、木香等。

二、指掐法

适用于团块状药材,以手指甲能掐入软化后药材的表面为宜。如白术、白芷、天花粉、泽泻等。

三、穿刺法

适用于粗大块状药材,以铁钎能刺穿药材而无硬心感为宜。如大黄、虎杖等。

四、手捏法

适用于形状不规则的根或根茎类药材,软化后以手捏粗的一端,感觉其较柔软为宜。如当归、独活等。

五、手握法

有些体积小的块根、果实等类药材,软化至手握无吱吱响声或无坚硬感为宜。如延胡索、槟榔、枳实、雷丸等。

六、切试法

质地坚硬的药材,软化至用刀剖开,内心有潮湿的痕迹为宜。如泽泻、大黄等。切试法能直接观察到药材内部的吸水情况,又可作为检验药材是否宜切的手段,因而是很实用的检查方法。

以上检查方法主要用于手工切制,采用机器切制时,软化程度较手工切制要低,且要求药材表面有一定硬度。水处理后的药材在机器切制前,一般要进行晾晒,或机器烘干处理,才能切片。否则切制的饮片出现掉边等不合格品。

点 滴 积 累

药材软化程度的常用检查方法有弯曲法、指掐法、穿刺法、手捏法、手握法、切试法等。

目 标 检 测

一、选择题

(一)单项选择题

1. 团块状药材软化程度的检查方法是( )
   A. 弯曲法　　B. 手握法　　C. 手捏法　　D. 指掐法
2. 形状不规则的根或根茎类药材软化程度的检查方法是( )
   A. 弯曲法　　B. 手握法　　C. 手捏法　　D. 穿刺法
3. 毒性药材和富含盐分的药材软化方法宜用( )
   A. 淋法　　B. 洗法　　C. 泡法　　D. 漂法
4. 质地松软,水分易渗入及有效成分易溶于水的药材软化宜用( )
   A. 淋法　　B. 洗法　　C. 泡法　　D. 烘法
5. 阿胶切"丁"前的软化方法宜用( )

A. 淋法　　　　B. 洗法　　　　C. 泡法　　　　D. 烘法
6. 黄芩软化方法宜用(　　)
　　A. 淋法　　　　B. 蒸法　　　　C. 泡法　　　　D. 烘法
7. 黄芩用冷水软化变质的标志是(　　)
　　A. 变红　　　　B. 变紫　　　　C. 变绿　　　　D. 变黄
8. 适用于泡法软化的药材是(　　)
　　A. 白术　　　　B. 丹参　　　　C. 北沙参　　　　D. 防风

（二）多项选择题
1. 药材软化程度的检查方法有(　　)
　　A. 弯曲法　　B. 手握法　　C. 手捏法　　D. 穿刺法　　E. 指掐法
2. 中药材切制前常用水处理的方法有(　　)
　　A. 淋法　　　B. 泡法　　　C. 提净法　　D. 漂法　　　E. 润法
3. 适用于喷淋法软化的药材是(　　)
　　A. 益母草　　B. 荆芥　　　C. 白术　　　D. 黄柏　　　E. 陈皮
4. 适用于洗法软化的药材是(　　)
　　A. 丹参　　　B. 泽泻　　　C. 五加皮　　D. 防风　　　E. 北沙参
5. 适用于泡法软化的药材是(　　)
　　A. 白术　　　B. 乌药　　　C. 三棱　　　D. 防风　　　E. 泽泻
6. 浸泡中易下色的药材是(　　)
　　A. 白术　　　B. 大黄　　　C. 甘草　　　D. 射干　　　E. 泽泻
7. 适用于湿热法软化的药材是(　　)
　　A. 黄芩　　　B. 红参　　　C. 天麻　　　D. 木瓜　　　E. 阿胶
8. 黄芩的软化方法宜用(　　)
　　A. 淋法　　　B. 洗法　　　C. 泡法　　　D. 蒸法　　　E. 煮法

二、简答题

1. 常水软化药材有哪些方法？适用范围各是什么？
2. 润法包括哪些方法？
3. 其他软化方法有哪些？黄芩采用何种方法软化？

（宋丽艳）

第七章 饮片切制、干燥及包装技术

　　中药材经过净选加工、软化处理后，需要选择合适的饮片类型，采用机械切制或手工切制成一定规格的饮片，并且要及时地进行干燥、包装以保证饮片的质量。

第一节 饮片切制技术

　　将净选后的药材进行软化处理，切制成一定规格的片、丝、块、段等饮片类型的炮制工艺，称为饮片切制。饮片一词，广义而言，凡是直接供中医临床调配处方或中成药生产使用的所有药物，统称为饮片。种子类、矿物类、动物甲壳类等不经过切制，直接供中医临床调配处方使用，亦称为饮片。狭义而言，饮片是指切制成一定规格的片、丝、块、段等形状的药材。本章中所说的饮片，即指狭义而言。

　　饮片切制的目的：

　　1. 利于有效成分煎出　饮片的厚薄直接影响到临床疗效，一般按药材的质地不同而采取"质坚宜薄，质松宜厚"的切制原则，以利于煎出药物的有效成分。

　　2. 利于炮炙　药材切制饮片后，便于炮炙时控制火候，使药物受热均匀；利于与各种辅料的均匀接触和吸收，提高炮炙效果。

　　3. 利于调配和制剂　药材切制成饮片后，体积适中，利于调配。在制备液体剂型时，药材切制后不仅能增加浸出效果，而且能避免煎煮过程中出现糊化、粘锅、降低有效成分煎出率等现象，显示出饮片"细而不粉"的特色；制备固体剂型时，由于切制品便于粉碎和混合均匀，从而使处方中的药物比例相对稳定。

　　4. 利于鉴别　对性状相似的药材，切制成一定规格的片形，能显露出组织结构的特征，有利于鉴别真伪优劣。

　　5. 利于贮存　药物切制后，含水量下降，减少了霉变、虫蛀等因素，并且能方便包装，有利于贮存。

一、饮片类型

　　根据药材本身的性质（如质地、外部形态、内部组织结构等）和各种不同需要（如炮制、调剂、制剂、鉴别等）选择合适的饮片类型，其中药材的性质是决定饮片类型的重要因素，因为它直接关系到饮片切制的操作和临床疗效。根据 2010 年版《中国药典》的规定，并吸收传统饮片中的实用类型，现将常见的饮片类型归纳为八种，分述如下：

　　1. 极薄片　厚度为 0.5mm 以下。适用于质地致密、极坚实的木质类、动物骨骼类及角质类药材。如羚羊角、水牛角、松节、苏木、降香等。

2. 薄片　厚度为1～2mm。适用于质地致密坚实、切薄片不易破碎的药材。如白芍、乌药、槟榔、当归、川木通、川牛膝、天麻、三棱、姜半夏等。

3. 厚片　厚度为2～4mm。适用于质地较松泡、粉性大、切薄片易破碎的药材。如山药、天花粉、泽泻、丹参、升麻、南沙参、党参等。

4. 斜片　厚度为2～4mm。适用于长条形而纤维性强的药材。如桂枝、桑枝、山药、黄芪、玄参、苏梗、鸡血藤、木香等。倾斜度小的称为瓜子片(如桂枝、桑枝等),倾斜稍大而体粗者称为马蹄片(如大黄等),倾斜度更大而药材较细者,称为柳叶片(如甘草、黄芪、川牛膝、川木香等)。

5. 直片(顺片)　厚度为2～4mm。适用于形状肥大、组织致密和需突出其鉴别特征的药材。如大黄、白术、升麻、川芎、附子等。其中川芎、白术的直片又称"蝴蝶片",附子经食用胆巴加工切制成的直片称"黑顺片"。

6. 丝(包括细丝和宽丝)　细丝宽度为2～3mm,宽丝宽度为5～10mm。适用于皮类、叶类和较薄的果皮类药材。如黄柏、厚朴、桑白皮、青皮、合欢皮、陈皮等均切细丝,荷叶、枇杷叶,淫羊藿、冬瓜皮、瓜蒌皮等均切宽丝。

7. 段(咀、节)　长度为10～15mm。长段又称"节",短段称"咀"。适用于全草类和形态细长,内含成分易于煎出的药材。如薄荷、荆芥、香薷、益母草、青蒿、佩兰、瞿麦、牛膝、北沙参、白茅根、藿香、木贼、石斛、芦根、麻黄、忍冬藤、谷精草、大蓟、小蓟等。

8. 块　边长为8～12mm的立方块或长方块。有些药材为方便炮制和煎煮,需切成不等的块状。如大黄、何首乌、干姜、六神曲、鱼鳔胶、阿胶等。传统又将大黄、何首乌、干姜的立方块,称"咀";阿胶的立方块称"丁"。

 知 识 链 接

中药配方颗粒是用符合炮制规范的传统中药饮片作为原料,经现代制药技术提取、浓缩、分离、干燥、制粒、按照规定剂量分装。其有效成分、性味、归经、主治、功效和传统中药饮片相似,能够满足中医临床辨证论治,随证加减的要求,具有药性强、药效高,同时又具有不需要煎煮、直接冲服、服用量少、作用迅速、成分完全、疗效确切、安全卫生、携带保存方便、易于调制和适合工业化生产等许多优点。在中医临床可代替饮片使用,既可内服,也可用来保留灌肠、熏洗、冲洗、湿敷、外敷、雾化等。

二、饮片切制方法

中药材的切制可分为机械切制和手工切制两种。目前,基本上采用机械化切制,并逐步向自动化、联动化方向发展。由于机器切制还不能满足某些饮片类型的切制要求,故在某些环节上,手工切制仍在使用。

(一)机械切制

机械切制饮片具有产量大,速度快,减轻劳动强度,节省劳动力和提高生产效率等优点。但也存在切制的饮片类型较少,美观度不够等缺点。因此,研制新设备、改进现有的切药机械,使之能生产多种饮片类型并提高精密度是机器切制亟待解决的问题。目前,全国各地生产的切药机种类较多,如剁刀式切药机、旋转式切药机、多功能切药机

等,现将两种主要的切药机简介如下:

1. 铡刀式切药机 铡刀式切药机结构简单,由电机、台面、输送带、切药刀等部分组成。适应性强,一般根、根茎、全草类、茎类、叶类等药材均可切制,但不适宜颗粒状(团块状)药材的切制。其工作原理是:将软硬度适宜的药材放于机器台面上,启动机器,将药材捋顺,压紧,经输送带(无声链条组成)进入刀床切片,片的厚薄由偏心调节部进行调节。

2. 旋转式切药机 旋转式切药机由电机、装药盒、固定器、输送带、旋转刀床、调节器等部分组成。主要适用于颗粒状药材的切制,全草类药物则不宜。其工作原理是:将软硬度适宜的颗粒状药材装入固定器内,铺平,压紧。启动机器,在推进器的推动下,将药材送至刀床切口,进行切片。

机械切制的操作要领可用歌诀概括为:"刀快上线喂药匀,润透操作饮片平,时多时少厚薄片,刀钝曲线斧头形。"

(二) 手工切制技术

由于机器切制的饮片类型较少,还不能满足某些饮片类型的切制要求,故对某些中药材,特别是贵重药材,仍使用手工切制。手工切制切出的饮片平整、光滑,类型和规格齐全,外形美观,弥补了机器切制的不足。但生产量小、劳动强度大,只适合小量饮片的生产。

手工切制用的切药刀,全国各地不甚相同,但切制方法相似。

1. 手工切制工具

(1) 切药刀(铡刀):主要由刀片(刀叶)、刀床(刀桥)、刀鼻(象鼻)、装药斗、压板、蟹爪钳(槟榔钳)等部件组成,一般分祈州刀和南刀两类。可以切制根及根茎类、藤木类、果实类、全草类药材。

(2) 片刀(类似菜刀):多用于切厚片、直片、斜片等,如浙贝母、白术、甘草、黄芪、苍术等。

2. 手工切制方法 手工切制一般分为"把活"和"个活"两种。

全草、细长的根和根茎、藤木、皮、叶类药材(如黄芪、薄荷等)需整理成把后切制,称为"把活"。操作时将长条状的"把货"药材,理顺,整理成把,放刀床上,左手拿压板压住、掐紧,并推送至刀口,右手握刀下压,药材即被切制成饮片。如切制桔梗、党参、荷叶等。

不规则团块、颗粒状药材(如地黄、槟榔等)则要单个(或 2~4 个)切制,称为"个活"。操作时将团块状的"个货"药材,用蟹爪钳夹住,放在刀床上,左手拿压板压住,并推送至刀口,右手握刀下压,药材即被切制成饮片,如切制槟榔。另一种手法是,先将"个货"药材切一平底,竖起放在刀床上,或将几个团块状的"个货"药材,平整的排列在刀床上,左手拿压板压住,并推送至刀口,右手握刀下压,药材即被切制成饮片。如切制川芎、玄参等。

点 滴 积 累

1. 常见饮片类型包括极薄片、薄片、厚片、斜片、直片、丝、块、段 8 种类型。要根据药材本身性质和饮片切制要求选择合适的饮片类型。

2. 饮片切制分为手工切制(适用于少量及商品价格较高的饮片生产)和机械切制(适用于大量生产)。常用切药机有铡刀式切药机(适用于一般根及根茎、全草类)和旋转式切药机(适用于颗粒状药材)。

第二节　饮片干燥技术

药材切成饮片后,必须及时干燥,否则易变色、酸败甚或霉烂,影响质量。干燥方法主要分为自然干燥和人工干燥。药物性质不同,干燥方法不尽相同,干燥方法选择适当与否,是保证饮片质量的关键。

一、自然干燥技术

自然干燥是指把切制好的饮片置日光下晒干或置阴凉通风处阴干。晒干法和阴干法都不需要特殊设备,具有经济方便、成本低的优点。但本法占地面积较大,易受气候的影响和环境污染,饮片不卫生,尤其是富含糖分的饮片,易受蚂蚁、苍蝇等昆虫的叮咬。目前实施的中药饮片 GMP 标准规定,洗涤或切制后的中药材和中药饮片不宜露天干燥。

根据中药材的质地、色泽和所含成分的性质、药性选择合适的干燥方法。

晒干法适用于大多数中药饮片的干燥。阴干法适用于气味芳香,含挥发性成分较多,色泽鲜艳和受日光照射易变色、走油等类药材及饮片的干燥。自然干燥时若遇阴雨天气,可根据饮片的性质适当采用烘焙法干燥。

1. 黏性类　如天冬、玉竹等含有黏性糖质类药材,潮片容易发黏,如用小火烘、焙,原汁不断外渗,会降低质量。故宜用明火烘焙,促使外皮迅速硬结,使内部原汁不向外渗。烘焙时颜色随着时间演变,过久过干会使颜色变枯黄,原汁走失,影响质量,故一般烘焙至九成即可。掌握干燥的程度,只需以手摸之感觉烫不黏手为度。上烘焙笼前摊晒防霉,旺火操作要注意勤翻,防止焦枯,如有烈日可晒至九成干即可。

2. 芳香类　芳香类药材如荆芥、薄荷、香薷、木香等,因为香味与质量有密切的关系,保持香味极为重要。为了不使挥发性物质走散,切后宜薄摊于阴凉通风干燥处。如太阳光不太强烈也可晒干,但不宜烈日暴晒。否则温度过高会挥发香气,颜色也随之变黑。如遇阴雨连绵天气,药材极易发霉,要及时用微火烘焙,不能用猛火高温干燥,导致香散色变,降低药物的效能。

3. 粉质类　粉质类就是含有淀粉质较多的药材,如山药、浙贝母等。这些药材潮片极易发滑、发黏、发霉、发馊、发臭而变质,必须随切随晒,薄摊晒干。由于其质甚脆,容易破碎,潮片更甚,故在日晒操作中要轻翻防碎。如天气不好,要用微火烘焙,保持切片不受损失。但火力不宜过大,以免烘至药物外色焦黄。

4. 油质类　油质类药材如当归、怀牛膝、川芎等,这类药材极易起油。如烘焙,油质就会溢出表面,色也随之变黄,火力过旺,更会失油后干枯影响质量,宜采用日晒。如遇阴雨不能日晒,要及时用微火烘焙,以防焦黑。

5. 色泽类　色泽类药材如桔梗、浙贝母、泽泻、黄芪等。这类药材色泽很重要,含水量不宜过多,否则不易干燥。其白色类的桔梗、浙贝母宜用日晒,越晒越白。黄色类的泽泻、黄芪,如日晒则会毁色,故宜用小火烘焙,且可保持黄色,增加香味,但不能用旺火,以防焦黄。

知 识 链 接

　　中药饮片的干燥方法直接关系到饮片的质量,饮片生产企业应按规范选择适当的干燥方法,并配备相应的设备。饮片生产应以设备干燥为主,条件完善的太阳房可用于宜低温或阴凉干燥的产品,药材专用晒场仅作药材翻晒养护使用。中药饮片GMP认证评定标准明确指出,炮制后的中药饮片不得露天干燥。

二、人工干燥技术

　　人工干燥是利用一定的干燥设备,对切制后的饮片进行干燥。本法具有不受气候影响,比自然干燥卫生,并能缩短干燥时间等优点。近年来,全国各地在生产实践中,设计并制造出各种干燥设备,如直火热风式、蒸气式、电热式、远红外线式、微波式,其干燥能力和效果均有了较大的提高,这些干燥设备正在推广和不断完善。

　　人工干燥的温度,应随药物性质而灵活掌握。一般药物以不超过80℃为宜,含芳香挥发性成分的药物以不超过60℃为宜。

　　1. 翻板式干燥机　翻板式干燥机是将切制好的饮片经上料输送带送入干燥室内。室内为若干翻板构成的帘式输送带,一般共四层,由链轮传动,药物平铺于翻板上,自前端传至末端,即翻于下层,呈四次往复传动,饮片即被烘干。

　　2. 热风循环烘箱　热风循环烘箱操作时,将待干燥之药材以筛、匾等盛装,分层置于烘车上,推入烘箱内,密闭。干热空气从热风管内,由鼓风机输入,使热风对流,饮片干燥,变成湿热空气,并从热风管出口排出。

　　3. 远红外线辐射干燥技术　远红外线辐射干燥是将电能转变为远红外线辐射能,被干燥物体的分子吸收后产生共振,引起分子、原子的振动和转动,导致物体变热,将大量水分变成气态而扩散,最终达到干燥的目的。远红外辐射干燥速度快,药物质量好,具有较高的杀菌、杀虫及灭卵能力,节省能源,便于自动化生产,减轻劳动强度,因而被广泛应用。远红外线辐射干燥还可用于中药粉末及芳香性药物的干燥灭菌,并能较好地保留中药挥发油。

　　4. 微波干燥　微波干燥是将微波能转变为热能使湿物料干燥的方法。中药及炮制品中的极性水分子和脂肪能不同程度地吸收微波能量,在交流电场中,因电场时间的变化,使极性分子发生旋转振动,致使分子间互相摩擦而生热,从而达到干燥灭菌的目的。微波干燥技术速度快,时间短,加热均匀,产品质量好,热效率高,对药材中所含的挥发性物质及芳香性成分损失较少。微波干燥同时可灭菌,微波灭菌与被灭菌物的性质及含水量有密切关系,因水能强烈地吸收微波,所以含水量越多,灭菌效果越好。

　　5. 太阳能集热器　太阳能是一种巨大清洁的低密度能源,适用于低温烘干。有效利用太阳能,可以节约其他有限能源,减少环境污染。太阳能集热器避免了尘土和昆虫传菌污染,并能防止自然干燥后药物出现的杂色和阴面发黑等现象,提高了饮片的外观质量。

　　干燥后的饮片需充分放凉后再贮存,否则,余热能使饮片回潮,易于发生霉变或虫蛀。干燥后的饮片含水量一般控制在7%～13%为宜,且不得变色。

点滴积累

1. 药材切制后要及时干燥,干燥方法有自然干燥和人工干燥,阴干法适用于气味芳香、富含挥发性成分、色泽鲜艳和受日光照射易变色、走油的饮片的干燥。人工干燥温度一般以不超过80℃为宜,富含挥发性成分的饮片以不超过60℃为宜。

2. 中药饮片GMP规定,洗涤或切制后的中药材不得露天干燥。

第三节 饮片包装技术

饮片的包装系指对饮片进行盛放、称量、封口、粘贴(或线缝)标签、包扎并加以必要说明的过程,是饮片切制操作中很重要的一道工序。

一、饮片包装的目的

饮片包装的目的:

1. 保存饮片的数量和品质。

2. 防止害虫、微生物、灰尘的侵入和污染,有利于饮片的养护和卫生。

3. 方便饮片的存取、运输和调剂。

4. 包装后清洁、美观,有利于销售,体现或提高其商品价值。

5. 有利于中药饮片的国际交流。

6. 有利于促进饮片生产的现代化、标准化。

由于历史的原因,人们对中药饮片的包装不够重视,大多数饮片包装沿用原药材的包装,包装材料都采用麻袋、化纤袋、蒲包、竹筐、木箱等,混乱不一,致使饮片污染严重,易混入麻袋纤维和灰尘,含糖类和淀粉类的药材易虫蛀和霉变。饮片包装不善,会严重影响饮片的保管、贮存、运输和销售。同时,由于中药饮片品种繁多,包装不善而带来的饮片混淆和发错药的现象也时有发生。

目前,除直接口服的饮片外,还没有饮片包装的质量标准。因此,饮片包装改革势在必行。饮片的包装一般要求无毒、无吸附性,符合食品包装的要求,要逐步实现规格化、标准化。包装材料应有利于保质、贮存、运输,并不得对成品有污染。主要有聚乙烯塑料袋、复合薄膜塑料袋、编织袋、纸箱、小玻璃瓶等。

《中华人民共和国药品管理法》第六章"药品包装的管理"明确规定:直接接触药品的包装材料和容器,必须符合药用要求,符合保障人体健康、安全的标准,并由药品监督管理部门在审批药品时一并审批。药品生产企业不得使用未经批准的直接接触药品的包装材料和容器。

2002年9月15日起实施的《中华人民共和国药品管理法实施条例》第四十五条规定:生产中药饮片,应当选用与药品性质相适应的包装材料和容器;包装不符合规定的中药饮片,不得销售。中药饮片包装必须印有或贴有标签,要注明品名、规格、产地、生产企业、药品生产许可证号、产品批号、生产日期和质量合格的标志。实施批准文号管理的饮片还必须注明药品批准文号。

2003年12月18日,国家食品药品监督管理局下发的《关于加强中药饮片包装监督管理的通知》中要求:中药饮片在发运过程中必须要有包装。每件包装上必须注明品名、产地、日期、调出单位等,并附有质量合格标志。

中国加入世界贸易组织(WTO),饮片逐渐开拓饮片包装的 ENA 条形码(国际物品编码协会制定的世界通用条码),赋予饮片名称、炮制方法、生物学区别(同名不同品种、野生或人工栽培等)以及商品等级与包装单重,通过光电读码可便于进行配方、计价等自动化管理,也可在计算机上直接了解该饮片的炮制规格、性味、归经、配伍等信息。这必将促进中药饮片的国际交流。

二、饮片包装方法

饮片包装具体方法如下:

1. 小包装加大包装的方法 适用于根及根茎类,果实、种子类,花类,动物类药材饮片。一类小包装是用无毒聚乙烯塑料透明袋,一般每袋装 0.5kg、1.5kg、2kg。放入检验合格证后封口,转入大包装(可用大铁盒或硬纸箱)中,大、小包装外面都注明饮片品名、规格、数量、生产批号、厂名。另一类是剂量较小的小包装,包装材料也是全透明无毒聚乙烯塑料或无纺布的小规格包装,有 1g、3g、5g、6g、9g、10g、12g、15g、30g 九种规格,直接服务于临床,均为机械化生产。为了区别,九种规格分别采用国际通用普通色卡中的 9 种颜色作为色标,每一小包装上均有准确信息的条形码,便于患者按照说明服用。小包装放入中包装后装箱或袋。目前,我国对中药饮片推广使用小包装,有的地区规定中药饮片的包装量最多不得超过 1kg。

 知 识 链 接

中药配方调剂历来采用"手抓戥称"的传统调剂方式,随着各医疗机构中医药服务量的逐步增长等诸多因素的变化,传统调剂方法逐步显现称不准、分不匀、效率低、复核难、养护难、浪费大、卫生差等若干弊端。小包装中药饮片是按设定的剂量包装,能直接"数包"配方的中药饮片,具有剂量准确、易于复核、饮片纯净、减少浪费等优点。

2. 精品包装 对于毒剧、麻醉、贵重药材的饮片,宜用小玻璃瓶、瓷瓶、塑料瓶、塑料袋、小纸盒等分装到一日量或一次量的最小包装,装量一般不超过 200g,并贴上完整的使用说明标签。毒性药材的饮片(含按照麻醉药品管理的药材)及有特殊要求的饮片在外包装上应有明显的规定性标志。

必须注意的是:饮片在热的情况下不得进行包装,必须充分放凉后方可包装,否则会出现结露和霉变现象。

另外,目前还有真空包装、充气包装(充氮气、二氧化碳等惰性气体)、除氧剂包装等方法。

中药饮片作为一种特殊的商品,除了包装材料、包装规格外,产品的包装设计也相当重要。好的包装既要体现出产品的价值,产品造型的美观,又要经济、实用、方便,体现出中药饮片这种商品的特殊性,在充分发挥社会效益的同时,也创造出良好的经济效益。

![点滴积累]

1. 饮片的包装系指对饮片进行盛放、称量、封口、粘贴(或线缝)标签、包扎并加以必要说明的过程。是饮片切制操作中很重要的一道工序。

2. 饮片包装的目的:保存饮片的数量和品质;防止害虫、微生物、灰尘的侵入和污染,有利于饮片的养护和卫生;方便饮片的存取、运输和调剂;包装后清洁、美观,有利于销售,体现或提高其商品价值;有利于中药饮片的国际交流;有利于促进饮片生产的现代化、标准化。

目 标 检 测

一、选择题

(一) 单项选择题

1. 剁刀式切药机不适宜切制的药材是(　　)
   A. 根茎类　　　B. 全草类　　　C. 颗粒类　　　D. 叶类

2. 中药薄片的厚度是(　　)
   A. 1mm 以下　　B. 1～2mm　　　C. 2～4mm　　　D. 3mm

3. 中药斜片的厚度为(　　)
   A. 1mm 以下　　B. 1～2mm　　　C. 2～4mm　　　D. 3mm

4. 一般中药人工干燥的温度不宜超过(　　)
   A. 50℃　　　　B. 60℃　　　　C. 70℃　　　　D. 80℃

5. 含芳香挥发性成分的饮片,干燥温度应不超过(　　)
   A. 50℃　　　　B. 60℃　　　　C. 70℃　　　　D. 80℃

6. 干燥后的饮片含水量应控制在(　　)
   A. 5%～6%　　　　　　　　B. 7%～13%
   C. 10%～13%　　　　　　　D. 12%～15%

7. 炮制前需切"丁"的药物有(　　)
   A. 阿胶　　　　B. 象皮　　　　C. 羚羊角　　　D. 水牛角

8. 旋转式切药机不适宜切制的药材是(　　)
   A. 团块状　　　B. 全草类　　　C. 根茎类　　　D. 颗粒类

(二) 多项选择题

1. 饮片切制的目的是(　　)
   A. 降低毒性　　　　　B. 利于炮制　　　　　C. 便于鉴别
   D. 矫嗅矫味　　　　　E. 利于制剂

2. 厚度规格在 2～4mm 的饮片类型有(　　)
   A. 斜片　　　B. 薄片　　　C. 直片　　　D. 细丝　　　E. 厚片

3. 下列哪类药物切片后宜阴干不宜暴晒(　　)
   A. 有机酸含量较高　　　B. 含芳香挥发性成分　　　C. 受日光照射易变色

D. 蛋白质含量较高　　　　E. 黏液质含量较高

4. 饮片包装的作用包括(　　)

　　A. 保存饮片的数量和品质

　　B. 防止害虫、微生物、灰尘的侵入和污染,有利于饮片的养护和卫生

　　C. 方便饮片的存取、运输和调剂

　　D. 包装后清洁、美观,有利于销售,体现或提高其商品价值

　　E. 有利于促进饮片生产的现代化、标准化

5. 可切成薄片的药材是(　　)

　　A. 大黄　　　　B. 三棱　　　　C. 槟榔　　　　D. 当归　　　　E. 白芍

二、简答题

1. 简述饮片切制的目的。

2. 选择饮片类型的原则是什么?

3. 简述剁刀式切药机、旋转式切药机的工作原理。

(宋丽艳)

第八章 炒制技术

第一节 清炒技术

清炒技术是迄今为止最古老、最基本的炮制技术之一,是将药材净制后,置适宜的炒制器具中,不加辅料,用不同的火力连续加热,并不断搅拌翻动或转动,使之达到一定程度的操作技术。清炒技术简便易行,质量易控,炮制作用明晰,适用广泛。因此,自汉代以后一直被广泛应用,是一种最基本的炮制方法。

1. 主要目的

(1) 增强疗效:如王不留行、焦麦芽等。

(2) 降低毒性或副作用:如牵牛子等。

(3) 缓和药性:如葶苈子等。

(4) 增强或产生止血作用:如地榆、荆芥等。

(5) 保证疗效,利于贮存:如槐米、山楂等。

2. 操作方法　清炒技术的操作分手工炒和机器炒两种。手工炒制,一般先将锅预热,然后投入待炮制品,迅速翻炒至所需程度,取出。设备简单,适合小量生产。机器炒制适用于大生产,可以通过温度、投药量、炒制时间等控制炒制的程度,保证药物质量。

清炒技术是一种不加辅料的炮制技术,因此,火力和火候便成为控制药物质量的关键。所谓火力是指药物炮制时能使炒制器具本身或内部空间温度升高的程度和速度。常用的火力有文火(小火)、中火和武火(强火)三种。所谓火候即药物通过炮制所达到的程度,是在一定火力、一定时间、一定方法的炮制条件下药物所发生变化的程度和速度,是药物外观和内在质量变化的综合指标。在炒制药物时,可根据药物的自身特点、使用的不同器具、炒制的要求,选用不同的火力。

3. 注意事项

(1) 清炒前净选分档,对于大小不同的药材,要进行分档次炒制,以免生熟不匀。

(2) 清炒时要先预热,避免出现"哑子"或"僵子"。注意火候,避免药物质量"太过"或"不及"。

(3) 手工操作时要勤于翻动,避免受热不均。翻动时要"亮锅底",即每次翻动时都要紧贴锅底,以免部分药物长时间受热。

(4) 清炒前或进行下一次清炒前,应清洁炒制工具,除去杂质及残留的药材碎屑和炭末,以保证药物的外观质量。

(5) 清炒操作结束要注意清场,做好炒制器具的维护。

（6）不能及时用完的药物要妥善收贮。

一、炒黄技术

炒黄技术是将待炮制品，置于已预热好的炒制器具内，用文火或中火连续加热，不断搅拌炒至表面呈黄色或颜色加深，或微带焦斑，或发泡鼓起，或种皮开裂，或爆成白花样，并产生香气或逸出药物固有气味的方法。

炒黄技术是清炒技术中加热程度最轻、药物性味变化最小的一种操作工艺，适用于果实种子类药物的炮制，故古代有"逢子必炒"之说。

（一）主要目的

增强疗效，缓和或改变药性，降低毒性，利于制剂和贮藏。

（二）注意事项

1. 炒制器具预热好后再投药，且投药量适当。

2. 火力要适当，控制火候，黄而不焦。

3. 搅拌要均匀，出锅要迅速。

牛 蒡 子
（辛凉解表药）

牛蒡子为菊科植物牛蒡的干燥成熟果实，全国多数地区均有产。处方用名有牛蒡子、大力子、炒牛蒡子、炒大力子、鼠黏子、黏苍子等。南北朝刘宋时代有酒拌蒸后焙干，捣如粉用的炮制方法。唐代有炒法，宋代有姜汁炙、童便炙、麸炒法。清代有酒炙法等，现今用炒黄法。

【炮制技术】

1. 牛蒡子 取原药材，除去杂质，用时捣碎。

2. 炒牛蒡子 取净牛蒡子，置已预热的炒制器具中，用文火炒至略鼓起，有爆裂声，略有香气逸出时，取出放凉。

【炮制作用】 牛蒡子味辛、苦，性寒。归肺、胃经。具有疏散风热，宣肺透疹，解毒利咽的功效。生品长于疏散风热，解毒散结。炒牛蒡子寒滑之性缓和，以免伤中，并易于捣碎和煎出有效成分，同时产生香气，宣散作用更强。

【药材性状】 牛蒡子呈长倒卵形，略扁，微弯曲，表面灰褐色，带紫黑色斑点，有数条纵棱，果皮较硬，富油性，味苦后微辛而稍麻舌。

【成品性状】 炒牛蒡子微鼓起，深灰褐色，微有光泽，略具香气，味苦后微辛而稍麻舌。

【工艺改进】 取牛蒡子，净选，在微波炉铺叠成0.5cm，中火加热6分钟。

决 明 子
（清热泻火药）

决明子为豆科植物决明或小决明的干燥成熟种子，全国大部分地区均产。处方用名有决明子、草决明、炒决明子、马蹄决明等。梁代有捣法，唐代有微炒法、醋炙法，宋代有酒炙法，明代有炒研法等。现今用炒黄法。

【炮制技术】

1. 决明子　取原药材,除去非药用部位,洗净后干燥。用时捣碎。

2. 炒决明子　取净决明子,置已预热的炒制器具中,用文火炒至鼓起,微有爆裂声,并有香气逸出时取出,放凉。用时捣碎。

【炮制作用】　决明子味苦、甘、咸,性微寒。归肝、大肠经。具有清热明目,润肠通便功效。生品长于清肝热,润肠燥。炒决明子质地疏松,便于粉碎和煎出有效成分,能缓和其寒泻之性,有平肝养肾功效。

【药材性状】　决明子略呈菱方形或短圆柱形,表面绿棕色或暗棕色,平滑有光泽,具有棕色线纹,质坚硬,气微,味微苦。

【成品性状】　炒决明子种皮鼓裂,表面绿褐色或暗棕色,偶有焦斑,微有香气。

【工艺改进】　决明子在微波炉铺叠成0.5cm,中火加热6分钟,即得。

 知 识 链 接

　　决明子为一种常用的中药,除上述作用外,还有降低血清胆固醇和降压的作用,对防治血管硬化有一定疗效,可当茶饮。其水浸液呈咖啡色,故有"咖啡豆"之称。决明子含有大黄酚、大黄酸等不耐热成分,炒制时应控制火力,过大虽水浸液颜色加深,但"气味反失,虽有疗疾之名,永无必愈之效"。在市场上一些炒决明子种皮焦黑,是炮制时火力太大所致,影响疗效。生品质地坚硬,难于捣碎,影响煎出效果,故临床常用炒决明子。

槐　花

（凉血止血药）

　　槐花为豆科植物槐的干燥花及花蕾,前者习称"槐花",后者习称"槐米",全国大部分地区有产。处方用名有槐花、槐蕊、炒槐花、槐花炭等。唐代有炒焦法,宋代有微炒法、麸炒法、蒸法、地黄汁炙,明代有焙法,清代有酒浸微炒法等。现今用炒黄和炒炭法。

【炮制技术】

1. 槐花　取原药材,除去杂质及枝梗,筛去灰屑。

2. 炒槐花　取净槐花,置已预热的炒制器具中,用文火加热炒至表面深黄色,并透出固有香气时,取出放凉。

3. 槐花炭　取净槐花,置已预热的炒制器具中,用中火加热炒至表面焦褐色时,喷淋少许清水,熄灭火星,取出晾干。

【炮制作用】　槐花味苦,性微寒。归肝经。具有凉血止血,清肝泻火的功效。生品长于清肝泻火,清热凉血。炒槐花苦寒之性缓和,避免伤中,利于保存有效成分,清热凉血作用较生品为弱,止血作用较生品为强而逊于槐花炭。槐花炭清热凉血作用极弱,产生了涩性,偏于止血。

【药材性状】　槐花皱缩而卷曲,花瓣多散落,完整者花萼呈钟状,黄绿色,花瓣黄色或黄白色,体轻,味微苦;槐米呈卵形或椭圆形,花萼下部有数条纵纹,萼的上方为黄白色未开放的花瓣,体轻,味微苦涩。

【成品性状】 炒槐花表面深黄色,具有香气。槐花炭表面焦褐色,体更轻,手捻粉末呈褐色。

 知 识 链 接

2010 年版《中国药典》规定:本品于 60℃ 干燥 6 小时,含芦丁($C_{27}H_{30}O_{16}$)槐花不得少于 8.0%,槐米不得少于 20.0%。醇浸出物含量槐花不得少于 37.0%,槐米不得少于 43.0%。

苍 耳 子
(辛温解表药)

苍耳子为菊科植物苍耳的干燥成熟带总苞的果实,全国均产。处方用名有苍耳子、苍耳、炒苍耳子、苍子、胡苍子等。唐代有烧灰法,宋代有微炒捣碎法、焙干法,明代有炒熟、酒蒸法等。现今用炒黄法。

【炮制技术】

1. 苍耳子 取原药材,除去杂质,洗净,干燥。用时捣碎。

2. 炒苍耳子 取净苍耳子,置已预热的炒制器具中,用中火加热炒至表面呈黄褐色,刺焦黄酥脆时,取出放凉,碾去刺,筛净。用时捣碎。

【炮制作用】 苍耳子味辛、苦,性温;有毒。归肺经。具有散风除湿,通鼻窍的功效。生品以消风止痒力强,因有毒,不宜内服。炒苍耳子毒性降低,长于通鼻窍,祛湿止痛。去刺后有利于调剂。

【药材性状】 苍耳子呈纺锤形或卵圆形,表面黄棕色或黄绿色,全体有钩刺,质硬而韧,内有双仁,具油性,气微,味微苦。

【成品性状】 炒苍耳子表面黄褐色,碾后呈碎粒状或饼状,有刺痕,微有香气。

【工艺改进】 取苍耳子原药材,除去杂质,装入 FN-9 型铁辊碾米机(其他机型亦可)料斗内,调节挡板至适当位置,开机后苍耳子苞刺呈末状由碾米机出糠口流出,净苍耳子果实在其出米口接收。此法碾出的苍耳子果实不仅无刺,而且完整无破碎。

 知 识 链 接

目前市场上有出售预先串制好的苍耳子,若以此种规格销售,不利于长期存贮,也不能正确判断炮制程度,苍耳子以炒后临用捣碎入药为妥。生苍耳子全体密被钩刺,易相互粘连,炒制时受热不均,难以达到理想要求。如将炒法改为砂烫法,砂粒能与药材紧密接触而使其受热均匀,程度适中,且砂烫后质地疏松,易于煎出药效。

牵牛子
（峻下逐水药）

牵牛子为旋花科植物裂叶牵牛或圆叶牵牛的干燥成熟种子,全国各地均产。处方用名牵牛子、黑丑、白丑、二丑、炒牵牛子、炒二丑等。唐代有炒法,宋代亦有"炒令香熟"、爆法、蒸法、酒浸焙干法,清代有酒蒸法等。现今用炒黄法。

【炮制技术】

1. 牵牛子　取原药材,去除杂质,洗净,干燥。用时捣碎。

2. 炒牵牛子　取净牵牛子,置已预热的炒制器具中,用文火加热,炒至稍鼓起有爆裂声,色泽加深,并透出固有香气时,取出放凉。用时捣碎。

【炮制作用】　牵牛子味苦,性寒;有小毒。归肺、肾、大肠经。具有泻水通便,消涤痰饮,杀虫攻积的功效。生品长于逐水消肿,杀虫攻积。炒牵牛子毒性降低,缓和药性,免伤正气,以涤痰饮,消积滞见长;且质地疏脆,易于粉碎和煎出有效成分。

【药材性状】　牵牛子似橘瓣状,表面灰黑色(黑丑)或淡黄白色(白丑),种皮坚韧,背面有一浅纵沟,腹面棱线下端有一点状种脐,微凹,质硬,横切面可见淡黄色或黄绿色皱缩折叠的子叶,微显油性,气微,味辛苦,有麻感。

【成品性状】　炒牵牛子色泽加深,表面黑褐色或黄棕色,稍鼓起或有裂隙,微具香气。

白果
（止咳平喘药）

白果为银杏科植物银杏的干燥成熟种子,药用部分为其种仁,全国大部分地区有产。处方用名有白果、白果仁、炒白果、炒白果仁。明代有糯米蒸法、煨法、炒法。清代有煮法和油制法。现今用炒黄法。

【炮制技术】

1. 白果仁　取白果,除去杂质及硬壳,用时捣碎。

2. 炒白果仁　取净白果仁,置已预热好的炒制器具中,用文火炒至表面深黄色,带斑点,并透出固有香气时,取出,放凉,用时捣碎。

【炮制作用】　白果仁味甘、苦、涩,性平;有毒。归肺经。具有敛肺定喘,止带浊,缩小便的功效。炒白果仁毒性降低,增强敛涩作用。

【药材性状】　白果仁宽卵球形或椭圆形,一端淡棕色,另一端金黄色。横断面外层黄色,角质样,内层淡黄色或淡绿色,粉性,中间有空隙。味甘、微苦。

【成品性状】　炒白果仁表面深黄色,稍带焦斑,具香气。

 知 识 链 接

　　银杏,又名白果,是现存种子植物中最古老的孑遗植物。植物学家常把银杏与恐龙相提并论,并有植物界的大熊猫之称。在诸多的干果中,银杏的经济价值排名第三,主要体现在食用和药用。白果中毒古代即有记载,近年来亦屡有报告,大多发生在入秋白果成熟季节,因炒食或煮食过量所致。

莱 菔 子
（消食药）

莱菔子为十字花科植物萝卜的干燥成熟种子,全国大部分地区有产。处方用名有莱菔子、萝卜子、炒莱菔子。宋代有炒法、焙法,明代有炒研法,清代有炒黄法、蒸法等。现今用炒黄法。

【炮制技术】

1. 莱菔子　取原药材,除去杂质,干燥,用时捣碎。

2. 炒莱菔子　取净莱菔子,置已预热好的炒制器具中,用文火加热,炒至种子微鼓起,色泽加深,有爆裂声,并透出固有气味时,取出放凉,用时捣碎。

【炮制作用】　莱菔子味甘、辛,性平。归肺、脾、胃经。具有消食除胀,降气化痰的功效。生品能升能散,长于涌吐风痰。炒莱菔子药性缓和,易于粉碎和煎出有效成分,产生香气,消除了患者服后恶心的副作用,并长于消食除胀,降气化痰。

【药材性状】　莱菔子呈类卵圆形或椭圆形,稍扁,表面黄棕色、红棕色或灰棕色,种皮薄而脆,种仁黄白色,有油性,气微,味淡而微苦辛。

【成品性状】　炒莱菔子鼓起,色泽加深,质酥脆,气微香,味淡、微苦、辛。

【工艺改进】　取莱菔子原药材,净选,在微波炉铺叠成0.5cm,大火力加热3分钟。

　知 识 链 接

莱菔子生用容易导致患者服后恶心,必须炒后方可入药。对于无恶心呕吐的患者,也可以生用。炒莱菔子时,火候非常重要,炮制不达要求时,煎液混浊。炮制太过,影响疗效。炒到种子鼓起,断面黄色,手指能捻成碎片而不成粉末。

使 君 子
（驱虫药）

使君子为使君子科植物使君子的干燥成熟果实,产地在四川、福建、广东。处方用名有使君子、使君子仁、使君子肉、炒使君子仁等。宋代有麸煨法、麸炮法、切焙法,明代有烧灰法、煮法等。现今有去壳取仁和炒黄法。

【炮制技术】

1. 使君子　除去杂质,用时捣碎。

2. 使君子仁　取净使君子,除去外壳。

3. 炒使君子仁　取使君子仁,置已预热好的炒制器具中,用文火加热,炒至有香气。

【炮制作用】　使君子味甘,性温。归脾、胃经。具有杀虫消积的功效。使君子与使君子仁功用相同,长于杀虫。炒使君子仁长于健脾消积,亦可杀虫。

【药材性状】　使君子呈长椭圆形或纺锤形,表面棕褐色或黑褐色,有多数纵皱纹,种皮易剥离,种仁黄白色,有油性,断面有裂隙,气微香,味微甜。

【成品性状】　炒使君子仁表面黄白色,微有焦斑,有香气。

【工艺改进】　清炒法不易炒透,小生产可用砂烫法代替,砂温不超过110℃为好;

大生产可采用100℃左右烘制,以烘至种仁变软,香气逸出为经验指标。

 知 识 链 接

　　使君子含祛虫有效成分使君子酸钾,但果壳中含量低,且壳在整个果实中占有较大比例,去除果壳入药是合理的。炮制时,随温度升高,水浸物及其中使君子酸钾含量有不同程度的降低。但低温缓慢加热,炮制适中,可使果实中使君子酸钾及脂肪油的溶出呈增高趋势,有利于提高疗效。因此,炮制过程中控制好火力,是保证质量的关键。

<h2 style="text-align:center">王 不 留 行</h2>
(活血调经药)

　　王不留行为石竹科植物麦蓝菜的干燥成熟种子,全国大部分地区有产。处方用名有王不留行、王不留、留行子、炒王不留行、炒王不留。刘宋时期有蒸法,汉代有"烧灰法",明代有炒法、焙法、酒蒸法等。现今用炒黄法。

【炮制技术】
1. 王不留行　取原药材,除去杂质,洗净,干燥。
2. 炒王不留行　取净王不留行,置已预热好的炒制器具中,用中火加热迅速翻炒至大多数爆成白花时,取出放凉。

【炮制作用】　王不留行味苦,性平。归肝、胃经。具有活血通经,下乳消肿的功效。生品长于消痈肿。但因生品质地坚硬,辛散力强,有效成分难以煎出,临床上多捣烂外敷,有消肿止痛之效。王不留行炒爆后质松易碎,易于煎出有效成分,且药性偏温,长于活血通经,下乳,通淋。

【药材性状】　王不留行呈球形,表面黑色,少数红棕色,略有光泽,有细密颗粒状突起,质硬,胚乳白色,胚弯曲成环,气微,味微涩苦(彩图8-1)。

【成品性状】　炒王不留行大多数爆裂成类球形白花,质松脆,有香气(彩图8-2)。

【工艺改进】　将王不留行先用水湿润,再用中火炒制,爆花率可达95%以上。用正交试验优选炒爆王不留行的工艺,结果以120～130℃,用文武火,投药250～500g,炒5～7分钟为宜。其爆花率可达95%以上。

 案 例 分 析

案例
在炒王不留行时,有时会出现只有爆裂现象,而没有爆成白花状。
分析
是由于投药过早、投药量过大或是火力小造成的。若出现投药后,种子被烫焦,且爆花小,则是投药过晚引起的。如果爆花正常但色泽变黄,其原因是炒制时间太长。

水红花子
（破血消癥药）

水红花子为蓼科植物红蓼的干燥成熟果实,产地在江苏、辽宁、四川、山东、吉林等地。处方用名有水红花子、水红子、蓼实、炒水红花子等。唐代有熬法,宋代至明清用炒法。现今用炒黄法。

【炮制技术】

1. 水红花子　取原药材,去除杂质,洗净,干燥。用时捣碎。

2. 炒水红花子　取净水红花子,置预热的炒制器具中,用中火加热迅速翻炒至大多数爆成白花,并有香气逸出时取出,放凉,用时捣碎。

【炮制作用】　水红花子味咸,性微寒。归肝、胃经。具有散血消癥,消积止痛,利水消肿的功效。生品药力较猛,长于消癥破癥,化痰散结。炒水红花子药性缓和,长于消食止痛和健脾利湿。且质地疏松,易于粉碎和煎出有效成分。

【药材性状】　水红花子呈扁圆形,表面棕黑色,有的红棕色,有光泽,两面微凹,中部略有纵向隆起,顶端有突起的柱基,基部有果柄痕,质硬,气微,味淡。

【成品性状】　炒水红花子质松脆,大部分爆开白花,具香气。

【工艺改进】　取水红花子,净选,置于可加热高压罐中,缓慢加热5分钟,骤放压至爆花,爆花率可达到80%。

酸枣仁
（养心安神药）

酸枣仁为鼠李科植物酸枣的干燥成熟种子,产地在河北、陕西、河南。处方用名有酸枣仁、炒酸枣仁。刘宋时期有蒸法,宋代有炒法、酒浸法等。现今用炒黄法。

【炮制技术】

1. 酸枣仁　取原药材,除去杂质及残留核壳。用时捣碎。

2. 炒酸枣仁　取净酸枣仁,置已预热好的炒制器具中,用文火加热炒至鼓起,有爆裂声,色微变深,并透出固有香气时,取出放凉,用时捣碎。

注意:本品不宜久炒,否则会油枯失效。

【炮制作用】　酸枣仁味甘、酸,性平。归肝、胆、心经。具有养心补肝,宁心安神,敛汗,生津的功效。生品性平,宜入清剂,具有养心安神,滋补肝肾功效。炒酸枣仁功效与生品基本相同,性偏温补,宜入温剂。且质脆易碎,易于煎出有效成分。

【药材性状】　酸枣仁呈扁圆形或扁椭圆形,表面紫红色或紫褐色,平滑有光泽,有的有裂纹,有的两面均呈圆隆状突起,一面较平坦,中间或有一条隆起的纵线纹;另一面稍突起,一端凹陷,可见线形种脐,另端有细小突起的合点,种皮较脆,胚乳白色,子叶浅黄色,富油性,气微,味淡。

【成品性状】　炒酸枣仁表面微鼓起,微具焦斑,略有焦香气,味淡。

【工艺改进】　将酸枣仁在微波炉中铺叠成1.0cm,置于输出功率为490W的微波炉中烘烤2分钟,取出冷却,即得。

知 识 链 接

净制时将原药放入竹罗内,沉入清水缸中,使仁浮在水面,壳沉水底,将枣仁捞出、晒干。2010年版《中国药典》规定:核壳等杂质不得超过5.0%。本品在炮制时要注意火候,只宜微炒,不能久炒,更不能炒焦,否则会降低疗效。

九 香 虫

（理气药）

九香虫为蝽科昆虫九香虫的干燥体,产地在云南、四川、贵州、广西。处方用名有九香虫、炒九香虫等。历代炮制方法很少见。现今用炒黄法。

【炮制技术】

1. 九香虫　取原药材,除去杂质,筛净灰屑。

2. 炒九香虫　取净九香虫,置已预热好的炒制器具中,用文火加热,炒至色泽加深,透出香气时,取出晾凉。用时捣碎。

【炮制作用】　九香虫味咸,性温。归肝、脾、肾经。具有理气止痛,温中助阳的功效。虽有"九香"之名,但因具有特异的腥臭气味,临床通常不用生品。九香虫炒后能矫其腥臭气味,便于服用,增强其行气温阳功效。

【药材性状】　九香虫略呈六角状扁椭圆形,表面棕褐色或棕黑色,略有光泽,头部小,复眼突出,卵圆状,腹部棕红色至棕黑色,质脆,气特异,味微咸。

【成品性状】　炒九香虫色泽加深,质脆,具香气。

二、炒焦技术

炒焦技术是将待炮制品置炒制器具内,用中火或武火加热,炒至表面呈焦黄或焦褐色,并透出焦香气味的炮制方法。炮制主要目的是为了增强药物疗效,缓和药性及降低毒性。

山 楂

（消食药）

山楂为蔷薇科植物山里红或山楂的干燥成熟果实,产地在山东、河北、辽宁。处方用名有山楂、炒山楂、焦山楂、焦楂、山楂炭等。宋代有炒磨去子法,元代有炒法、蒸法,清代增加了炒炭、姜汁炒等方法。现今用炒黄法、炒焦法和炒炭法。

【炮制技术】

1. 山楂　取原药材,除去杂质及脱落的果核。

2. 炒山楂　取净山楂,置已预热好的炒制器具中,用中火加热,炒至色泽加深,呈黄褐色时并有固有的香气逸出时,取出放凉。

3. 焦山楂　取净山楂,置已预热好的炒制器具中,用中火加热,炒至表面焦褐色,内部黄褐色,并有焦香气味逸出时,取出放凉。

4. 山楂炭　取净山楂,置已预热好的炒制器具中,用武火加热,炒至表面黑褐色,内部焦褐色,喷淋清水,灭尽火星,取出放凉、晾干。

【炮制作用】 山楂味酸、甘,性温。归脾、胃、肝经。具有消食健胃,行气散瘀,化浊降脂的功效。生品长于活血化瘀。炒山楂酸味减弱,缓和对胃的刺激性,善于消食化积。焦山楂既减弱了酸味,又增加了苦味,增强其消食导滞的功能。山楂炭酸味大减,苦涩味增加,有收涩之性,具有止血、止泻功效。

【药材性状】 果实较小,类球形,直径0.8～1.4cm,有的压成饼状。表面棕色至棕红色,并有细密皱纹,顶端凹陷,有花萼残迹,基部有果梗或已脱落。

【成品性状】 山楂为圆形片,皱缩不平,外皮红色,具皱纹,有灰白色小斑点,片面深黄色至浅棕色,中部有浅黄色果核,多脱落而中空,有的片上可见短而细的果梗或花萼残迹,气微清香,味酸微甜(彩图8-3);炒山楂表面黄褐色,偶见焦斑,气清香,味酸微甜(彩图8-4);焦山楂表面焦褐色,内部黄褐色,有焦香气,酸味减弱(彩图8-5);山楂炭表面黑褐色,内部焦褐色,味涩(彩图8-6)。

【工艺改进】 将粒度直径为1cm的生山楂小粒,平摊放在功率80%微波炉烤盘上,接通电源,加热时间4分钟即得焦山楂。

 知识链接

2010年版《中国药典》规定,按干燥品计算,含有机酸以枸橼酸($C_6H_8O_7$)计,山楂不得少于5.0%,炒山楂、焦山楂不得少于4.0%。山楂中的总黄酮和总有机酸都集在果肉中,核中含量甚微,而核又占整个药材重量的40%左右,故山楂去核入药是合理的,但净制时去除的核是指脱落的果核。

焦山楂和山楂炭在外观上难以区别,在操作时,也会因山楂片切制的厚度不同,在同批的炮制品中炒焦品和炒炭品同时出现。因此,除在饮片切制时把握好饮片的规格外,用温度、炮制时间和投药量来规范山楂的炮制工艺是非常重要的。

栀 子
（清热泻火药）

栀子为茜草科植物栀子的干燥成熟果实,产地在湖南、江西、福建。处方用名有栀子、山栀、炒栀子、焦栀子、栀子炭、黄栀子。唐代有酒炒、炒法,宋代有甘草水浸焙、去皮炒、姜汁炒焦黄、盐水炒黑,元代有蒲黄炒、童便炒、炒炭法,明代有酒浸、煮、姜汁炒黑、盐水炒,清代有微炒去皮。现今有炒黄、炒焦和炒炭三种方法。

【炮制技术】
1. 栀子 取原药材,除去杂质,碾碎或捣碎。
2. 炒栀子 取净栀子,置已预热好的炒制器具中,用文火加热,炒至色泽加深,透出香气时,取出放凉。
3. 焦栀子 取净栀子,置已预热好的炒制器具中,用中火加热,炒至焦褐色或焦黑色,果皮内面和种子表面为黄棕色或棕褐色,取出,放凉。
【炮制作用】 栀子味苦,性寒。归心、肺、三焦经。具有泻火除烦,清热利尿,凉血解毒;外用消肿止痛的功效。生栀子苦寒之性较强,善于泻火利湿,凉血解毒,但对胃有一定的刺激性,脾胃较弱者服用后易引起呕吐。炒栀子苦寒之性稍缓,长于清热除烦。焦栀子长于凉血止血。

【药材性状】 栀子长卵形或椭圆形,果皮红黄色或棕红色,具六条翅状纵棱,略有光泽。种子多数,扁卵圆形,集结成团,深红色或红黄色。气微,味微酸而苦。碾碎后呈片状。

【成品性状】 炒栀子表面黄褐色,有焦斑,具香气。焦栀子表面焦褐色或焦黑色。栀子炭表面黑褐色,味苦涩。

【工艺改进】 将栀子碾碎,过1号筛,置温度为160℃的烘箱中,平铺厚度为2cm,烘烤时间10分钟,即得焦栀子。

 知 识 链 接

栀子碾碎或捣碎后,因果皮质地较种子为轻,炒制时,常因种子沉于炒制器具的下方,果皮浮于上方,使得同批产品炮制程度相差较大,建议将果皮与种子分开炮制,以保证炮制品的质量。栀子碾碎或捣碎后炮制,器具预热的温度不可过高,掌握好投药的时间和炒制时的火力(温度)。

槟　榔
(驱虫药)

槟榔为棕榈科植物槟榔的干燥成熟种子,产地在海南。处方用名有槟榔、大白、焦槟榔、槟榔炭等。唐代有烧灰法、煮法与蒸法,宋代有炒法、煨法、炮法、煅法,元明时期湿纸煨、石灰制、麸炒法,清代有炙法。现今有炒黄法、炒焦法和炒炭法。

【炮制技术】

1. 槟榔　取原药材,浸泡,润透,切薄片,阴干或低温烘干。

2. 炒槟榔　取净槟榔片,置于温度适宜的热锅内,用文火炒至表面微黄色时,取出,放凉。

3. 焦槟榔　取净槟榔片,置于温度适宜的热锅内,用文火炒至表面焦黄色时,取出,放凉。

4. 槟榔炭　取净槟榔片,置于温度适宜的热锅内,用中火炒至表面黑褐色时,喷淋清水少许,灭尽火星,取出,摊晾。

【炮制作用】 槟榔味苦、辛,性温。归胃、大肠经。具有杀虫,消积,行气,利水,截疟的功效。槟榔生品作用较猛,以杀虫,降气,行水消肿,截疟力胜。炒槟榔药性缓和,避免克伐太过耗损正气,并能减少恶心、腹泻、腹痛的副作用。长于消食导滞,用于积滞泻痢,里急后重,适用于身体素质较好的患者。焦槟榔药性更缓,作用同炒槟榔,用于身体素质较差的患者。槟榔炭增强消积治血痢功效。

【药材性状】 槟榔呈扁球形或圆锥形,表面淡黄棕色或淡红棕色。

【成品性状】 槟榔片为类圆形薄片,切面可见棕色种皮与白色胚乳相间的大理石样花纹,气微,味涩微苦(彩图8-7)。炒槟榔表面微黄色,气微,味涩微苦(彩图8-8)。

焦槟榔表面焦黄色,质脆,易碎,气微,味涩微苦(彩图8-9)。槟榔炭表面黑褐色,味涩。

 知 识 链 接

    槟榔饮片干燥时,应尽量在阴干条件下进行。因为槟榔中的生物碱均与鞣质呈结合状态存在,饮片曝干后鞣质缩合反应生成鞣酐(即槟榔红),致使饮片发红。槟榔饮片随着炮制加热时间的延长,槟榔碱会逐渐挥发损失。因此,槟榔用于驱虫以生用为佳。

三、炒炭技术

    炒炭技术是将待炮制品置已预热好的炒制器具中,用武火加热,炒至"炭化存性"的炮制方法。是清炒法中受热程度最深、性状改变最大的一种方法。

(一) 主要目的
增强或产生止血作用。

(二) 注意事项
1. 由于操作时火力强而急,容易产生火星,应注意预防燃烧。
2. 炮制品经检查无余热后才能收贮。
3. 在炮制程度上要掌握"炒炭存性,勿令灰过",即"炭化"而不是灰化。药物炒炭并非完全炭化,仅仅是外表颜色焦黑如炭,内部焦褐,仍保留部分原有气味,保留部分原有性能,因此,不同于纯粹意义的炭。

 知 识 链 接

    炒炭止血的现代药理基础:大致与可溶性钙离子,鞣质、止血成分及炭素等因素有关。多数动植物体内都含有钙元素,经制炭后产生的可溶性钙离子能促使血液凝固,缩短血凝时间,产生止血功效。鞣质本身具有收敛止血作用,能收缩微血管,易与蛋白质结合形成大分子物质在血管破损处形成硬块,阻止血液外流的同时达到止血目的。

干 姜

(温里药)

    干姜为姜科植物姜的干燥根茎,产地在四川、贵州。处方用名有干姜、炮姜、姜炭等。汉代有炮法,唐代有煨法、炒法,宋代有烧灰法、炙法,元代有煅法。现今用炮法和炒炭法。

【炮制技术】
1. 干姜 取原药材,除去杂质,洗净,润透,切厚片或块,干燥,筛去碎屑。
2. 炮姜 先将净河沙置炒制器具内,加热至灵活状态,然后加入干姜片或块,用武火加热,翻炒至鼓起,松泡,表面棕褐色,内部呈棕黄色时,取出,筛去砂,晾凉。

3. 姜炭　取干姜片或块,置已预热好的炒制器具中,用武火加热,炒至干姜鼓起,松泡,表面呈焦黑色,内部呈棕褐色,喷淋少许清水,灭尽火星,取出晾干,筛去碎屑。

【炮制作用】　干姜味辛,性热。归脾、胃、肾、心、肺经。具有温中散寒,回阳通脉,温肺化饮的功效。生品以温中散寒,回阳通脉,燥湿化痰为主,能守能走,对中焦寒邪偏胜而兼湿者以及寒饮伏肺的喘咳尤为适宜。又因力速而作用较强,用于回阳复脉效果甚佳。炮姜辛散之性减弱,其温里作用不及干姜迅猛,但作用缓和而持久,长于温经止血,温中止痛。姜炭辛味消失,守而不走,长于止血温经。其温经作用弱于炮姜,而固涩止血作用强于炮姜。

【药材性状】　干姜为不规则的片块状,具指状分枝。周边灰棕色或淡黄棕色,片面黄白色或灰白色。质地疏松,有特异的香气,味辛辣(彩图8-10)。

【成品性状】　炮姜为不规则膨胀的块状,表面棕黑色或棕褐色,中心棕黄色(彩图8-11)。姜炭为不规则膨胀的块状,表面焦黑色,内部棕褐色(彩图8-12)。

【工艺改进】　取干姜饮片,平铺在搪瓷盘上放入恒温箱内,升温至220℃。约10分钟,至鼓起,表面呈棕褐色或棕黑色,内部为棕黄色时取出,即得炮姜。

大　蓟
（凉血止血药）

大蓟为菊科植物大蓟的干燥地上部分或根,全国大部分地区均产。处方用名有大蓟、大蓟炭等。元代有烧法,明代有酒炙、童便炙等。现今用炒炭法。

【炮制技术】

1. 大蓟草　取原药材(大蓟地上部分),除去残根及其他杂质,洗净,稍润,切段,干燥。

2. 大蓟根　取原药材(根),除去残茎及其他杂质,洗净,稍润,切薄片,干燥。

3. 大蓟炭　取净大蓟段,置已预热好的炒制器具中,用中火加热炒至表面呈焦黑色,炒制过程中有火星出现时,及时喷淋清水,取出,摊晾。

【炮制作用】　大蓟味甘、苦,性凉。归心、肝经。具有凉血止血,散瘀解毒消痈的功效。生品凉血止血,散瘀解毒消痈。大蓟炭凉血止血作用增强。

【药材性状】　大蓟为茎、叶及花的混合小段。茎短圆柱形,表面绿褐色,有数条纵棱,被丝状毛,切面灰白色,髓部疏松或中空;叶皱缩,多破碎,边缘具不等长的针刺,两面均具灰白色丝状毛;头状花序多破碎,气微,味淡。

【成品性状】　大蓟炭表面黑褐色,质地疏脆,断面棕褐色,气焦香。

【工艺改进】　将大蓟饮片,净选,置温度为220℃热锅内加热炒制10分钟,即得大蓟炭。

蒲　黄
（化瘀止血药）

蒲黄为香蒲科植物水烛香蒲、东方香蒲或同属植物的干燥花粉,产地在江苏、河南、黑龙江。处方用名有蒲黄、生蒲黄、炒蒲黄、蒲黄炭等。古代炮制方法比较简单,唐代有炒法,宋元明清一直沿用。现今用炒炭法。

【炮制技术】

1. 蒲黄　取原药材,揉碎结块,过筛,除去花丝及杂质。

2. 蒲黄炭　取净蒲黄,置已预热好的炒制器具中,用中火加热,炒至棕褐色时,喷淋少许清水,灭尽火星,取出,迅速摊晾。

注意:操作时要均匀地喷洒细小水滴。水滴过大,黏结成团,炒中易燃烧。

【炮制作用】　蒲黄味甘,性平。归肝、心包经。具有止血,化瘀,通淋的功效。蒲黄生品性滑,偏于活血化瘀,利尿通淋,止痛。蒲黄炭性涩,增强止血作用。

【药材性状】　蒲黄为黄色细小粉末,质轻,手捻有滑腻感,易附着手指上。气微,味淡(彩图8-13)。

【成品性状】　蒲黄炭棕褐色或黑褐色,具焦香气,味微苦涩(彩图8-14)。

【工艺改进】　预热中药烤制箱,待箱内温度达到140℃并恒定时,将铺有薄层蒲黄的烤盘放入烤箱,烤4.3分钟,取出,晾凉。蒲黄炭去杂质的方法是用100目筛振荡10分钟,过筛效果较好,时间短。

 知 识 链 接

本品细小,炒炭时易灰化,应控制好火力,注意翻动,火力太大或翻炒不及时,会产生火星,引起燃烧,难以控制"炒炭存性"。出锅要及时,且出锅后应摊开散热,防止复燃,凉后收贮。采用滚筒式炒药机炒制蒲黄炭,可以与少量净石头块共炒,防止粘锅。

鸡 冠 花
(凉血止血药)

鸡冠花为苋科植物鸡冠花的干燥花序,我国南北地区均有栽培,广布于温暖地区。处方用名有鸡冠花、鸡冠花炭等。宋代有剉和微炒法,明代有炒法,清代有烧灰法。现今用炒炭法。

【炮制技术】

1. 鸡冠花　除去杂质及残茎,切段。

2. 鸡冠花炭　取净段,用中火炒至焦黑色,喷淋少许清水,灭尽火星,取出晾干。

【炮制作用】　鸡冠花味甘、涩,性凉。归肝、大肠经。具有收敛止血,止带,止痢的功效。生品性凉,收涩兼有清热作用。鸡冠花炭凉性减弱,收涩之性增强,故止血,涩肠,止带功能更佳。

【药材性状】　鸡冠花为穗状花序,多扁平而肥厚,呈鸡冠状,上缘宽,具皱褶,密生线状鳞片,下端渐窄,常残留扁平的茎。表面红色、紫红色、或黄白色。中部以下密生多数小花。气微,味淡。

【成品性状】　鸡冠花炭表面黑褐色,内部焦褐色,具焦香气,味苦。

藕 节
（收敛止血药）

藕节为睡莲科植物莲的干燥根茎节部，产地在江南各省。处方用名有藕节、藕节炭等。宋代有烧灰法，明清一直沿用。现今用炒炭法。

【炮制技术】

1. 藕节　取原药材，除去残留的藕梢，洗净，干燥，擦去残留的须根，筛去灰屑。

2. 藕节炭　取净藕节，置已预热好的炒制器具中，用武火加热，炒至表面黑褐色或焦黑色，内部黄褐色或棕褐色，喷淋清水少许，灭尽火星，取出，晾凉。

【炮制作用】　藕节味甘、涩，性平。归肝、肺、胃经。具有收敛止血，化瘀的功效。藕节炭收涩之性增强，止血之功更佳。

【药材性状】　藕节短圆柱形，中部稍膨大，有残存的须根及须根痕，断面有多数类圆形孔。表面灰黄色至灰棕色，质硬，味微甘涩（彩图8-15）。

【成品性状】　藕节炭表面黑褐色或焦黑色，内部黄褐色或棕褐色。气微，味微甘涩（彩图8-16）。

【工艺改进】　取厚度1.2cm的净生藕节饮片，置锅底温度为390℃的加热锅内炒制29分钟，即得藕节炭。

荆 芥
（辛温解表药）

荆芥为唇形科植物荆芥的干燥地上部分，全国大部分地区均产。处方用名有荆芥、荆芥炭等。唐代有剉法，宋代有烧灰法，明代有炒黑法，清代有微炒法。现今用炒炭法。

【炮制技术】

1. 荆芥　取原药材，除去杂质，分档后喷淋清水，洗净，润透，切段，晾干或低温烘干。

2. 荆芥炭　取净荆芥段进行粗细分档，分别置已预热好的炒制器具中，用中火加热，炒至表面黑褐色，内部焦黄色，喷淋少许清水，灭尽火星，取出，晾凉。

【炮制作用】　荆芥味辛，性微温。归肺、肝经。具有解表散风，透疹，消疮的功效。荆芥生品辛散之力较强，长于解表散风，透疹，消疮。荆芥炭辛散之性减弱，具有收敛止血功效。

【药材性状】　荆芥茎呈方柱形，上部有分枝，长50~80cm，直径0.2~0.4cm；表面淡黄绿色或淡紫红色，被短柔毛。气芳香，味微涩而辛凉。

【成品性状】　荆芥为不规则小段，茎叶混合。茎方形，表面淡黄绿色或淡紫红色，切面类白色（彩图8-17）。荆芥炭表面黑褐色，内部焦褐色，具焦香气，味苦而辛香（彩图8-18）。

【工艺改进】　将荆芥饮片，净选，置温度为210℃热锅内加热炒制10分钟，即得荆芥炭。

地 榆
（凉血止血药）

地榆为蔷薇科植物地榆或长叶地榆的干燥根,产地在东北、华北,长叶地榆主产广东。处方用名有地榆、地榆炭等。唐代有炙法,宋代有炒法,明代有煨法等。现今用炒炭法。

【炮制技术】

1. 地榆　取原药材,除去残茎及杂质,洗净,润透,切厚片,干燥,筛去碎屑。

2. 地榆炭　取净地榆片,置已预热好的炒制器具中,用武火加热,炒到表面焦黑色,内部棕褐色,喷淋少许清水,灭尽火星,取出,晾干,筛去碎屑。

【炮制作用】　地榆味苦、酸,性微寒。归肝、大肠经。具有凉血止血,解毒敛疮的功效。生品以凉血解毒为主。地榆炭以收敛止血力胜。

【药材性状】　根圆柱形,略扭曲状弯曲,长 18～22cm,直径 0.5～2cm。有时可见侧生支根或支根痕。表面棕褐色,具明显纵皱。顶端有圆柱状根茎或其残基。质坚,稍脆,折断面平整,略具粉质。横断面形成层环明显,皮部淡黄色,木部棕黄色或带粉红色,呈显著放射状排列。气微,味微苦涩。

【成品性状】　地榆为不规则的类圆形片或斜切片,外表皮灰褐色至深褐色,切面较平坦,粉红色、淡黄色或黄棕色(彩图 8-19)。地榆炭表面焦黑色,内部棕褐色,味微苦涩(彩图 8-20)。

【工艺改进】　取地榆饮片,平铺在搪瓷盘上放入恒温箱内,升温至 150℃,烘制 10 分钟,即得地榆炭。

茜 草
（化瘀止血药）

茜草为茜草科植物茜草的干燥根及根茎,产地在安徽、河北、陕西、河南、山东。处方用名有茜草、茜草根、茜草炭等。南北朝有剉法,金元有烧灰法,清代有炒法、酒炒法、童便炒法。现今用炒炭法。

【炮制技术】

1. 茜草　取原药材,除去残茎及杂质,洗净,润透、切厚片,干燥后筛去碎屑。

2. 茜草炭　取净茜草片,置已预热好的炒制器具中,用武火加热,炒至表面焦黑色,喷淋少许清水,灭尽火星,取出,晾干。

【炮制作用】　茜草味苦,性寒。归肝经。具有凉血,止血,祛瘀,通经的功效。生品以活血祛瘀,清热凉血为主。茜草炭寒性减弱,增强止血功效。

【药材性状】　根呈圆柱形,略弯曲,表面红棕色或暗棕色,具细纵皱纹及少数细根痕,皮部脱落处呈黄红色。

【成品性状】　茜草为不规则圆片,片面紫红色或黄红色,质脆,易折断,断面平坦。茜草炭表面呈焦黑色,内部棕褐色,质轻松,味涩。

【工艺改进】　取粒度为 2～5mm 的茜草饮片,置锅温为 220～260℃的热锅内,炒制 12～17 分钟,即得茜草炭。

侧 柏 叶
（凉血止血药）

侧柏叶为柏科植物侧柏的干燥枝梢及叶,全国大部分地区有产。处方用名有侧柏叶、侧柏、侧柏炭等。宋代有微炒法、炙法、烧灰法、蒸曝法、米泔水炙、矾水炙,明代有蒸煮法、酒蒸焙法,清代有酒浸焙法、炒黄法、炒黑法。现今用炒炭法。

【炮制方法】

1. 侧柏叶　取原药材,除去枝梗及杂质,阴干。

2. 侧柏叶炭　取原药材,置已预热好的炒制器具中,用中火加热,炒至表面呈焦褐色,内部焦黄色,表面有光泽,喷淋少许清水,灭尽火星,取出,晾干。

【炮制作用】　侧柏叶味苦、涩,性微寒。归肺、肝、脾经。具有凉血止血,化痰止咳,生发乌发的功效。生品凉血止血,生发乌发。侧柏炭寒性缓和,长于收涩止血。

【药材性状】　侧柏叶为带叶枝梢,表面深绿色或黄绿色。质脆,易折断。气清香,味苦涩、微辛。

【成品性状】　侧柏炭表面黑褐色,质脆,易折断,断面焦黄色,气香,味微苦涩。

【工艺改进】　取净侧柏叶温度为280℃的热锅内,炒制5分钟,即得侧柏叶炭。

点 滴 积 累

1. 清炒法包括炒黄、炒焦和炒炭三种方法。

2. 炒黄一般用文火,个别药材如苍耳子、王不留行等用中火。炒焦一般用中火,个别药材如槟榔等用文火。炒炭用中火或武火。一般质地疏松的花类、叶类、全草类及片薄的药物用中火;质地坚实及片厚的药物用武火。

第二节　加辅料炒制技术

将待炮制品与固体辅料共同拌炒的方法称为加辅料炒法。其主要目的是降低毒性,缓和药性,增强疗效和矫嗅矫味等。依据所加辅料的不同可分为麸炒、米炒、土炒、砂炒、蛤粉炒和滑石粉炒等。由于砂炒、蛤粉炒、滑石粉炒时,所用辅料多,温度较高且较恒定,辅料主要起中间传热体的作用,能使药物受热均匀,饮片色泽一致,这三种方法又分别称为砂烫、蛤粉烫和滑石粉烫。

一、麸炒技术

麸炒是将待炮制品用麸皮熏炒的方法,又称"麸皮炒"或"麦麸炒"。麸炒时所用麸皮为未制者称净麸炒或清麸炒,若用蜂蜜或红糖制过的麸皮熏炒待炮制品,则称为蜜麸炒或糖麸炒。

麸皮(麦麸)味甘性平,具有和中作用。明代《本草蒙筌》载有"麦麸皮制抑酷性勿伤上膈",故常用麸皮炒制补脾胃或作用强烈及有腥味的药材。

（一）主要目的

1. 增强疗效　具有补脾作用的药材,如山药、白术等经麸炒后可增强疗效。

2. 缓和药性　某些作用峻烈的药材,如枳实、苍术经麸炒后可缓和药性,不致耗气伤阴。

3. 矫嗅矫味　某些气味腥臭的药材,如僵蚕经麸炒后可矫正其不良气味,便于服用。

（二）操作方法

先将炒锅烧热,再将麸皮均匀撒入热锅中,至起烟时投入净待炮制品。快速均匀翻动并适当控制火力,炒至药材表面呈黄色或深黄色时,取出,筛去麸皮,放凉。每100kg净炮制品,用麸皮10kg。

（三）注意事项

1. 麸炒药物要求干燥,以免药物黏附焦化的麸皮。

2. 麸炒一般用中火,并要求火力均匀。火力过大则药物容易焦糊。火力过小则容易黏麸,且烟气不足,达不到熏炒要求。

3. 先将炒制器具预热至"麸下烟起"为度,方可均匀撒入麸皮,烟起即可投药。

4. 翻动时要迅速而有规律,否则赋色不匀。

5. 炒至所需程度后,要及时出锅筛出麸皮,以免成品发黑或焦斑过重。

苍 术
（化湿药）

苍术为菊科植物茅苍术或北苍术的干燥根茎,茅苍术产地在江苏、湖北、河南,北苍术产地在河北、山西。处方用名有苍术、麸炒苍术、炒苍术、焦苍术、制苍术等。唐代载有米汁浸炒、醋煮法,宋代有炒黄、米泔浸后麸炒、米泔浸后醋炒等法,金元时代增加了盐炒、酒煮等,明代尚有蒸法、土米泔共制等,清代又增加了炒焦、烘制等。现今主要有炒焦、麸炒、米泔水制等炮制方法。

【炮制技术】

1. 苍术　取原药材,除去杂质,洗净,润透,切厚片,干燥,除净药屑。

2. 麸炒苍术　先将炒锅预热至一定程度,均匀撒入定量的麸皮,中火加热,即刻烟起,随即投入净苍术片,迅速拌炒至深黄色时,取出,筛去麸皮,放凉后及时收藏。

每100kg净苍术片,用麸皮10kg。

3. 焦苍术　取净苍术片,置已预热好的炒锅内,用中火加热,炒至苍术表面呈焦褐色时,喷淋少许清水,再用文火炒干,取出放凉。筛去碎屑后及时收藏。

【炮制作用】　苍术味甘、辛、苦,性温。归脾、胃、肝经。具有燥湿健脾,祛风散寒,明目的功效。生品辛温苦燥,长于祛湿发汗。麸炒苍术辛燥之性缓和,健脾燥湿作用增强。炒焦后辛燥之性大减,以固肠止泻为主。

【药材性状】　苍术呈不规则连珠状或结节状圆柱形,略弯曲,偶有分枝。表面灰棕色,有皱纹、横曲纹及残留须根,顶端具茎痕或残留茎基。

【成品性状】　苍术为不规则类圆形或条形厚片,外表皮灰棕色至黄棕色,有皱纹,有时可见根痕,切面黄白色或灰白色,散有多数橙黄色或棕红色油室,有的可析出白色细针状结晶,气香特异,味微甘辛苦(彩图8-21)。麸炒苍术表面深黄色,有香气(彩图8-

22）。焦苍术表面焦褐色,香气微弱(彩图8-23)。

【工艺改进】 苍术与麸皮拌匀,平铺在烤盘上。预热中药烤制箱,待箱内温度达到130℃并恒定时,将铺好苍术的烤盘置烤箱内,烤制30分钟,取出。筛去麸皮,晾凉。

 知识链接

对苍术不同炮制品(清炒、麸炒、米泔水制)进行挥发油含量测定,结果表明,苍术炮制后所含挥发油均明显减少,并以米泔水炙和麸炒效果为佳。因此,炮制后能达到缓和燥性的目的。

枳 实
（理气药）

枳实为芸香科植物酸橙及其栽培变种或甜橙的干燥幼果,产地在四川、江西、湖南。处方用名有枳实、炒枳实、麸炒枳实等。汉代有去瓤炒、炙等,唐代有炒黄等,宋代增加了麸炒、面炒等,明代又有米泔浸后麸炒等,清代又增加了酒炒等。现今主要的炮制方法是麸炒。

【炮制技术】
1. 枳实 取原药材,除去杂质,洗净,润透,切薄片,干燥,除净药屑。
2. 麸炒枳实 先将炒锅预热至一定程度,均匀撒入定量的麸皮,中火加热,即刻烟起,随即投入净枳实片。迅速拌炒至色变深时,取出,筛去麸皮,放凉后及时收藏。

每100kg净枳实片,用麸皮10kg。

【炮制作用】 枳实味苦、辛、酸,性温。归脾、胃经。具有破气消积,化痰散痞的功效。生品以破气化痰为主,但破气作用猛烈。麸炒枳实可缓其峻烈之性,免于损伤正气,以散结消痞力胜。

【药材性状】 枳实呈半球形,少数为球形。外果皮黑绿色或暗棕绿色,具颗粒状突起和皱纹,有明显的花柱残迹或果梗痕。

【成品性状】 枳实为不规则弧状条形或圆形薄片。切面外果皮黑绿色至暗棕色,中果皮黄白色或黄棕色,近外缘有1~2列点状油室。气清香,味苦、微酸(彩图8-24)。麸炒枳实色泽加深,偶有焦斑,气焦香,味微苦微酸(彩图8-25)。

【工艺改进】 预热中药烤制箱,待箱内温度达到130℃并恒定时,将枳实铺在事先铺有麸皮的烤盘内。放入烤箱内,烤制25分钟,筛去麸皮,晾凉。

 知识链接

枳实挥发油可使肠蠕动频率增加,振幅降低,肠蠕动收缩张力加强,舒张不完全,平滑肌处于痉挛状态。枳实经麸炒后,挥发油约降低了1/2,必然导致枳实对肠道平滑肌的刺激减弱。这符合古人“麸皮制去燥性而和胃”及“生用峻烈,麸炒略缓”的论述。

枳　壳
（理气药）

枳壳为芸香科植物酸橙及其栽培变种的干燥未成熟果实,产地在四川、江苏、湖南。处方用名有枳壳、炒枳壳等。南北朝刘宋时代有麸炒,唐代增加了炒焦炙等,宋代又有米泔浸后麸炒、制炭等,明代尚有米炒、米泔水浸等,清代又增加了酒炒、醋炒等。现今主要的炮制方法有麸炒等。

【炮制技术】

1. 枳壳　取原药材,除去杂质,洗净,润透,切薄片,干燥后筛去碎落的瓤核。

2. 麸炒枳壳　先将炒锅预热至一定程度,均匀撒入定量的麸皮,中火加热,即刻烟起,随即投入净枳壳片。迅速拌炒至色变深时,取出,筛去麸皮,放凉后及时收藏。

每100kg净枳壳片,用麸皮10kg。

【炮制作用】　枳壳味苦、辛、酸,性温。归脾、胃经。具有理气宽中,行滞消胀的功效。生品药性辛燥,破气作用较强,可理气宽中除胀。麸炒后可缓其辛燥之性和破气作用,并增强健胃消食之功。

【药材性状】　枳壳呈半球形,外果皮棕褐色或褐色,有颗粒状突起,突起的顶端有凹点状油室,有明显的花柱残迹或果梗痕。

【成品性状】　枳壳为不规则弧状条形薄片,切面外果皮棕褐色至褐色,有颗粒状突起。质坚易折断,气清香,味苦、微酸(彩图8-26)。麸炒枳壳色泽加深,偶见焦斑,具焦麸香气(彩图8-27)。

僵　蚕
（息风止痉药）

僵蚕为蚕蛾科昆虫家蚕4~5龄的幼虫感染(或人工接种)白僵菌而致死的干燥体,产地在江苏、浙江、四川。处方用名有僵蚕、白僵蚕、炒僵蚕、麸炒僵蚕等。南北朝刘宋时代有米泔制,唐代有炒制等,宋代增加了姜汁炙、面炒、麸炒等,明代又增加了醋制,清代又有糯米炒等炮制法。现今主要炮制方法有麸炒等。

【炮制技术】

1. 僵蚕　取原药材,除去杂质及残丝,洗净,干燥。

2. 炒僵蚕　先将炒锅预热至一定程度,均匀撒入定量的麸皮,中火加热,即刻烟起,随即投入净僵蚕,迅速拌炒至黄色时,取出,筛去麸皮,放凉后及时收藏。

每100kg净僵蚕,用麸皮10kg。

【炮制作用】　僵蚕味咸、辛,性平。归肝、肺、胃经。具有息风止痉,祛风止痛,化痰散结的功效。生品辛散之力较强,药力较猛,长于祛风定惊,但有腥臭气,不利于患者服用。麸炒后能矫其不良气味,利于服用。

【药材性状】　僵蚕略呈圆柱形,多弯曲皱缩。表面灰黄色,被有白色粉霜。质硬而脆,易折断,断面平坦,外层白色。气微腥,味微咸(彩图8-28)。

【成品性状】　麸炒僵蚕表面黄色,偶有焦黄斑,腥气减弱(彩图8-29)。

【工艺改进】　锅预热,撒入蜜麸,冒烟时,投入净僵蚕,于锅温为180℃时,炒制6分钟,取出,筛去麦麸,即得麸炒僵蚕。蜜麸的制法:称取适量炼蜜溶于开水中,定容至30ml,放凉,淋入30g麦麸中,不断搅拌至握之成团、推之即散时备用。

薏苡仁
(利水消肿药)

薏苡仁为禾本科植物薏苡的干燥成熟种仁,产地在福建、湖南、安徽。处方用名有薏苡仁、苡仁、苡米、炒苡仁、炒苡米、麸苡仁、麸炒薏苡仁等。宋代有微炒黄,明代增加了盐炙,清代又有土炒、姜汁拌炒等。现今有清炒、麸炒等炮制方法。

【炮制方法】

1. 薏苡仁 取原药材,除去杂质,筛去灰屑。

2. 麸炒薏苡仁 先将炒锅烧热至一定程度,均匀撒入定量的麸皮,用中火加热,即刻烟起,随即投入净薏苡仁。迅速拌炒至微黄色、微鼓起时,取出,筛去麸皮,放凉后及时收藏。

每100kg净薏苡仁,用麸皮10kg。

3. 炒薏苡仁 取净薏苡仁,置已预热好的炒制器具内,用文火加热,炒至表面微黄色,微鼓起,取出,筛去碎屑。

【炮制作用】 薏苡仁味甘、淡,性凉。归脾、胃、肺经。具有利水渗湿,健脾止泻,除痹,排脓,解毒散结的功效。生品性偏寒凉,长于利水渗湿,清热排脓,除痹。炒后长于健脾止泻,麸炒薏苡仁健脾作用略强,炒薏苡仁渗湿作用稍胜。

【药材性状】 薏苡仁呈宽卵形或长椭圆形。表面乳白色,光滑,偶有残存的黄褐色种皮。一端钝圆,另一端较宽而微凹,背面圆凸,腹面有1条较宽而深的纵沟。质坚实,断面白色,粉性。味微甜。

【成品性状】 炒薏苡仁微鼓起,表面微黄色,偶有焦斑,有香气。麸炒薏苡仁微鼓起,表面微黄色,具香气。

【工艺改进】 炒薏苡仁:预热中药烤制箱,待箱内温度达到130℃并恒定时,将铺有薄层薏苡仁的烤盘放入烤箱,烤制25分钟,取出,晾凉。

二、米炒技术

将待炮制品与米共同拌炒的方法,称为米炒。

米炒中药炮制品所用的米,一般认为以糯米为佳,有些地区用陈仓米,现通常用大米。大米甘平,具有健脾和中,除烦止渴作用,多用于炮制一些补益脾胃药和某些毒性的昆虫类药材。常用米炒的中药炮制品有党参、斑蝥、红娘子等。

(一)主要目的

1. 增强中药炮制品的健脾止泻作用,如党参。

2. 降低中药炮制品的毒性,如斑蝥、红娘子。

3. 矫正中药炮制品不良气味,如昆虫类药材有腥臭气味,米炒后能起到矫嗅矫味的作用。

(二)操作方法

1. 米药混炒 先将炒锅烧热,再加入定量的米,用中火炒至冒烟时,投入净待炮制品,拌炒至一定程度,取出,筛去米,放凉。

2. 米上炒　先将炒锅烧热，撒上浸湿的米，使其平贴于炒锅上，用中火加热炒至米冒烟时投入净待炮制品，轻轻翻动米上的炮制品，至所需程度取出，筛去米，放凉。

每 100kg 中药炮制品，用米 20kg。

（三）注意事项

1. 炮制昆虫类炮制品时，一般以米的色泽观察炮制火候，炒至米变焦黄或焦褐色为度。

2. 炮制植物类炮制品时，观察炮制品色泽变化，炒至黄色为度。

党　参
（补气药）

党参为桔梗科植物党参、素花党参或川党参的干燥根，产地在甘肃、山西、辽宁、四川。处方用名有党参、炒党参、炙党参等。清代有蜜炙、米炒等方法。现今有米炒、蜜炙等炮制方法。

【炮制技术】

1. 党参　取原药材，除去杂质，洗净，润透，切厚片，干燥，除净药屑。

2. 米炒党参　将米置已预热好的炒锅内，用中火加热至米冒烟时，投入净党参片，拌炒至党参呈深黄色时，取出，筛去米，放凉后及时收藏。

每 100kg 净党参片，用米 20kg。

3. 蜜党参　取炼蜜用适量沸水稀释，与净党参片拌匀，闷润至透，置热炒锅内，用文火加热，翻炒至党参呈黄棕色，不粘手时取出，晾凉，筛去药屑。

每 100kg 净党参片用炼蜜 20kg。

【炮制作用】　党参味甘，性平。归脾、肺经。具有补中益气，健脾益肺的功效。生品以益气生津力胜。米炒后气变焦香，增强健脾止泻的作用。蜜炙后增强补中益气、润燥养阴的作用。

【药材性状】　党参呈长圆柱形，稍弯曲。表面黄棕色至灰棕色，根头部有多数疣状突起的茎痕及芽，每个茎痕的顶端呈凹下的圆点状。根头下有致密的环状横纹，向下渐稀疏，有的达全长的一半。

【成品性状】　党参为类圆形厚片，切面皮部淡黄色至淡棕色，木部淡黄色，有裂隙或放射状纹理，有特殊香气，味微甜（彩图 8-30）。米炒党参表面呈深黄色，偶有焦斑，有特殊香气，味微甜（彩图 8-31）。蜜炙党参黄棕色，显光泽，味甜（彩图 8-32）。

斑　蝥
（破血消癥药）

斑蝥为芫青科昆虫南方大斑蝥或黄黑小斑蝥的干燥体，全国大部分地区有产。处方用名有斑蝥、炒斑蝥等。晋代有炙、炒等法，南北朝刘宋时代有糯米、小麻子同炒法，宋代又有醋煮、米炒焦，明代增加了牡蛎炒、麸炒醋煮等，清代又增加了米泔制、土炒等炮制法。现今主要的炮制方法是米炒法。

【炮制技术】

1. 生斑蝥　取原药材，除去杂质。

2. 米斑蝥　将净斑蝥用米药混炒法炒至米呈黄棕色,斑蝥微挂火色,显油亮光泽时,或用米上炒法炒至米大部分呈黄棕色,少数焦褐或焦黑色时,取出,去米,放凉。

每 100kg 净斑蝥,用米 20kg。

斑蝥在炮制加工时要注意劳动保护,操作人员要戴手套、眼罩或防毒面具。炒后的炒制器械须及时清洗,先用碱性溶液清洗第一遍,再反复用清水冲洗干净。炒制后的米要及时妥善处理,避免人、畜误用,发生意外事故。

【炮制作用】　斑蝥味辛,性热;有大毒。归肝、胃、肾经。具有破血逐瘀,散结消癥,攻毒蚀疮的功效。生品有大毒,气味奇臭,多外用,以攻毒蚀疮为主。米炒后降低其毒性并矫正其气味,可内服。以通经,散结消癥为主。

【药材性状】　呈长圆形,长 1.5 ~ 2.5cm,宽 0.5 ~ 1cm。头及口器向下垂,有较大的复眼及触角各 1 对,触角多已脱落。背部具革质鞘翅 1 对,黑色。

【成品性状】　斑蝥为去除头、足、翅的干燥虫体,呈长圆形,胸腹部乌黑色,背部有三条黄色或棕黄色的横纹,有特殊的臭气,味辛。米炒斑蝥微挂火色,有油亮光泽,臭味轻微。

【工艺改进】　预热中药烤制箱,待箱内温度达到 110℃ 并恒定时,将事先拌好的斑蝥与米的烤盘放入烤箱,烤制 20 分钟,取出,筛去米,晾凉。

 知 识 链 接

由于斑蝥素的升华点为 110℃,米炒时锅温约 128℃,正适合斑蝥素的升华,又不至于温度太高致使斑蝥焦化。米炒时,一方面能使斑蝥受热均匀,使部分斑蝥素升华而含量降低,从而使其毒性减弱。另一方面,斑蝥呈乌黑色,单炒难以判断炒制火候,而米炒既能很好地控制温度,又能准确指示炮制程度。其次,米受热后产生的焦香气味,还能矫正斑蝥的不良气味。从斑蝥素理化特性来说,以米炒为宜。

红 娘 子
(破血消癥药)

红娘子为蝉科昆虫黑翅红娘的干燥虫体,产地在湖南、河南、湖北、江苏、四川、安徽、河北,以湖南、河南产量最大。处方用名有红娘子、红娘、炒红娘、米炒红娘子等。宋代有糯米炒,元代介绍了净制方法,明代又有粳米炒、面炒等炮制法。现今主要的炮制方法有米炒法。

【炮制方法】

1. 红娘子　取原药材,除去杂质。

2. 米炒红娘子　将净红娘子用米药混炒法炒至米呈黄棕色,红娘子微挂火色时,或米上炒法炒至米大部分呈黄棕色,少数焦褐或焦黑色时,取出,去米,放凉。

每 100kg 净红娘子,用米 20kg。

【炮制作用】　红娘子味苦、辛,性平;有毒。归肝经。具有祛瘀通经,攻毒破积的功效。生品有大毒,气味奇臭,多外用,以解毒蚀疮为主。米炒后毒性降低,并矫正其气味,以破瘀通经为主。

【药材性状】

1. 黑翅红娘子　虫体呈长圆形,尾部较狭,似蝉而形较小,长1.5~2.8cm,宽5~7mm。头黑,嘴红。复眼大而突出。颈部棕黑色,两肩红色。背部有2对黑棕色有膜质翅,内翅较薄而透明,均有明显的细纹。胸部棕黑色,有足3对,多已脱落。

2. 短翅红娘子　前胸中央有一凸形,中胸中央及两侧各有一斑纹,朱红色,前翅暗褐色,不透明,后翅稍淡,翅脉深褐色。

3. 褐翅红娘子　前翅灰褐色,后翅淡褐色。

【成品性状】　红娘子为去除头、足、翅的干燥虫体,形似蝉状,头尖,背面红褐色或暗红色,质轻,有特殊臭气,味辛。米炒红娘子表面微挂火色,臭味轻微。

三、土炒技术

将待炮制品与灶心土共同拌炒的方法,称为土炒。土炒所用土也有用黄土、赤石脂等。

(一) 主要目的

灶心土味辛性温,能温中燥湿,止呕,止泻,故常用于炮制补脾止泻的药物,如山药、白术等药物经土炒后能增强药物补脾止泻的作用。

(二) 操作方法

将灶心土研成细粉,置炒锅内,用中火加热,炒至土粉呈灵活状态时投入净中药药物。翻炒至药物表面均匀挂上一层土粉,并透出香气时,取出,筛去土粉,放凉。

每100kg净炮制品,用土粉25~30kg。

(三) 注意事项

1. 土炒药物时一般用中火,防止药物烫焦。

2. 用土炒制同种药物时,土粉可连续使用,若土色变深时,应及时更换新土。

3. 用土炒制药物时,土温要适中,若土温过高,药物易焦糊;土温过低药物内部水分及汁液渗出较少,粘不住土粉。

山　药
(补气药)

山药为薯蓣科植物薯蓣的干燥根茎,产地在河南、山西、河北。处方用名有山药、淮山药、土炒山药、麸炒山药等。南北朝刘宋时代有蒸法,唐代载有熟者和蜜,宋代增加了姜炙、炒黄等法,金元时代白矾水浸焙、酒浸等法,明、清时代又增加了醋煮、土炒等炮制方法。现今有土炒、麸炒等炮制方法。

【炮制技术】

1. 山药　取原药材,除去杂质,大小分档,泡润至透,切厚片,干燥。除净药屑。

2. 土炒山药　先将土粉置炒锅内,用中火加热至灵活状态,投入净山药片,翻炒至色泽加深、表面均匀挂上土粉时,取出,筛去土粉,放凉。

每100kg山药片,用灶心土30kg。

3. 麸炒山药　先将炒锅预热至一定程度,均匀撒入定量的麸皮,中火加热,即刻烟起,随即投入净山药片。迅速拌炒至黄色时,取出,筛去麸皮,放凉后及时收藏。

每100kg净山药片,用麸皮10kg。

【炮制作用】 山药味甘,性平。归脾、肺、肾经。具有补脾养胃,生津益肺,补肾涩精的功效。生品以补肾生精、益肺阴为主,土炒后以补脾止泻为主,麸炒后长于补脾健胃、固精止带。

【药材性状】 山药略呈圆柱形,弯曲而稍扁,长 15～30cm,直径 1.5～6cm。表面黄白色或淡黄色,有纵沟、纵皱纹及须根痕,偶有浅棕色外皮残留。

【成品性状】 山药为类圆形的厚片,表面类白色或淡黄白色,质脆,易折断,断面类白色,富粉性,气微,味淡微酸,嚼之发黏(彩图 8-33)。土炒山药表面土黄色,粘有土粉,具土香气(彩图 8-34)。麸炒山药表面黄白色或微黄色,偶见焦斑,略有焦香气。

【工艺改进】 将净山药片与麸皮拌匀,平铺于烤盘上。预热中药烤制箱,待箱内温度达到 150℃并恒定时,将铺好山药的烤盘放入烤箱,烤制 20 分钟,筛去麸皮,晾凉。

⚙ 知 识 链 接

通过对山药生品、清炒品、土炒品和麸炒品中薯蓣皂苷元含量测定,证明山药土炒、清炒和麸炒后,能促使薯蓣皂苷元的溶出(为生品的 2～3 倍),有利于药效作用的发挥和临床疗效的提高。

白 术
(补气药)

白术为菊科植物白术的干燥根茎,产地在浙江、湖南。处方用名有白术、土炒白术、炒白术、麸炒白术等。唐代有熬黄、土炒,宋代又有米泔浸、焙、煨等法,元代增加了牡蛎炒、蜜炙、姜汁炒等。2010 年版《中国药典》载有白术、土白术和炒白术三种炮制品。

【炮制技术】
1. 白术 取原药材,除去杂质,洗净,润透,切厚片,干燥,除净药屑。
2. 土炒白术 先将土粉置炒锅内,用中火加热至灵活状态,投入净白术片,翻炒至色泽加深,表面均匀挂上土粉时,取出,筛去土粉,放凉。

每 100kg 白术片,用灶心土 30kg。

3. 炒白术 先将炒锅预热至一定程度,均匀撒入定量的蜜麸,中火加热,即刻烟起,随即投入净白术片,迅速拌炒至焦黄色、逸出焦香气时,取出,筛去蜜麸,放凉后及时收藏。

每 100kg 净山药片,用蜜麸 10kg。

【炮制作用】 白术味苦、甘,性温。归脾、胃经。具有健脾益气,燥湿利水,止汗,安胎的功效。生品以健脾燥湿、利水消肿力胜。土炒后可缓和燥性,增强补脾止泻作用。麸炒后可缓和燥性,增强健脾和胃作用。

【药材性状】 白术为不规则的肥厚团块,长 3～13cm,直径 1.5～7cm。表面灰黄色或灰棕色,有瘤状突起及断续的纵皱和沟纹,并有须根痕,顶端有残留茎基和芽痕。质坚硬不易折断,断面不平坦,黄白色至淡棕色,有棕黄色的点状油室散在。

【成品性状】　白术为不规则的厚片,外表皮灰黄色或灰棕色,切面黄白色至淡棕色,散生棕黄色的点状油室,木部具放射状纹理;烘干者切面角质样,色较深或有裂隙,气清香,味甘微辛,嚼之略有黏性(彩图 8-35)。土炒白术表面呈土黄色,粘有土粉,具土香气(彩图 8-36)。麸炒白术表面黄棕色,偶见焦斑,略有焦香气(彩图 8-37)。

【工艺改进】　将净白术片与蜜麸拌匀,平铺于烤盘上。预热中药烤制箱,待箱内温度达到 150℃并恒定时,将铺好山药的烤盘放入烤箱,烤制 30 分钟,取出,筛去蜜麸,晾凉。

 知 识 链 接

　　白术生品因含有较多的挥发油而有燥湿作用,麸炒后挥发油含量下降,内酯类成分含量增加,从而缓和其燥性,减少对胃肠的刺激性,达到和胃或消导等目的。

四、砂炒技术

将待炮制品与热砂共同拌炒的方法,称为砂炒,又称砂烫。

用砂炒制药物时,河砂作为中间传热体,因质地坚硬,传热较快,与药物接触面大,砂炒时火力强,温度高,能使药物受热均匀,故适用于炒制质地坚硬的药物。

(一) 主要目的

1. 增强疗效,便于调剂和制剂　质地坚硬的药物经砂炒后,能使其质变酥脆,便于粉碎,易于煎出有效成分,达到增强疗效。如狗脊、穿山甲等。

2. 降低毒性　砂炒温度较高,能使某些药物的毒性成分结构改变或破坏,降低其毒性,如马钱子等。

3. 矫嗅矫味　某些有腥臭气味的药物,经砂炒后可矫正其不良气味,如龟甲、鸡内金等。

4. 便于去毛　一些药物表面长有绒毛,经砂炒后,毛绒焦化,便于去除,可以提高药物的洁净度。如骨碎补、狗脊等。

(二) 制砂方法

1. 普通砂　一般选用颗粒均匀的洁净河砂,筛去粗砂粒及杂质,再置炒锅内用武火加热翻炒,以除净其中所夹杂的有机物及水分等。取出晾干,备用。

2. 油砂　取筛去粗砂粒及和细砂的中间河砂,用清水洗净泥土,干燥后置炒锅内加热,加入 1%～2% 的食用植物油拌炒至油尽烟散,砂的色泽均匀加深时取出,放凉后备用。

(三) 操作方法

取制好的砂置炒锅内,用武火加热至灵活状态、容易翻动时,投入待炮制品。不断用砂掩埋、翻动,至药物质地酥脆或鼓起,外表呈黄色或较原色加深时,取出,筛去砂,放凉。或趁热投入醋中略浸,取出,干燥即得。砂的用量以能掩盖所加药物为度。

（四）注意事项

1. 砂炒前将药物大小分档,以保证成品质量。

2. 砂炒时砂温要适中,砂温过低易使药物僵硬不酥,可适当提高火力。砂温过高药物则易焦化,且受热不均,可添加适当冷砂或减小火力进行调节。

3. 砂炒时,砂量过大易产生积热致使砂温过高。砂量过少,药物受热不均匀,也会影响药物质量。

4. 砂炒时,一般选用武火加热,故翻动要勤,成品出锅要快,并立即将砂筛去。有需醋淬的药物,砂炒后应趁热浸淬。

5. 用过的河砂可反复使用,但需将残留在其中的杂质、药物碎渣除去。炒制过毒性药物的砂不可再炒制其他药物。

6. 反复使用油砂时,每次用前均需添加适量食用植物油拌炒后再用。

马 钱 子
（活血疗伤药）

马钱子为马钱科植物马钱的干燥成熟种子,国外产地在印度、越南、缅甸,国内产地在云南、广东、海南岛。处方用名有马钱子、制马钱子等。明代载有豆腐制、牛油炸、炒黑等法,清代增加了炒焦、香油炸、炮去毛等。现今有砂烫、童便浸炒、麻黄炒、绿豆水煮、姜水煮等炮制方法。

【炮制技术】

1. 生马钱子　取原药材,除去杂质和药屑。

2. 制马钱子

（1）砂炒马钱子:将砂置炒锅内,用武火加热至灵活状态时,投入大小一致的净马钱子,不断翻埋烫炒至鼓起,外皮呈棕褐色或深棕色,内部红褐色,并起小泡时,取出,筛去砂子,放凉及时收藏,捣碎或供制马钱子粉用。

（2）油炸马钱子:取麻油适量,置锅内,加热至230℃左右,投入净马钱子,炸至老黄色时,取出,沥尽油,放凉及时收藏,用时捣碎。

3. 马钱子粉　取制马钱子(砂炒法),粉碎成细粉,照2010年版《中国药典》马钱子"含量测定"项目下的方法测定士的宁含量后,加适量淀粉,使含量符合规定,混匀,即得。

【炮制作用】　生马钱子味苦,性温。归肝、脾经。具有通络止痛,散结消肿的功效。因生马钱子有大毒,质地坚实,仅供外用。经砂炒或油炸后,降低毒性,质地酥脆,易于粉碎,可供内服,常制成丸散应用,马钱子粉的作用同制马钱子。

【药材性状】　马钱子呈纽扣状圆板形,表面密被灰棕或灰绿色绢状茸毛,自中间向四周呈辐射状排列,有丝样光泽,边缘稍隆起,较厚,质坚硬,种仁淡黄白色,角质状,气微,味极苦。

【成品性状】　砂烫马钱子两面均膨胀鼓起,边缘较厚,表面棕褐色或深棕色,砸开内面棕褐色或深棕色,有时有小泡,微有香气,味极苦。油炸马钱子中间略鼓,表面老黄色,质坚脆,有油香气,味苦。马钱子粉为黄褐色粉末,气微香,味极苦。

【工艺改进】 打开 CY 型卧式炒药机电源,调整转速至中速,加热并将炒锅内温度控制在 300℃左右,放入马钱子,不断翻炒约 5 分钟,至其外表呈棕褐色或深褐色,内部鼓起小泡时,出锅,晾凉。

 知 识 链 接

马钱子炮制后,总生物碱、士的宁和马钱子碱的含量均有下降,同时异士的宁和异马钱子碱等开环化合物的含量明显增加。这是由于士的宁和马钱子碱在加热过程中醚键断裂开环,转变成它们的异型结构和氮氧化合物。被转化的这些生物碱毒性变小,且保留或增强了某些生物活性。

穿 山 甲
(破血消癥药)

穿山甲为鲮鲤科动物穿山甲的鳞甲,产地在广西、云南、贵州。处方用名有穿山甲、山甲、炮山甲、炮甲珠、山甲珠、醋山甲、醋甲片等。唐代有烧灰法、炒黄法,宋代出现了炙焦、醋浸炒、蛤粉炒等法,元代又有石灰炒制、酥制、火炮等法,清代又增加了乳制等炮制法。现今有砂炒、砂炒醋淬等炮制方法。

【炮制技术】
1. 穿山甲 取原药材,除去杂质,洗净,干燥。
2. 炮山甲 将砂置炒锅内,用武火加热至灵活状态时,投入大小一致的净穿山甲,不断翻埋烫炒至鼓起发泡,边缘向内卷曲,表面呈金黄色或棕黄色时,取出,筛去砂,放凉及时收藏,用时捣碎。
3. 醋山甲 按炮山甲的炮制方法,烫炒至鼓起发泡,边缘向内卷曲,呈金黄色或棕黄色时,取出,筛去砂,趁热投入醋液中稍浸,捞出,干燥及时收藏,用时捣碎。
每 100kg 净穿山甲,用醋 30kg。

【炮制作用】 穿山甲味咸,性微寒。归肝、胃经。具有通经下乳,消肿排脓,搜风通络的功效。生品质地坚硬,并有腥臭气,临床多用其制品。砂炒或砂炒醋淬后质变酥脆,易于粉碎及煎出有效成分,并矫正其不良气味。炮山甲长于消肿排脓,搜风通络。醋山甲通经下乳力强。

【药材性状】 穿山甲呈扇面形、三角形、菱形或盾形的扁平片状或半折合状,大小不一,中间较厚,边缘较薄。外表面黑褐色或黄褐色,有光泽,宽端有数十条排列整齐的纵纹及数条横线纹,窄端光滑。内表面色较浅,中部有一条明显突起的弓形横向棱线。角质,半透明,坚韧而有弹性,不易折断。气微腥。

【成品性状】 炮山甲全体膨胀呈卷曲状,金黄色,质酥脆,易碎,气微腥,味咸。醋山甲全体膨胀呈卷曲状,黄色,质酥脆,易碎,略有醋味。

【工艺改进】 预热中药烤制箱,将穿山甲片在烤盘内铺单层,小片者在 230～240℃温度下烤制 5 分钟,大片者在 250～270℃温度下烤制 4 分钟。取出,晾凉。

知识链接

通过对穿山甲各炮制品煎煮液中的蛋白质含量结果表明,穿山甲各炮制品的煎出液中的蛋白质含量均明显高于生品,说明穿山甲炮制后入药是合理的。穿山甲砂烫时,温度高低对其质量影响很大。有实验认为,穿山甲砂烫温度以 230～250℃为宜,在此温度范围内炮制的穿山甲外观性状较好,水煎出率及蛋白质含量均高于生品,但醋山甲中的蛋白质含量稍低于炮山甲。

龟 甲
（补阴药）

龟甲为龟科动物乌龟的背甲及腹甲,产地在江苏、浙江、安徽。处方用名有龟甲、龟板、炙龟甲、制龟甲、酥龟甲、醋龟甲等。唐代有炙法,宋代增加了酥炙、醋炙、酒制等法,元明时期又有酒浸、猪脂炙等法,清代又增加了猪脂炙后烧灰、油炙等炮制法。现今有砂炒醋淬等炮制方法。

【炮制技术】

1. 龟甲 取原药材,置蒸制容器内,沸水蒸45分钟,取出,放入热水中,立即用硬刷除净皮肉,洗净,晒干。

2. 醋龟甲 将砂置炒锅内,用武火加热至灵活状态时,投入大小一致的净龟甲,不断翻埋烫炒至质酥、外表呈淡黄色时,取出,筛去砂,趁热投入醋液中稍浸,捞出,干燥及时收藏,用时捣碎。

每100kg净龟甲,用醋20kg。

【炮制作用】 龟甲味咸、甘,性微寒。归肝、肾、心经。具有滋阴潜阳,益肾强骨,养血补心,固经止崩的功效。醋龟甲长于补肾健骨,滋阴止血,固经止崩,且质地酥脆,易于粉碎和煎出有效成分,并能矫其臭气。止血力胜。

【药材性状】 背甲及腹甲由甲桥相连,背甲稍长于腹甲,与腹甲常分离。背甲呈长椭圆形拱状,长7.5～22cm,宽6～18cm,外表面棕褐色或黑褐色,脊棱3条。腹甲呈板片状,近长方椭圆形,长6.4～21cm,宽5.5～17cm。外表面淡黄棕色至棕黑色,盾片12块,每块常具紫褐色放射状纹理。

【成品性状】 醋龟甲表面黄色,质松脆,气微腥,味微咸,略有醋气。

【工艺改进】 预热中药烤制箱,待温度达到250℃并恒定时,将铺好龟甲的烤盘放入烤箱内,烤制30分钟,取出,醋淬。再改用120℃烤20分钟,取出,晾凉。

 知识链接

龟背甲和龟腹甲的化学成分基本相同,仅在微量元素如锌和锰的含量上有些差异,龟腹甲明显高于龟背甲。砂炒醋淬后,龟腹甲的煎出量是龟背甲的1.4倍。因此有认为龟腹甲质量优于龟背甲,二者不能等重量替代使用。

鳖　甲
（补阴药）

鳖甲为鳖科动物鳖的背甲，产地在湖北、安徽、江苏。处方用名有鳖甲、炙鳖甲、酥鳖甲、醋鳖甲等。汉代有炙法，南北朝刘宋时代有醋制、童便制，唐代有制炭、烧灰捣筛为散的方法，宋代增加了蛤粉炒、醋硇砂炙等法，明代又有童便酒醋炙、酒洗醋炒等法，清代又增加了酥炙法。现今有砂炒醋淬等炮制方法。

【炮制技术】

1. 鳖甲　取原药材，置蒸制容器内，沸水蒸45分钟，取出，放入热水中，立即用硬刷除去皮肉，洗净，晒干。

2. 醋鳖甲　将砂置炒锅内，用武火加热至灵活状态时，投入大小一致的净鳖甲，不断翻埋烫炒至酥脆、外表呈淡黄色时，取出，筛去砂，趁热投入醋液中稍浸，捞出，干燥及时收藏，用时捣碎。

每100kg净鳖甲，用醋20kg。

【炮制作用】　鳖甲味咸，性微寒。归肝、肾经。具有滋阴潜阳，退热除蒸，软坚散结的功效。生品质地坚硬，并有腥臭气，长于养阴清热，潜阳息风。砂烫醋淬后，质变酥脆，易于粉碎和煎出有效成分，并能矫嗅矫味；醋淬还增强入肝消积，软坚散结的作用。

【药材性状】　鳖甲呈椭圆形或卵圆形，背面隆起，长10～15cm，宽9～14cm。外表面黑褐色或墨绿色。具细网状皱纹及灰黄色或灰白色斑点，中间有一条纵棱，两侧各有左右对称的横凹纹8条，外皮脱落后，可见锯齿状嵌接缝。气微腥，味淡。

【成品性状】　醋鳖甲表面棕黄色或深黄色，质酥脆，易折断，略有醋气。

  知识链接

鳖甲炮制前后蛋白质含量基本接近，但炮制后煎出率显著增高，煎煮3小时后，蛋白质的煎出量是生品的11.6倍，钙的煎出率较生品高10倍以上。另外，鳖甲炮制后锌、铁、硒含量也有明显增加。

鸡　内　金
（消食药）

鸡内金为雉科动物家鸡的干燥沙囊内壁，全国大部分地区均产。处方用名有鸡内金、内金、鸡肫皮、炒鸡内金、焦鸡内金、醋鸡内金等。宋代有焙、炙制、蜜炙等法，明代增加了酒制、炒制法，清代又增加了猪胆汁制等法。现今有清炒、砂炒、醋炒等炮制方法。

【炮制技术】

1. 鸡内金　取原药材，除去杂质，洗净，干燥。

2. 炒鸡内金　将净砂置于锅内，用中火加热，待砂呈轻松滑利状态时，投入大小一致的净鸡内金，翻炒至发泡卷曲，酥脆时，取出，筛去砂，放凉。或取净鸡内金，置于温度适宜的热锅内，用中火炒至鼓起，呈暗黄褐色至焦黄色时，取出，干燥。

3. 醋鸡内金　取净鸡内金，置于温度适宜的热锅内，用文火炒至发泡鼓起时，均匀喷淋醋液,取出,干燥。

每100kg净鸡内金,用醋15kg。

【炮制作用】 鸡内金味甘,性平。归脾、胃、小肠、膀胱经。具有健胃消食,涩精止遗,通淋化石的功效。生鸡内金长于攻积,通淋化石。炒鸡内金质地酥脆,便于粉碎,并能增强健脾消积的作用。醋鸡内金质酥易碎,且矫正了不良气味,有疏肝助脾的作用。

【药材性状】 鸡内金为不规则的卷片,表面黄色、黄绿色或黄褐色,薄而半透明,具明显的条状皱纹,质脆,易碎,断面角质样,有光泽,气微腥,味微苦。

【成品性状】 炒鸡内金发泡卷曲,质酥脆,暗黄褐色或焦黄色,具焦香气。醋鸡内金发泡卷曲,质酥脆,褐黄色,略具醋气。

【工艺改进】 将洁净干燥的鸡内金铺于药盘内,厚约2cm,置温度已升至240℃的电热干燥箱内,烘制7分钟,取出,晾凉。

 知 识 链 接

清炒和醋制鸡内金中的微量元素含量升高,并能显著增加其溶出率,有害元素Pb含量降低,有利于机体的吸收。另有实验表明,用生品及不同炮制品的混悬剂给小鼠灌胃,60分钟后,小鼠胃中游离酸、总酸、胃蛋白酶显著增高,其中砂烫品、烘制品优于其他炮制品。

狗　脊
（祛风湿强筋骨药）

狗脊为蚌壳蕨科植物金毛狗脊的干燥根茎,产地在福建、四川、湖北。处方用名有狗脊、金毛狗脊、炒狗脊、制狗脊、炙狗脊、烫狗脊等。南北朝刘宋时代有酒拌蒸法,宋代有火燎去毛、去毛醋炙、酥炙去毛等法,明、清时代增加了去净毛后醋煮、炒去毛净等炮制法。现今有砂炒法、蒸法、酒制等炮制方法。

【炮制技术】

1. 狗脊 取原药材,除去杂质。未切片者,洗净,润透,切厚片(或蒸软后切片),干燥。筛去碎屑。

2. 烫狗脊 将砂置炒锅内,用武火加热至灵活状态时,投入大小一致的净狗脊片,不断翻埋烫炒至鼓起、绒毛呈焦褐色时,取出。筛去砂,放凉,除去残存绒毛,及时收藏。

3. 蒸狗脊 取净狗脊片置蒸笼内,用武火加热,蒸4～6小时,停火。闷6～8小时,取出,干燥及时收藏。

4. 酒狗脊 取净狗脊片,加黄酒拌匀,润透后置蒸制容器内,用武火加热,蒸4～6小时。停火,闷6～8小时,取出,干燥及时收藏。

每100kg净狗脊片,用黄酒15kg。

【炮制作用】 狗脊味苦、甘,性温。归肝、肾经。具有祛风湿,补肝肾,强腰膝的功效。生品以祛风湿、利关节为主。砂炒后可使质地酥脆,便于除去绒毛,易于粉碎和煎出有效成分。以补肝肾、强筋骨为主。蒸制或酒蒸后能增强补肝肾、强腰膝的作用。

【药材性状】 狗脊本品呈不规则的长块状,长10～30cm,直径2～10cm,表面深棕色,残留金黄色绒毛。上面有数个红棕色的木质叶柄,下面残存黑色细根。质坚硬,不易折断。无臭,味淡、微涩。

【成品性状】 狗脊为不规则的椭圆或圆形厚片,切面浅棕色(熟狗脊片黑棕色),较平滑,近边缘有一条棕黄色隆起的木质部环纹或条纹。周边不整齐,偶有金黄色绒毛残留。质脆,易折断,有粉性。烫狗脊稍鼓起,质松脆,表面棕褐色,无绒毛。蒸狗脊褐色,质坚硬,角质,微有香气。酒狗脊暗褐色,质紧硬,角质,微有酒气。

【工艺改进】 预热中药烤制箱,待温度达到250℃并恒定时,将铺薄层狗脊的烤盘放入烤箱内,烤制8分钟,取出,晾凉。

骨 碎 补
(活血疗伤药)

骨碎补为水龙骨科植物槲蕨的干燥根茎,产地在湖北、浙江。处方用名有骨碎补、烫骨碎补。古代有炮、焙、火炒、制炭、炒熟研末猪腰夹煨、酒制、盐制、姜制、蜜蒸、蜜水焙、蒸等方法。近代有砂烫、炒、酒炒等方法。现行主要用砂烫法。

【炮制方法】

1. 骨碎补 取原药材,除去杂质,洗净,润透,切厚片,干燥。

2. 烫骨碎补 将净砂置于锅内,用武火加热,待砂呈轻松滑利状态时,投入净骨碎补或片,翻炒至鼓起,取出,筛去砂,放凉,撞去毛。

【炮制作用】 骨碎补味苦,性温。归肾、肝经。具有疗伤止痛,补肾强骨;外用消风祛斑的功效。生骨碎补密被绒毛,不易除净,且质地坚硬而韧,不利于粉碎和煎煮,临床多用炮制品。砂烫后易于除净绒毛,且质酥易碎,易于粉碎和煎出有效成分,以补肾强骨,续伤止痛为主。

【药材性状】 呈扁平长条状,多弯曲,有分枝。表面密被深棕色至暗棕色的小鳞片,柔软如毛,经火燎者呈棕褐色或暗褐色,两侧及上表面均具凸起或凹下的圆形叶痕,少数有叶柄残基及须根残留。

【成品性状】 骨碎补为不规则的厚片,表面深棕色至黑褐色,常残留细小棕色的鳞片,有的可见圆形的叶痕,切面红棕色,淡黄色的维管束点状排列成环,体较轻,质坚脆,气微,味淡微涩。烫骨碎补体膨大鼓起,表面棕褐色或焦黄色,切面棕褐色,质轻、酥松,气微,味淡微涩。

【工艺改进】 将骨碎补置180℃烘箱烘烤10分钟至全部鼓起,撞去毛或经砂烫后骨碎补放入糖衣锅或滚筒式炒药机中转动,以摩擦撞断绒毛,再取出筛净。新法均可提高饮片质量及工作效率。

 知 识 链 接

骨碎补的砂烫品及焙制品中的柚皮苷含量均高于生品(高47.45%),清炒品也比生品略高(高34%)。说明经炮制后,确能有利于有效成分的煎出。

五、蛤粉炒技术

将净制或切制后的待炮制品与热蛤粉共同拌炒的方法,称为蛤粉炒或蛤粉烫。

蛤粉味咸性寒,具有清热化痰,软坚散结的作用。其颗粒细小,炒时一般用中火,传热作用较砂为慢,故能使药物缓慢受热,适于炒制胶类药物。

(一) 主要目的

蛤粉炒后能使药物质地酥脆,便于制剂、调剂,增强其疗效,降低胶类中药炮制品的滋腻之性,并能矫正其不良气味。

(二) 操作方法

将研细过筛后的蛤粉置炒锅内,中火加热至滑利易翻动时,投入已处理好的待炮制品,不断翻炒至药物膨胀鼓起,内部疏松时取出,筛去蛤粉,放凉。

每100kg净药物,用蛤粉30~50kg。

(三) 注意事项

1. 炒制前最好先采取投药试温的方法,以便掌握火力。

2. 炒制时火力应适当,以防药物黏结、焦糊或"烫僵",温度过高时可酌加冷蛤粉调节温度。

3. 蛤粉炒制同种药物时可反复使用,如颜色加深,应及时更换。

阿 胶

(补血药)

阿胶为马科动物驴的干燥皮或鲜皮经煎煮、浓缩制成的固体胶,产地在山东、浙江。处方用名有阿胶、阿胶珠、炒阿胶等。汉代有炙令尽沸,南北朝刘宋时代有猪脂浸炙,宋代增加了蛤粉炒、炒黄、米炒等法,明、清代又增加了草灰炒、蒲黄炒、酒蒸等炮制法。现今有蛤粉炒、蒲黄炒等炮制方法。

【炮制技术】

1. 阿胶丁　取阿胶块,置文火上烘软,切成小丁块。

2. 阿胶珠　取蛤粉适量置炒锅内,中火加热炒至灵活状态时,投入阿胶丁,不断翻炒至鼓起呈圆球形、内无溏心时,取出,筛去蛤粉,放凉及时收藏。

每100kg阿胶丁,用蛤粉30~50kg。

3. 蒲黄炒阿胶　取蒲黄适量置炒锅内,用中火加热,炒至稍微变色,投入阿胶丁,不断翻炒至鼓起呈圆球形、内无溏心时,取出,筛去蒲黄,放凉及时收藏。

【炮制作用】　阿胶味甘,性平。归肺、肝、肾经。具有补血滋阴,润燥,止血的功效。生阿胶长于滋阴补血。蛤粉炒制后降低其滋腻之性,质变酥脆,利于调剂和制剂,同时也矫正了不良气味,善于清肺化痰,滋阴降火。蒲黄炒阿胶以止血安络力强。

【药材性状】　阿胶为立方块或不规则碎块,黑褐色。质硬而脆,断面光亮。气微腥,味微甘(彩图8-38)。

【成品性状】　蛤粉烫阿胶呈类球形,有的具棱角,表面棕黄色或灰白色,附有白色粉末,体轻,质酥易碎,断面中空或多孔状,淡黄色至棕色,气微,味微甜(彩图8-39)。蒲黄炒阿胶呈圆球形,外表棕褐色,质松泡。

【工艺改进】　将蛤粉在烤盘内铺平(约0.5cm厚),放入烤箱,待温度预热至150℃

并恒定时,将阿胶丁散布粉盘中(每丁间隔2cm)。当烤箱温度再次升至150℃时,保温10分钟,取出,晾凉。

 知识链接

用氨基酸自动分析仪比较阿胶丁与阿胶珠中的氨基酸,结果发现,两者均含相同种类的氨基酸,但阿胶丁氨基酸总量为63.55%,阿胶珠氨基酸总量为73.13%,阿胶珠氨基酸含量高于阿胶丁。

鹿 角 胶
(补阳药)

鹿角胶为鹿科动物马鹿或梅花鹿已骨化的角或锯茸后翌年春季脱落的角基,经水煎煮、浓缩制成的固体胶,产地在吉林、辽宁、黑龙江、山东、北京、上海。处方用名有鹿角胶、鹿角胶珠。梁代有作白胶法,南北朝刘宋时代有无灰酒煮成胶法,唐代有炙、熬令色黄等法,宋代又有蛤粉炒、螺粉炒等法,明代增加了鹿角霜炒如珠等炮制法。现今有捣碎、切块、蛤粉炒等炮制方法。

【炮制技术】
1. 鹿角胶 取原药材,除去杂质,捣成碎块,或烘软,切成小方块(丁)。
2. 鹿角胶珠 取蛤粉适量置炒锅内,中火加热炒至灵活状态时,投入鹿角胶丁,不断翻炒至鼓起呈圆球形、内无溏心时,取出,筛去蛤粉,放凉及时收藏。
每100kg阿胶丁,用蛤粉30~50kg。

【炮制作用】 鹿角胶味甘、咸,性温。归肾、肝经。具有温补肝肾,益精养血的功效。生品长于补肾阳,益精血。蛤粉炒后,降低其滋腻性,质变酥脆,并矫正其不良气味,便于粉碎和服用,可入丸、散剂。

【药材性状】 鹿角胶为立方块或不规则碎块,黄棕色或红棕色,半透明。质脆,易碎,断面光亮,味微甜。

【成品性状】 鹿角胶珠类圆形,表面黄白色至淡黄色,光滑,附有少量蛤粉,质松泡易碎,味微甜。

六、滑石粉炒技术

将待炮制品与热滑石粉共同拌炒的方法,称为滑石粉炒或滑石粉烫。

滑石粉味甘性寒,具有清热利尿的作用。由于其滑利细腻,与药物接触面积大,传热较缓慢,使药物受热均匀。适用于炒制韧性较大的动物类药物。

(一) 主要目的
药物经滑石粉炒后能降低药物毒性、使其质地酥脆,便于调剂、制剂,并能矫正其不良气味。

(二) 操作方法
将滑石粉置炒锅内,中火加热至灵活状态时,投入已处理好的待炮制品,不断翻炒至药物质酥,或膨胀鼓起,颜色加深时取出,筛去滑石粉,放凉。

每100kg净药物,用滑石粉40～50kg。

（三）注意事项

1. 炒前将药物大小分档,防止药物生熟不均或焦化。

2. 炒制时温度过高,易使药物焦化,可酌加适量冷滑石粉或减小火力。若温度过低,药物难于鼓起,可通过适当加大火力调节。

3. 滑石粉炒制同种药物时可反复使用,如颜色加深,应及时更换。

刺 猬 皮
（固精缩尿药）

刺猬皮为刺猬科动物刺猬或短刺猬的干燥外皮,产地辽宁、河北、内蒙古。处方用名有刺猬皮、猬皮、炒刺猬皮等。汉代有酒煮法,晋代有烧灰法,唐代增加了炙、炙令焦等法,宋代出现了酒浸炙、煅黑存性等法,明代又有麸炒、酥炙、蛤粉炒等法,清代又有土炒及酒、醋、童便浸炙等炮制法。现今有滑石粉炒、砂炒、砂炒醋淬等炮制方法。

【炮制技术】

1. 刺猬皮　取原药材,用碱水浸泡,将污垢洗刷干净,再用清水洗净,润透,剁成小方块,干燥。

2. 滑石粉炒刺猬皮　取滑石粉适量置炒锅内,中火加热炒至灵活状态时,投入净刺猬皮块。翻炒至棘刺鼓起,焦黄,质地发泡时,取出,筛去滑石粉,放凉。

每100kg净刺猬皮,用滑石粉40kg。

3. 砂炒刺猬皮　取砂适量,置炒制器具内,用武火加热,炒至滑利、灵活状态时,投入净刺猬皮块。翻炒至刺尖卷曲焦黄,质地发泡时,取出,筛去砂,放凉。或用砂炒法炒至上述规格时,趁热投入醋液中稍浸,捞出,干燥。每100kg净刺猬皮,用米醋10kg。

【炮制作用】　刺猬皮味苦,性平。归胃、大肠经。具有止血行瘀,止痛,固精缩尿的功效。因生品质坚韧,有较浓的腥臭味,很少生用。滑石粉炒或砂炒后质地酥脆松泡,便于煎煮和粉碎,并可矫正不良气味。醋制后增强行瘀止痛作用。

【药材性状】　刺猬皮为带针状棘刺的皮块,表面灰褐色或黑褐色,内面灰白色,边缘有毛,质坚韧,有特殊腥臭气。

【成品性状】　烫刺猬皮棘刺鼓起,边缘皮毛脱掉,呈黄色或焦黄色,微有腥气。醋淬后略有醋气。

 知 识 链 接

刺猬皮含蛋白质、钙盐等成分,炒制后由于高温的作用,能使钙盐生成氧化钙,收涩之性大增。内服后,在胃酸作用下,形成可溶性钙盐,易于机体吸收,从而增强人体内钙的含量,促进血凝,增强收敛止血的作用。

水 蛭
（破血消癥药）

水蛭为水蛭科动物蚂蟥、水蛭或柳叶蚂蟥的干燥全体,全国各地均产。处方用名有水蛭、制水蛭、炒水蛭等。汉代有熬、暖水洗去腥,宋代有炒令微黄、煨令微黄、炒焦等法,元代增加了盐炒,明代出现了炙法,清代又增加了香油炒焦的炮制法。现今主要有滑石粉炒法。

【炮制技术】

1. 水蛭　取原药材,洗净,切段,干燥。

2. 烫水蛭　取滑石粉适量置炒锅内,中火加热炒至灵活状态时,投入净水蛭段。不断翻炒至微鼓起、呈黄棕色时,取出。筛去滑石粉,放凉及时收藏。

每100kg净水蛭,用滑石粉40kg。

【炮制作用】　水蛭味咸、苦,性平;有小毒。归肝经。具有破血通经,逐瘀消癥的功效。生品有小毒,质地坚韧,多入煎剂,以破血逐瘀为主。滑石粉炒后能降低毒性,质地酥脆,利于粉碎,多入丸散剂。并矫正不良气味和杀死虫卵,便于服用和贮藏。

【药材性状】　水蛭为扁长圆形,体长2~5cm,宽2~3cm。腹面稍高,体多弯曲扭转。商品通常用线穿起,多数密集成团。全体黑棕色亦由多数环节构成。折断面不平坦,无光泽。

【成品性状】　水蛭为不规则小段,扁平,有环节。背部黑褐色或黑棕色,稍隆起,腹面棕黄色,平坦。质韧,气微腥(彩图8-40)。烫水蛭断面松泡,灰白色至焦黄色,表面附有少量滑石粉。微鼓起,质酥脆,易碎,气微腥(彩图8-41)。

【工艺改进】　预热中药烤制箱,待箱内温度达到230℃并恒定时,将铺薄层水蛭的烤盘置烤箱内,烤制8分钟,取出,晾凉。

 知 识 链 接

对水蛭及其炮制品中氨基酸的分析结果表明,清炒品与砂炒品氨基酸总量、人体必需氨基酸总量均较生品大为降低,而滑石粉炒后氨基酸总量、人体必需氨基酸总量有所提高。水蛭中所含的水蛭素是抗凝血的有效成分,遇热和稀盐酸容易破坏。

黄 狗 肾
(补阳药)

黄狗肾为犬科动物犬的阴茎和睾丸,产地在广东、广西。处方用名有狗肾、制狗肾等。宋代有炙黄、酒煮焙干等法,明代又有酒煮烂、酥拌炒等法,清代增加了酥炙。现今主要的炮制方法有滑石粉炒。

【炮制技术】

1. 狗肾　取原药材,用碱水洗净,再用清水洗涤,润软。切成小段或片,干燥。

2. 滑石粉炒狗肾　取滑石粉适量置炒锅内,中火加热炒至灵活状态时,投入净狗肾段或片。不断翻炒至松泡、呈黄褐色时,取出。筛去滑石粉,放凉及时收藏。

【炮制作用】　黄狗肾味咸,性温。归肾经。具有温肾壮阳,补益精髓的功效。因质坚实,气腥臭,一般不生用。经滑石粉炒后,质地松泡酥脆,便于粉碎和煎煮,同时矫正其不良气味。

【药材性状】 黄狗肾呈棒状,长约 12cm,直径约 2cm,先端稍尖,表面较光滑,具 1 条不规则的纵沟,另一端有细长的输精管连接睾丸。

【成品性状】 黄狗肾为圆柱状小段或近圆形片,黄棕色,有少许毛黏附,质地坚韧,有腥臭味。滑石粉炒后黄褐色,表面附有少量滑石粉,质地松泡。腥臭味减弱。

点滴积累

1. 加辅料炒法包括:麸炒、米炒、土炒、砂烫、蛤粉烫、滑石粉烫等。所用的火力:麸炒、米炒、土炒、蛤粉烫、滑石粉烫多用中火,而砂烫多用武火。

2. 药物麸炒时的锅温,最好用麦麸来判断。方法是往中火加热的锅底及其周围各对称点上撒撮麦麸,若稍停即焦化冒烟,又无火星出现,即可判定锅温适中。

3. 米炒法的程度,可用炒时米的色泽来判断,即观察贴在锅底上的米已大部分呈现出黄棕色,少数为焦褐色或焦黑色时;或拌炒中的米呈黄棕色至黄褐色时,即为程度适中。

目 标 检 测

一、选择题

(一) 单项选择题

1. 炒后矫正气味的是( )
   A. 僵蚕　　　　B. 水红花子　　　C. 白芥子　　　D. 牵牛子

2. 作用生升熟降的是( )
   A. 酸枣仁　　　B. 决明子　　　　C. 蔓荆子　　　D. 莱菔子

3. 炒后缓和寒滑之性的是( )
   A. 王不留行　　B. 牵牛子　　　　C. 牛蒡子　　　D. 决明子

4. 只可炒黄的药物是( )
   A. 白芥子、白术　　　　　　　　B. 山药、芡实
   C. 茺蔚子、芡实　　　　　　　　D. 牛蒡子、莱菔子

5. 缓和峻下之性的是( )
   A. 酸枣仁　　　B. 决明子　　　　C. 蔓荆子　　　D. 牵牛子

6. 炮制僵蚕常用的辅料是( )
   A. 米　　　　　B. 麦麸　　　　　C. 蛤粉　　　　D. 土

7. 中药炮制品土炒的主要目的是( )
   A. 增强补中益气作用　　　　　　B. 增强健脾补胃作用
   C. 增强补脾止泻作用　　　　　　D. 增强滋阴生津作用

8. 土炒白术的作用是( )
   A. 健脾和胃　　B. 健脾止泻　　　C. 补脾益气　　D. 健脾燥湿

9. 既可以用麸炒又可以用土炒法炮制的药物是( )

A. 苍术　　　　　B. 白术　　　　　C. 枳壳　　　　　D. 僵蚕

10. 砂炒穿山甲时,炒至什么程度出锅(　　)

A. 鼓起、发泡　　　　　　　　B. 鼓起、呈棕色

C. 卷曲、鼓裂,断面棕色　　　D. 发泡、边缘卷曲、表面呈金黄色

（二）多项选择题

1. 清炒法根据炒制程度又可分为(　　)

A. 炒黄　　　B. 炒焦　　　C. 炒爆　　　D. 炒香　　　E. 炒炭

2. 炮制后去小毒的有(　　)

A. 牵牛子　　B. 槟榔　　　C. 苍耳子　　D. 川楝子　　E. 白果

3. 炒黄的火候有(　　)

A. 文火　　　B. 中火　　　C. 武火　　　D. 急火　　　E. 慢火

4. 炒焦所用火候是(　　)

A. 文火　　　B. 中火　　　C. 武火　　　D. 急火　　　E. 慢火

5. 影响药物炒制质量的主要因素是(　　)

A. 加热温度　　　　　B. 加热时间　　　　　C. 机器的设备型号

D. 搅拌或翻炒方法　　E. 投药量

6. 加辅料炒时,需将辅料炒至滑利状态再投药的方法是(　　)

A. 麸炒法　　B. 土炒法　　C. 砂炒法　　D. 滑石粉炒法　　E. 蛤粉炒法

7. 麸炒法适用于炮制(　　)

A. 补脾胃药物　　　　　　　B. 作用强烈的药物

C. 有腥味的药物　　　　　　D. 有毒性的药物

E. 质地疏松的药物

8. 常用砂炒法炮制的药物有(　　)

A. 狗脊　　　B. 穿山甲　　C. 鸡内金　　D. 鳖甲　　　E. 骨碎补

9. 常用麸炒法炮制的药物有(　　)

A. 僵蚕　　　B. 枳壳　　　C. 苍术　　　D. 山药　　　E. 白术

二、简答题

1. 为什么说"逢子必炒"、"逢子必捣"?

2. 如何理解"炒炭存性,勿令灰过"?

3. 砂炒马钱子毒性降低的原因是什么?

4. 如何判断米炒药物的成品规格?

三、实例分析

1. 如何解决王不留行爆花率过低的问题?

2. 如何判断炒黄的火候?

（李卫先）

第九章 炙制技术

将待炮制品加入一定量的液体辅料拌炒,使液体辅料逐渐渗入药材组织内部,参与一定作用的操作技术,称为炙制技术。

炙制技术根据所用辅料不同,分为酒炙技术、醋炙技术、盐炙技术、姜炙技术、蜜炙技术、油炙技术等。炙制技术一般用文火,炒制时间稍长,目的在于使液体辅料能够渗入到药材组织内部去。

📖 **课 堂 活 动**

想一想:炙制技术操作方法上与加辅料炒技术有什么区别?

一、酒炙技术

将待炮制品,加入定量的酒拌炒的技术,称为酒炙技术。

酒有黄酒、白酒之分,炙药多用黄酒,浸药多用白酒。黄酒为米、麦、黍等用曲酿制而成,含乙醇15%~20%,一般为棕黄色透明液体,气味醇香特异。白酒为米、麦、黍、薯类、高粱等用曲酿制并经蒸馏而成,含乙醇50%~60%。一般为无色澄明液体,气味醇香特异,且有较强的刺激性。酒性大热、味甘、辛,能活血通络,祛风散寒,行药势,矫嗅矫味。

(一)酒炙的目的

1. 增强活血通络的作用 药物经酒制后,有助于有效成分的溶出,增加疗效。活血化瘀、祛风通络的药物酒炙可协同增效,如当归、川芎。

2. 引药上行,缓和药性 性味苦寒的药物酒炙后可缓和药性,引药上行,如大黄、黄芩、黄柏等。

3. 矫嗅矫味 有不良气味的药物酒炙可矫嗅去腥,如乌梢蛇、紫河车。

故酒炙技术多适用于炮制活血散瘀、祛风通络及性味苦寒的药物。

(二)操作方法

酒炙有先拌酒后炒药物和先炒药物后加酒两种操作方法。

1. 先拌酒后炒药 先取净待炮制品与一定量的酒拌匀,闷润,待酒被药物吸尽后,置炒制容器内,用文火炒至规定程度时,取出,摊晾。此法适用于大多数需酒炙的药物。尤其是质地坚实的根及根茎类药物。如黄连、大黄、川芎、当归等。

2. 先炒药后加酒 取净制后的待炮制品,置炒制容器内,用文火炒至一定程度时,均匀喷洒一定量的酒,再用文火炒制规定程度,取出,摊晾。此法适用于少数质地疏松需酒制的药物,如五灵脂。

每100kg净药物,用黄酒10kg。

（三）注意事项

加入一定量酒拌匀闷润过程中,容器上面应加盖,以免酒迅速挥发。若酒的用量较少,不易与药物拌匀时,可先将酒加适量水稀释后,再与药物拌润。药物在加热炒制时,火力不宜过大,一般用文火,勤加翻动,炒至近干,颜色加深时,即可取出,晾凉。

黄 连
（清热燥湿药）

黄连为毛茛科植物黄连、三角叶黄连或云连的干燥根茎。黄连主产于重庆、湖北、四川,商品称"味连"或"鸡爪连";三角叶黄连主产四川洪雅、峨眉、雅安,商品称"雅连";云连主产云南,商品称"云连"。处方用名有黄连、川连、酒黄连、姜黄连、吴茱连、萸黄连。古代有熬制、蜜炙、酒煮、姜制、吴茱萸制、米泔水制、酒蒸、土炒、盐水炒、猪胆汁炒、人乳蒸等方法,现今有酒洗、酒拌、姜汁拌、吴茱萸拌、酒炙、醋炙、盐水炙等方法。

【炮制方法】

1. 黄连 取原药材除去杂质,润透后切薄片晾干,或用时捣碎。

2. 酒黄连 取净黄连片,用定量的黄酒拌匀,闷润。待酒被吸尽后,置炒制容器内,用文火炒干,取出,晾凉。

每100kg黄连,用黄酒12.5kg。

3. 姜黄连 取净黄连片,用定量的姜汁拌匀,闷润。待酒被吸尽后,置炒制容器内,用文火炒干,取出,晾凉。

每100kg黄连,用生姜12.5kg。

4. 萸黄连 取净吴茱萸,加水适量,煎煮半小时,去渣取汁拌入黄连片中,闷润,待吴茱萸汁被吸尽后,置炒制容器内,用文火炒干,取出,晾凉。

每100kg黄连,用吴茱萸10kg。

【炮制作用】 黄连味苦,性寒。归心、脾、胃、肝、胆、大肠经。具有清热燥湿,泻火解毒的功效。生品长于清心火,清热解毒。酒黄连借酒力引药上行,缓其寒性,善清上焦火热。姜黄连可缓其苦寒之性,并能增强止呕作用,善于清胃和胃止呕。萸黄连可缓其苦寒之性,使黄连寒而不滞,善于舒肝和胃止呕。

【药材性状】

1. 味连多集聚成簇,常弯曲,形如鸡爪,单枝根茎长3~6cm,直径0.3~0.8cm。表面灰黄色或黄褐色,粗糙,有不规则结节状隆起、须根及须根残基,有的节间表面平滑如茎秆,习称"过桥"。上部多残留褐色鳞叶,顶端常留有残余的茎或叶柄。质硬,断面不整齐,皮部橙红色或暗棕色,木部鲜黄色或橙黄色,呈放射状排列,髓部有的中空。气微,味极苦。

2. 雅连多为单枝,略呈圆柱形,微弯曲,长4~8cm,直径0.5~1cm。"过桥"较长。顶端有少许残茎。

3. 云连弯曲呈钩状,多为单枝,较细小。

【成品性状】 黄连为不规则的薄片或碎块,外表皮灰黄色或黄褐色,粗糙,有细小的须根。切面或碎断面鲜黄色或红黄色,呈放射状纹理,气微,味极苦。酒黄连形如黄连片,色泽加深,略有酒香气。姜黄连形如黄连片,表面棕黄色,有姜的辛辣味。萸黄连形如黄连片,表面棕黄色,有吴茱萸的辛辣香气。

【工艺改进】　预热中药烤制箱,待箱内温度达到60℃并恒定,将与酒拌匀的黄连在烤箱内铺好,放入烤箱,烤至干透,停止加热10分钟后取出,晾凉。

大　黄
（攻下药）

大黄为蓼科植物掌叶大黄、唐古特大黄或药用大黄的干燥根和根茎,秋末茎叶枯萎或次春发芽前采挖,除去细根刮去外皮,切瓣或段,绳穿成串干燥或直接干燥。掌叶大黄、唐古特大黄主产于甘肃、青海、西藏;药用大黄主产于四川。处方用名有大黄、川军、酒大黄、熟大黄、大黄炭、醋大黄。古代有去皮、酒洗、酒浸、酒蒸、酒炒、七蒸七晒、米泔水制、蜜炙、姜制、炒炭、酥炙等方法,现今有酒浸、酒炙、醋炙、盐水炙、炒焦、炒炭、清蒸、酒蒸等方法。

【炮制方法】

1. 大黄　取原药材,除去杂质,大小分开,洗净。捞出润透后切厚片或小方块,晾干,或低温干燥。

2. 酒大黄　取净大黄片,用定量的黄酒喷淋拌匀,闷润,待酒被吸尽后,置炒制容器内,用文火炒干,色泽加深时,取出,晾凉。

每100kg大黄,用黄酒10kg。

3. 熟大黄

（1）清蒸:取净大黄块,置木甑、笼屉内,水蒸气蒸至大黄内外均呈黑色时,取出,干燥。

（2）酒炖、酒蒸:取净大黄块与定量的酒拌匀,闷润1~2小时。待酒被药物吸尽后,装入蒸罐内或适宜容器内,密闭,隔水炖约24~32小时。也可置笼屉内或适宜容器内,蒸透。炖或蒸至大黄内外均呈黑色时,取出,干燥。

每100kg大黄,用黄酒30kg。

4. 大黄炭　取净大黄片或块,置温度适宜的热锅内,用武火炒至表面焦黑色,内部焦褐色时,取出,晾凉。

5. 醋大黄　取净大黄片,用定量的米醋拌匀,闷润,待醋被吸尽后,置炒制容器内,用文火炒干,色泽加深时,取出,晾凉。

每100kg大黄片,用米醋15kg。

【炮制作用】　大黄味苦,性寒。归脾、胃、大肠、肝、心包经。具有泻下攻积,清热泻火,凉血解毒,逐瘀通经,利湿退黄的功效。生品苦寒沉降,气味重浊,走而不守,直达下焦,泻下作用峻烈,长于泻下攻积、清热泻火、凉血解毒。能荡涤肠中之积滞,消除炽盛之热毒。酒大黄泻下作用稍缓,并借酒力引药上行,长于清上焦实热及血分热毒。熟大黄泻下作用缓和,减轻腹痛之副作用,并增强活血祛瘀的作用。大黄炭泻下作用极弱,并有凉血化瘀止血作用。醋大黄泻下作用稍缓,长于消积化瘀。

【药材性状】　大黄药材呈类圆柱形、圆锥形、卵圆形或不规则块状,长3~17cm,直径3~10cm。除尽外皮者表面黄棕色至红棕色,有的可见类白色网状纹理及星点(异型维管束)散在,残留的外皮棕褐色,多具绳孔及粗皱纹。质坚实,有的中心稍松软,断面淡红棕色或黄棕色,显颗粒性;根茎髓部宽广,有星点环列或散在;根木部发达,具放射状纹理,形成层环明显,无星点。气清香,味苦而微涩,嚼之粘牙,有沙粒感。

【成品性状】 大黄为不规则的厚片或碎块,片面淡红棕色或黄棕色,显颗粒性,中心有纹理。根茎有星点(根无),质坚实,有的中心稍松软。气清香,味苦而微涩(彩图9-1)。酒大黄表面深棕色或棕褐色,偶有焦斑,折断面呈浅棕色,质坚实,略有酒香气(彩图9-2)。熟大黄表面黑褐色,质坚实,有特异芳香气,味微苦。大黄炭表面焦黑色,断面焦褐色,质轻而脆,有焦香气,味微苦。醋大黄表面深棕色或棕褐色,断面浅棕色,略有醋香气。

白 芍
(补血药)

白芍为毛茛科植物芍药的干燥根。主产于安徽、浙江、四川等省。处方用名有白芍、酒白芍、醋白芍、炒白芍、土炒白芍。古代有蜜水拌蒸、熬令黄、微炒、炒焦、炒炭、焙、煮制、酒炒、酒浸、酒蒸、米水浸炒、米炒、土炒、煨制、煅炭、醋炒、煨等方法,现今有酒浸、酒炙、醋炙、炒焦、麸炒等方法。

【炮制方法】

1. 白芍 取原药材,除去杂质,大小分开。用水浸泡至八成透,捞出,晾凉,切薄片,干燥。

2. 酒白芍 取净白芍片,用定量的黄酒拌匀,闷润。待酒被吸尽后,置炒制容器内,用文火炒至微黄色,取出,晾凉。

每100kg白芍,用黄酒10kg。

3. 醋白芍 取净白芍片,用定量的米醋拌匀,闷润。待醋被吸尽后,置炒制容器内,用文火炒干,色泽加深时,取出,晾凉。

每100kg白芍片,用米醋15kg。

4. 炒白芍 取净白芍片,置温度适宜的热锅内,用文火炒至表面微黄色,取出,晾凉。

5. 土炒白芍 取定量灶心土细粉,置锅内,用中火加热,炒至土呈灵活状态时,投入净白芍片。不断翻炒至表面挂土色时,取出,筛去土粉,摊晾。

每100kg白芍,用灶心土20kg。

【炮制作用】 白芍味苦、酸,性微寒。归肝、脾经。具有养血调经,敛阴止汗,柔肝止痛,平抑肝阳的功效。生品长于养血敛阴,平抑肝阳。酒白芍酸寒之性降低,长于和中缓急,止痛。醋白芍引药入肝,增强敛血,止血,疏肝解郁作用。炒白芍寒性缓和,长于养血敛阴。土炒白芍借土气入脾,增强柔肝和脾,止泻作用。

【药材性状】 白芍药材呈圆柱形,平直或稍弯曲,两端平截,长5～18cm,直径1～2.5cm。表面类白色或淡棕红色,光洁或有纵皱纹及细根痕,偶有残存的棕褐色外皮。质坚实,不易折断,断面较平坦,类白色或微带棕红色,形成层环明显,射线放射状。气微,味微苦、酸。

【成品性状】 白芍为类圆形的薄片,表面淡棕红色或类白色,平滑。切面类白色或微带棕红色,形成层环明显,可见稍隆起的筋脉纹呈放射状排列。气微,味微苦、酸(彩

图 9-3)。酒白芍形如白芍片,表面微黄或淡棕黄色,有的可见焦斑,微有酒香气(彩图 9-4)。醋白芍微黄色,略有醋香气。炒白芍形如白芍片,表面微黄色或淡棕黄色,有的可见焦斑,气微香。土炒白芍呈土黄色,略有焦土气。

【工艺改进】 预热中药烤制箱,待箱内温度达到 90℃并恒定,将与酒拌匀的芍药在烤箱内铺好,烤制 10 分钟,停止加热 10 分钟后取出,晾凉。

乌 梢 蛇
(祛风湿药)

乌梢蛇为游蛇科动物乌梢蛇的干燥体。主产于浙江、江苏、安徽、江西等省。处方用名有乌梢蛇、乌蛇、乌梢蛇肉、酒乌梢蛇。古代有炙去头尾、取肉炙过、酒炙、醋制、酒焙制、酒煨制、酒煮制、酒蒸制、酥制、药汁制、烧制等方法,现今有酒浸、酒炙、酒蒸、酒煮等方法。

【炮制方法】

1. 乌梢蛇 取原药材,除去头及鳞片,切寸段。

2. 乌梢蛇肉 取净乌梢蛇,用黄酒闷透后,取出,除去皮骨,干燥。

每 100kg 乌梢蛇,用黄酒 20kg。

3. 酒乌梢蛇 取净乌梢蛇段,用定量黄酒拌匀,稍闷,待酒被吸尽后,用文火炒至微黄色,取出,晾凉。

每 100kg 乌梢蛇,用黄酒 20kg。

【炮制作用】 乌梢蛇味甘,性平。归肝经。具有祛风,通络,止痉的功效。生品长于祛风止痒,解痉,但有腥气。酒乌梢蛇祛风通络增强,并能矫嗅,防腐,利于服用和贮藏。

【药材性状】 乌梢蛇药材呈圆盘状,盘径约 16cm。表面黑褐色或绿黑色,密被菱形鳞片;背鳞行数成双,背中央 2～4 行鳞片强烈起棱,形成两条纵贯全体的黑线。头盘在中间,扁圆形,眼大而下凹陷,有光泽。上唇鳞 8 枚,第 4、5 枚入眶,颊鳞 1 枚,眼前下鳞 1 枚,较小,眼后鳞 2 枚。脊部高耸成屋脊状。腹部剖开边缘向内卷曲,脊肌肉厚,黄白色或淡棕色,可见排列整齐的肋骨。尾部渐细而长,尾下鳞双行。剥皮者仅留头尾之皮鳞,中段较光滑。气腥,味淡。

【成品性状】 乌梢蛇呈段状,表面黑褐色或绿褐色,无光泽,切面黄白色或淡棕色,质坚硬,气腥,味淡。乌梢蛇肉呈段片状,无皮骨,肉厚柔软,黄白色或灰黑色,质韧,气微腥,略有酒气。酒乌梢蛇呈段状,棕褐色或黑色,略有酒气。

【工艺改进】 预热中药烤制箱,待箱内温度达到 30℃并恒定,将与酒拌匀的乌梢蛇烘闷 30 分钟取出充分凉透,再放于敞开烤箱 60℃低温干燥 15 分钟,取出,置通风干燥处放凉。

蕲 蛇
(祛风湿药)

蕲蛇为蝰科动物五步蛇的干燥体。主产于浙江温州、丽水,江西、福建、湖南、广东等省亦产。处方用名有蕲蛇、大白花蛇、蕲蛇肉、酒蕲蛇。古代有醋浸、焙干、酥炙、酥拌微炒、酒浸取肉焙干、酒醋炙、去头尾、酒煮等方法,现今有酒浸、酒炒炙、酒蒸、酒煮等方法。

【炮制方法】

1. 蕲蛇 取原药材,除去头、鳞片,切成寸段。

2. 蕲蛇肉 取蕲蛇,去头,用黄酒闷透后,取出,除去鳞、骨,干燥。

每 100kg 蕲蛇,用黄酒 20kg。

3. 酒蕲蛇 取净蕲蛇段,用定量黄酒拌匀,稍闷。待酒被吸尽后,用文火炒干,取出,晾凉。

每 100kg 蕲蛇,用黄酒 20kg。

【炮制作用】 蕲蛇味甘、咸,性温;有毒。归肝经。具有祛风,通络,止痉的功效。生品头有毒,除去头能消除毒性。生蕲蛇气腥,不利于服用,临床较少使用。酒蕲蛇能增强祛风除湿,通络止痛作用,并减少腥气。

【药材性状】 蕲蛇药材卷呈圆盘状,盘径 17~34cm,体长可达 2m。头在中间稍向上,呈三角形而扁平,吻端向上,习称"翘鼻头"。上腭有管状毒牙,中空尖锐。背部两侧各有黑褐色与浅棕色组成的"V"形斑纹 17~25 个,其"V"形的两上端在背中线上相接,习称"方胜纹",有的左右不相接,呈交错排列。腹部撑开或不撑开,灰白色,鳞片较大,有黑色类圆形的斑点,习称"连珠斑",腹内壁黄白色,脊椎骨的棘突较高,呈刀片状上突,前后椎体下突基本同形,多为弯刀状,向后倾斜,尖端明显超过椎体后隆面。尾部骤细,末端有三角形深灰色的角质鳞片 1 枚。气腥,味微咸。

【成品性状】 蕲蛇呈小段状,背部表面黑褐色或浅棕色,有鳞片痕。近腹部呈灰白色,内面腹壁黄白色,可见脊椎骨。气腥,味微咸。蕲蛇肉呈小段片状,断面黄白色,质较柔软,略有酒气。酒蕲蛇呈段状,表面棕褐色或黑色,略有酒气。

丹 参
(活血祛瘀药)

丹参为唇形科植物丹参的干燥根和根茎。主产于安徽、江苏、山东、四川等省。处方用名有丹参、酒丹参。古代有炒制、炙制、焙制、酒洗、酒浸、酒炒、酒蒸、猪心拌炒等方法,现今有酒浸、酒炙等方法。

【炮制方法】

1. 丹参 取原药材,除去杂质及残茎,洗净润透,切厚片干燥。

2. 酒丹参 取净丹参片,用定量的黄酒拌匀,闷润。待酒被吸尽后,置炒制容器内,用文火炒干,取出,晾凉。

每 100kg 丹参,用黄酒 10kg。

【炮制作用】 丹参味苦,性微寒。归心、肝经。具有活血祛瘀,通经止痛,清心除烦,凉血消痈的功效。丹参多生用,生丹参其性偏寒凉,长于祛瘀止痛,清心除烦。酒丹参可缓和寒凉之性,增强活血祛瘀,调经作用。

【药材性状】 丹参药材根茎短粗,顶端有时残留茎基。根数条,长圆柱形,略弯曲,有的分枝并具须状细根,长 10~20cm,直径 0.3~1cm。表面棕红色或暗棕红色,粗糙,具纵皱纹。老根外皮疏松,多显紫棕色,常呈鳞片状剥落。质硬而脆,断面疏松,有裂隙或略平整而致密,皮部棕红色,木部灰黄色或紫褐色,导管束黄白色,呈放射状排列。气微,味微苦涩。栽培品较粗壮,直径 0.5~1.5cm。表面红棕色,具纵皱纹,外皮紧贴不易剥落。质坚实,断面较平整,略呈角质样。

【成品性状】 丹参为类圆形或椭圆形厚片,外表皮棕红色或暗棕红色,粗糙,具纵皱纹。切面有裂隙或略平整而致密,有的呈角质样,皮部棕红色,木部灰黄色或紫褐色,有黄白色放射状纹理。气微,味微苦涩。酒丹参形如丹参片,表面红褐色,略具酒香气。

【工艺改进】 预热中药烤制箱,待箱内温度达到30℃并恒定,将与酒拌匀,闷润至透的丹参置于烤箱中40~50℃烘干,取出,放凉。

地 龙
(祛风湿药)

地龙为钜蚓科动物参环毛蚓、通俗环毛蚓、威廉环毛蚓或栉盲环毛蚓的干燥体,前一种习称"广地龙",后三种习称"沪地龙"。广地龙主产于广东、广西、福建;沪地龙主产于上海、浙江、江苏。处方用名有地龙、酒地龙。古代有炙干为末,熬制、煅炭、微炒、蛤粉炒、炒炭、醋炙、焙制、酒浸、油炙、酒炒、盐制等方法,现今有酒浸、酒炒炙、醋炙等方法。

【炮制方法】

1. 地龙 取原药材,除去杂质,洗净,切段,干燥。

2. 酒地龙 取净地龙段,用定量的黄酒拌匀,闷润。待酒被吸尽后,置炒制容器内,用文火炒至棕色时。取出,晾凉。

每100kg地龙,用黄酒12.5kg。

【炮制作用】 地龙味咸,性寒。归肝、脾、膀胱经。具有清热定惊,通络,平喘,利尿的功效。生品以清热定惊,平喘为主。酒地龙质地酥脆,利于粉碎和煎出有效成分,矫味,便于服用,并增强通经活络,祛瘀止痛的作用。

【药材性状】

1. 广地龙 呈长条状薄片,弯曲,边缘略卷,长15~20cm,宽1~2cm。全体具环节,背部棕褐色至紫灰色,腹部浅黄棕色;第14~16环节为生殖带,习称"白颈",较光亮。体前端稍尖,尾端钝圆,刚毛圈粗糙而硬,色稍浅。雄生殖孔在第18环节腹侧刚毛圈一小孔突上,外缘有数绕的浅皮褶,内侧刚毛圈隆起,前面两边有横排(一排或二排)小乳突,每边10~20个不等。受精囊孔2对,位于7/8至8/9环节间一椭圆形突起上,约占节周5/11。体轻,略呈革质,不易折断。气腥,味微咸。

2. 沪地龙 长8~15cm,宽0.5~1.5cm。全体具环节,背部棕褐色至黄褐色,腹部浅黄棕色;第14~16环节为生殖带,较光亮。第18环节有一对雄生殖孔。通俗环毛蚓的雄交配腔能全部翻出,呈花莱状或阴茎状;威廉环毛蚓的雄交配腔孔呈纵向裂缝状;栉盲环毛蚓的雄生殖孔内侧有1或多个小乳突。受精囊孔3对,在6/7至8/9环节间。

【成品性状】 广地龙为薄片状小段,边缘略卷,具环节。背部棕褐色至紫灰色,腹部浅黄棕色。体前端稍尖,尾端钝圆,刚毛圈粗糙而硬,色较浅。体轻,略呈革质,不易折断。气腥,味微咸。沪地龙为不规则碎段,表面棕褐色或灰棕色,多皱缩不平,生殖环带多不明显。体轻脆,易折断,肉薄。酒地龙形如广地龙或沪地龙小段,表面色泽加深,具焦斑,略具酒气。

知识链接

有报道采用酒润麸炒法,即地龙用绍酒(100:15)拌匀,闷润1小时。按麸炒法炒至地龙表面棕黄色时取出,筛去麦麸,放凉。另有取生地龙加醋(100:20)拌匀,闷润1小时,置电烘箱中100℃,烘2小时,至地龙表面棕色时取出。

当 归

(补血药)

当归为伞形科植物当归的根。主产于甘肃、云南。处方用名有当归、秦归、酒当归、土炒当归、当归炭。古代有炒法、锉、微炒、细切醋炒、切焙、酒制、酒洗、姜汁渍、姜汁炒、土炒、粳米炒、芍药汁炒等方法,现今有酒炙、酒蒸、土炒、炒黄、炒焦等方法。

【炮制方法】

1. 当归　取原药材除去杂质,洗净,润透,切薄片,晒干或低温干燥。

2. 酒当归　取净当归片,用定量的黄酒拌匀,闷润,待酒被吸尽后,置炒制容器内,用文火炒干时,取出,晾凉。

每100kg当归,用黄酒10kg。

3. 土炒当归　取定量灶心土细粉,置锅内,用中火加热,至土呈灵活状态时,投入净当归片。不断翻炒,炒至片面挂满细土粉时,取出,筛去土粉,晾凉。

每100kg当归,用灶心土30kg。

4. 当归炭　取净当归片,置温度适宜的热锅内,用武火炒至外表呈微黑色时,喷淋清水少许,灭尽火星,取出,晾凉。

【炮制作用】　当归味甘、辛,性温。归肝、心、脾经。具有补血活血,调经止痛,润肠通便的功效。生品质润,长于补血,调经,润肠通便。酒当归长于活血通经。土当归既能补血,又不会导致滑肠。当归炭以止血和血为主。

【药材性状】　当归药材略呈圆柱形,下部有支根3~5条或更多,长15~25cm。表面黄棕色至棕褐色,具纵皱纹和横长皮孔样突起。根头(归头)直径1.5~4cm,具环纹,上端圆钝,或具数个明显突出的根茎痕,有紫色或黄绿色的茎和叶鞘的残基;主根(归身)表面凹凸不平;支根(归尾)直径0.3~1cm,上粗下细,多扭曲,有少数须根痕。质柔韧,断面黄白色或淡黄棕色,皮部厚,有裂隙和多数棕色点状分泌腔,木部色较淡,形成层环黄棕色。有浓郁的香气,味甘、辛、微苦。柴性大、干枯无油或断面呈绿褐色者不可供药用。

【成品性状】　当归为类圆形、椭圆形或不规则薄片。外表皮黄棕色至棕褐色,切面黄白色或淡棕黄色,平坦,有裂隙,中层有浅棕色的形成层环,并有多数棕色的油点,香气浓郁,味甘、辛、微苦(彩图9-5)。酒当归形如当归片,切面深黄色或浅棕黄色,略有焦斑。香气浓郁,并略有酒香气(彩图9-6)。土当归表面挂土粉,呈土黄色,具土香气。当归炭表面黑褐色,断面灰棕色,质枯脆,气味减弱,并带涩味。

川 芎
（活血祛瘀药）

川芎为伞形科植物川芎的干燥根茎。主产于四川都江堰、崇州。处方用名有川芎、酒川芎。古代有熬制法、微炒、醋炒、米泔水浸、焙制、煅制、酒炒、童便浸、清蒸、盐水煮、盐酒炙等方法，现今有酒炙、酒蒸、麸炒、炒黄等方法。

【炮制方法】
1. 川芎　取原药材除去杂质，分开大小，洗净，润透，切厚片，干燥。
2. 酒川芎　取净川芎片，用定量的黄酒拌匀，闷润，待酒被吸尽后，置炒制容器内。用文火炒至近干，呈棕黄色时，取出，晾凉。

每100kg川芎，用黄酒10kg。

【炮制作用】　川芎味辛，性温。归肝、胆、心包经。具有活血行气，祛风止痛的功效。生品气厚味薄，辛香走窜力强，长于活血行气，祛风止痛。酒川芎借酒力引药上行，增强活血，行气，止痛作用。

【药材性状】　川芎药材为不规则结节状拳形团块，直径2～7cm。表面黄褐色，粗糙皱缩，有多数平行隆起的轮节，顶端有凹陷的类圆形茎痕，下侧及轮节上有多数小瘤状根痕。质坚实，不易折断，断面黄白色或灰黄色，散有黄棕色的油室，形成层环呈波状。气浓香，味苦、辛，稍有麻舌感，微回甜。

【成品性状】　川芎为不规则的厚片，外表皮黄褐色，有皱缩纹。切面黄白色或灰黄色，具有明显波状环纹或多角形纹理，散生黄棕色油点。质坚实。气浓香，味苦、辛、微甜（彩图9-7）。酒川芎色泽加深，偶有焦斑，质坚脆，略有酒气（彩图9-8）。

续 断
（补阳药）

续断为川续断科植物川续断的根。主产于湖北、四川、湖南等省。处方用名有续断、川断、酒续断、盐续断。古代有酒浸、米泔水制、酒浸、酒浸炒、焙制、面制、面水炒、酒洗等方法，现今有酒炙、盐水炙、炒黄、蜜麸炒等方法。

【炮制方法】
1. 续断　取原药材，除去芦头等杂质，洗净，润透，切厚片，干燥。
2. 酒续断　取净续断片，用定量的黄酒拌匀，闷润。待酒被吸尽后，置炒制容器内，用文火炒至微带黑色时，取出，晾凉。

每100kg续断，用黄酒10kg。

3. 盐续断　取净续断片，用定量的食盐水拌匀，闷润，待食盐水被吸尽后，置炒制容器内，用文火炒干，取出，晾凉。

每100kg续断，用食盐2kg。

【炮制作用】　续断味苦、辛，性微温。归肝、肾经。具有补肝肾，强筋骨，续折伤，止崩漏的功效。生品补肝肾，通血脉，强筋骨。酒续断通血脉，强筋骨增强，用于风湿痹痛，跌仆损伤，筋伤骨折。盐续断能引药下行，增强补肝肾，强腰膝的作用，用于腰膝酸软。

【药材性状】　续断药材呈圆柱形，略扁，有的微弯曲，长5～15cm，直径0.5～2cm。

表面灰褐色或黄褐色,有稍扭曲或明显扭曲的纵皱及沟纹,可见横列的皮孔样斑痕和少数须根痕。质软,久置后变硬,易折断,断面不平坦,皮部墨绿色或棕色,外缘褐色或淡褐色,木部黄褐色,导管束呈放射状排列。气微香,味苦、微甜而后涩。

【成品性状】 续断为类圆形或椭圆形厚片,外表皮灰褐色至黄褐色,有纵皱。切面皮部墨绿色或棕褐色,木部灰黄色或黄褐色,可见放射状排列的导管束纹,形成层部位多有深色环。气微,味苦,微甜而涩(彩图9-9)。酒续断形如续断片,表面浅黑色或灰褐色,略有酒香气(彩图9-10)。盐续断形如续断片,表面黑褐色,味微咸。

仙 茅
(补阳药)

仙茅为石蒜科植物仙茅的干燥根茎。主产于四川、云南、贵州等省。处方用名有仙茅、酒仙茅。古代有乌豆水浸后加酒拌蒸、酒浸、米泔水浸、米泔水浸后用酒拌蒸、蒸制、酒浸焙干等方法,现今有酒炙法。

【炮制方法】
1. 仙茅 取原药材,除去杂质,洗净,切段,干燥。
2. 酒仙茅 取净仙茅段,用定量的黄酒拌匀,闷润,待酒被吸尽后,置炒制容器内,用文火炒干,取出,晾凉。
每100kg仙茅,用黄酒10kg。

【炮制作用】 仙茅味辛,性热;有毒。归肾、肝、脾经。具有补肾阳,强筋骨,祛寒湿的功效。生品有毒,性燥烈,长于散寒祛湿,消痈肿。酒仙茅毒性降低,增强补肾阳,强筋骨,祛寒湿作用。

【药材性状】 仙茅药材呈圆柱形,略弯曲,长3～10cm,直径0.4～1.2cm。表面棕色至褐色,粗糙,有细孔状的须根痕和横皱纹。质硬而脆,易折断,断面不平坦,灰白色至棕褐色,近中心处色较深。气微香,味微苦、辛。

【成品性状】 仙茅为类圆形或不规则形的厚片或段,外表皮棕色至褐色,粗糙,有的可见纵横皱纹和细孔状的须根痕。切面灰白色至棕褐色,有多数棕色小点,中间有深色环纹。气微香,味微苦辛。酒仙茅表面色泽加深,略有酒香气。

蟾 酥
(外用药)

蟾酥为蟾蜍科动物中华大蟾蜍或黑眶蟾蜍的干燥分泌物。主产于辽宁、山东、江苏、河北、广东、安徽、浙江等省。处方用名有蟾酥、蟾酥粉。古代有铁上焙焦、酒浸、酒炖、汤浸、乳汁制等方法,现今有研粉、白酒炙、乳浸等方法。

【炮制方法】
1. 蟾酥粉 取蟾酥,蒸软,切薄片,烤脆后,研为细粉。
2. 酒蟾酥粉 取蟾酥,捣碎,加白酒浸渍,时常搅动至呈稠膏状,干燥,粉碎。
每10kg蟾酥,用白酒20kg。
3. 乳蟾酥粉 取蟾酥,捣碎,用定量牛奶浸渍,不断搅动至呈稠膏状,干燥,粉碎。
每100kg蟾酥,用鲜牛奶20kg。

【炮制作用】 蟾酥味辛,性温;有毒。归心经。具有解毒,止痛,开窍醒神的功效。

蟾酥作用峻烈,多制成丸散剂或外用,质硬难以粉碎并对操作者有刺激性。

白酒或牛奶浸渍后,便于粉碎,降低毒性,并能减少对操作者的刺激性。用于痈疽疔疮,咽喉肿痛,中暑神昏,腹痛吐泻。

【药材性状】 蟾酥药材呈扁圆形团块状或片状。棕褐色或红棕色。团块状者质坚,不易折断,断面棕褐色,角质状,微有光泽;片状者质脆,易碎,断面红棕色,半透明。气微腥,味初甜而后有持久的麻辣感,粉末嗅之作嚏。

【成品性状】 蟾酥粉呈棕褐色粉末状,气微腥,味初甜,后有持久的麻辣感,粉末嗅之作嚏。酒蟾酥粉棕褐色。乳蟾酥粉灰棕色。

二、醋炙技术

取待炮制品,加入定量的醋拌炒的技术,称为醋炙技术。

醋,古称酢、醯、苦酒,习称米醋。醋有米醋、麦醋、曲醋、化学醋等多种,炮制用醋为食用醋(米醋或其他发酵醋),化学合成品(醋精)不应使用。醋长时间存放者,称为"陈醋",陈醋用于炮制品炮制更佳。

醋是以米、麦、高粱以及酒糟等酿制而成。主要成分为醋酸,约占4%~6%。醋具酸性,能使炮制品中所含有的游离生物碱等成分结合成盐,增强溶解度而易煎出有效成分,提高疗效,如醋制延胡索等。醋性味酸、苦,温。主入肝经血分,具有收敛、解毒、散瘀止痛、矫味的作用。

(一) 醋炙的目的

1. 增强活血散瘀,疏肝止痛作用 药物经醋炙,可引药入肝经,增强疗效,如乳香、三棱醋炙增强活血散瘀止痛作用,柴胡、香附醋炙增强疏肝止痛作用。

2. 降低毒性 峻下逐水药醋炙降低毒性,缓和泻下作用,如甘遂、商陆等。

3. 矫嗅矫味 树脂类、动物粪便类药物醋炙可矫嗅矫味,如五灵脂、乳香、没药。

故醋炙技术多用于疏肝解郁、散瘀止痛、攻下逐水的药物。

(二) 操作方法

有先拌醋后炒药物和先炒药物后加醋两种。

1. 先拌醋后炒药物 先取净待炮制品与一定量的米醋拌匀,闷润,待醋被药物吸尽后,置炒制容器内。用文火炒至规定程度时,取出,晾凉。此法适用于大多数需醋炒的药物。如延胡索、甘遂等。

2. 先炒药物后加醋 取净制后的待炮制品,置炒制容器内,用文火炒至表面熔化发亮(树脂类),或表面颜色改变、有腥气逸出(动物粪便类)时,均匀喷洒一定量的米醋。再用文火炒至规定程度,取出,晾凉。此法适用于树脂类、动物粪便类药物。如乳香、没药、五灵脂等。

每100kg净药物,用醋20kg。

(三) 注意事项

1. 醋的用量较少,不易拌匀药物时,可加适量水稀释后再与药物拌匀。

2. 醋炙药一般用文火,勤翻动。

3. 树脂类药材如乳香、没药,先加醋易粘连,动物粪便类药材如五灵脂,先加醋易松散,呈碎块状,都应采用先炒药后加醋的方法炮制。

4. 先炒药后加醋时,宜边喷醋边翻药,使之均匀。

延 胡 索
（活血祛瘀药）

延胡索（元胡）为罂粟科植物延胡索的干燥块茎。主产于浙江东阳、磐安等地。湖北、湖南、江苏亦产。处方用名有延胡索、玄胡索、元胡、醋元胡、醋延胡索、酒延胡索。古代有炒赤色、米炒、醋煮、盐炒、酒蒸、酒炒等方法，现今有醋炙、醋煮、醋蒸、酒炙等方法。

【炮制方法】

1. 延胡索 取原药材，除去杂质，洗净，干燥，切厚片或用时捣碎。

2. 醋延胡索

（1）醋炙：取净延胡索或延胡索片，用定量的米醋拌匀，闷润。待醋被吸尽后，置炒制容器内，用文火炒干，取出，晾凉。

（2）醋煮：取净延胡索，置煮制容器内，加入用定量的米醋和适量清水（以平药面为宜），用文火煮至透心，醋液被吸尽后，取出，晾至六成干。切厚片，晒干，或晒干后捣碎。

每100kg净延胡索，用米醋20kg。

3. 酒延胡索 取净延胡索片，用定量的黄酒拌匀，闷润。待酒被吸尽后，置炒制容器内，用文火炒干，取出，晾凉。

每100kg净延胡索，用黄酒15kg。

【炮制作用】 延胡索味辛、苦，性温。归肝、脾经。具有活血，利气，止痛的功效。醋延胡索（由于生延胡索有效成分不易煎出故多用醋炙品）行气止痛作用增强，广泛用于身体各部位的多种疼痛证候。酒延胡索增强活血止痛作用。

【药材性状】 延胡索药材呈不规则的扁球形，直径0.5~1.5cm。表面黄色或黄褐色，有不规则网状皱纹。顶端有略凹陷的茎痕，底部常有疙瘩状突起。质硬而脆，断面黄色，角质样，有蜡样光泽。气微，味苦。

【成品性状】 延胡索为不规则圆形厚片，外表皮黄色或黄褐色，有不规则细皱纹。切面黄色，角质样，具蜡样光泽。气微，味苦。醋延胡索形如延胡索或片，表面和切面黄褐色，质较硬，微具醋香气。酒延胡索颜色同醋延胡索，略有酒气。

 知 识 链 接

预热中药烤制箱，待箱内温度达到120℃并恒定，将与醋拌匀，闷润4.5小时的延胡索在烤箱内铺好，于烤箱内烤干。延胡索含有60多种生物碱，有近20余种生物碱可以分离。其中乙素、丑素、甲素是其止痛有效成分，但难溶于水。醋炙后与醋酸结合成盐，则易溶于水，提高了煎出率，增强了止痛作用。

五 灵 脂
（活血祛瘀药）

五灵脂为鼯鼠科动物复齿鼯鼠的干燥粪便。主产于河北、山西等省。处方用名有五灵脂、醋五灵脂、酒五灵脂。古代有醋熬成膏、研、微炒、醋炒、熬令烟尽、土炒、去石烧过去烟、制炭等方法,现今有醋炒、酒炒等方法。

【炮制方法】

1. 五灵脂　取原药材,除去杂质及灰屑。灵脂块,捣碎。

2. 醋五灵脂　取净五灵脂,置炒制容器内,用文火炒至有腥气逸出时,喷淋定量的米醋,炒至微干、有光泽时,取出,晾凉。

每 100kg 五灵脂,用米醋 10kg。

3. 酒五灵脂　取净五灵脂,置炒制容器内,用文火炒至有腥气逸出、色黄黑时,立即取出,趁热喷淋定量的黄酒,摊开晾凉。

每 100kg 五灵脂,用黄酒 10kg。

【炮制作用】　五灵脂味咸、甘,性温。归肝经。具有活血化瘀止痛的功效。生品有止痛止血作用,但有腥臭味,不利于服用,多外用。醋五灵脂能引药入肝,增强散瘀止血作用,并可矫嗅矫味,便于服用。酒五灵脂活血止痛作用增强,并可矫嗅矫味,便于服用。

【药材性状】　五灵脂块为不规则块状,大小不一,表面褐棕色或灰棕色,凹凸不平,有油润性光泽。质硬,断面黄棕色,不平坦,气腥臭。灵脂米为长椭圆形颗粒,表面褐棕色或灰棕色,较平滑,体轻,质松,易折断,断面黄绿色,不平坦,纤维性。气微。

【成品性状】　醋五灵脂形如五灵脂块或灵脂米,表面灰褐色或焦褐色,稍有光泽。内面黄褐色或棕褐色。质轻松。略有醋香气。酒五灵脂表面黄黑色,略有酒气。

乳　香
（活血祛瘀药）

乳香为橄榄科植物乳香树及同属植物的树皮渗出的树脂。主产于索马里、埃塞俄比亚及阿拉伯半岛南部,我国广西有栽种。处方用名有乳香、炒乳香、炙乳香、醋乳香。古代有研法、炒制、米制、姜制、醋制、酒制、竹叶制、去油制、煮制、煅制、焙制、炙制、乳制、黄连制、灯心制等方法,现今有醋炙、炒黄、炒熔、炒去油等方法。

【炮制方法】

1. 乳香　取原药材,除去杂质,捣碎。

2. 醋乳香　取净乳香,置炒制容器内,用文火炒至冒烟,表面微熔时,喷淋定量的米醋,再炒至表面呈油亮光泽时,迅即取出,晾凉。

每 100kg 乳香,用米醋 5kg。

3. 炒乳香　取净乳香,置炒制容器内,用文火炒至表面熔化显油亮光泽时,立即取出,晾凉。

【炮制作用】　乳香味辛、苦,性温。归心、肝、脾经。具有活血定痛,消肿生肌的功效。生品长于活血消肿止痛,但气味辛烈,对胃有刺激性,易引起呕吐,多外用,也可内服。醋乳香引药入肝,增强活血止痛,收敛生肌作用,并能矫嗅矫味,减少刺激性,利于粉碎。炒乳香可缓和刺激性,利于粉碎,作用与醋乳香基本相同。

【药材性状】　乳香为不规则长卵形滴乳状、类圆形颗粒或黏合成大小不等的不规则块状物。大者长达 2cm(乳香珠)或 5cm(原乳香)。表面黄白色,半透明,被有黄白色粉末,久存则颜色加深。质脆,遇热软化。破碎面有玻璃样或蜡样光泽。具特异香气,味微苦(彩图9-11)。

【成品性状】　醋乳香表面深黄色,显油亮光泽,略透明,微有醋气(彩图9-12)。炒乳香表面油黄色,略透明,质坚脆,有特异香气。

【注意事项】　乳香为树脂类药物,如先加醋则易粘连,故应采用先炒药后加醋的方法炮制。先炒药后加醋时,宜边喷醋边翻动药物,使之均匀。

 知 识 链 接

预热中药烤制箱,待箱内温度达到120℃并恒定,将乳香在烤箱内铺好,烤至表面熔化显光亮时取出,放凉。

没　药
(活血祛瘀药)

没药为橄榄科植物地丁树或哈地丁树的干燥树脂,分为天然没药和胶质没药。主产于索马里、埃塞俄比亚、阿拉伯半岛南部及印度等地。处方用名有没药、炒没药、炙没药、醋没药。古代有研法、童便制、蒸制、酒制、去油制、炒制、灯心炒等方法,现今有醋炙、炒黄、炒去油等方法。

【炮制方法】

1. 没药　取原药材,除去杂质捣碎。

2. 醋没药　取净没药,置炒制容器内,用文火炒至冒烟,表面微熔时,喷淋定量的米醋。再炒至表面发亮,迅速取出,晾凉。

每100kg净没药,用米醋5kg。

3. 炒没药　取净没药,置炒制容器内,用文火炒至表面熔化显光亮时,立即取出,晾凉。

【炮制作用】　没药味辛、苦,性平。归心、肝、脾经。具有散瘀定痛,消肿生肌的功效。生品气味辛烈,对胃有刺激性,易引起呕吐,多外用,也可内服,长于化瘀。醋没药活血止痛,收敛生肌作用增强,并能矫嗅矫味,缓和对胃的刺激性,利于粉碎。炒没药可缓和刺激性,利于粉碎。

【药材性状】

1. 天然没药　呈不规则颗粒性团块,大小不等,大者直径长达6cm以上。表面黄棕色或红棕色,近半透明部分呈棕黑色,被有黄色粉尘。质坚脆,破碎面不整齐,无光泽。有特异香气,味苦而微辛。

2. 胶质没药　呈不规则块状或颗粒,多黏结成大小不等的团块,大者直径长达6cm以上,表面棕黄色至棕褐色,不透明,质坚实或疏松,有特异香气,味苦而有黏性。

【成品性状】　醋没药为小碎块或圆颗粒状,表面黑褐色或棕褐色,显油亮光泽,略有醋气。炒没药为小碎块或圆颗粒状,表面黑褐色或棕褐色,显油亮光泽,气微香。

甘 遂
（泻下药）

甘遂为大戟科植物甘遂的干燥块根。主产于山西、河南、陕西等省。处方用名有甘遂、炙甘遂、醋甘遂。古代有熬制、炒制、醋制、酥制、湿纸裹煨、水煮制、面煮制、焙制等方法,现今有醋炙、米炒、土炒、醋煮、豆腐煮、面煨等方法。

【炮制方法】

1. 甘遂 取原药材,除去杂质,洗净,干燥。

2. 醋甘遂 取净甘遂,用定量的米醋拌匀,闷润。待醋被炮制品吸尽后,置炒制容器内,用文火炒干,取出,晾凉。

每100kg甘遂,用米醋30kg。

【炮制作用】 甘遂味苦、性寒;有毒。归肺、肾、大肠经。具有泻水逐饮,消肿散结的功效。生品有毒,作用峻烈,临床多入丸散或外用。醋甘遂毒性降低,缓和峻泻作用,也入丸、散剂。

【药材性状】 甘遂呈椭圆形、长圆柱形或连珠形,长1~5cm,直径0.5~2.5cm。表面类白色或黄白色,凹陷处有棕色外皮残留。质脆,易折断,断面粉性,白色,木部微显放射状纹理,长圆柱状者纤维性较强。气微,味微甘而辣。

【成品性状】 醋甘遂形如甘遂,表面黄色至棕黄色,有的可见焦斑。微有醋香气,味微酸而辣。

商 陆
（泻下药）

商陆为商陆科植物商陆或垂序商陆的干燥根。商陆主产于河南、湖北、安徽等省;垂序商陆主产于山东、浙江、江西。处方用名有商陆、醋商陆。古代有熬法、豆叶蒸、清蒸、绿豆制、豆汤制、黑豆拌蒸、酒制、醋制等方法,现今有醋炙、醋煮等方法。

【炮制方法】

1. 商陆 取原药材,除去杂质,洗净,润透,切厚片或块,干燥。

2. 醋商陆 取净商陆片(块),用定量的米醋拌匀,闷润。待醋被炮制品吸尽后,置炒制容器内,用文火炒干,取出,晾凉。

每100kg商陆,用米醋30kg。

【炮制作用】 商陆味苦,性寒;有毒。归肺、脾、肾、大肠经。具有逐水消肿,通利二便的功效,外用能够解毒散结。生商陆有毒,长于消肿解毒。醋商陆毒性降低,缓和峻泻作用,长于逐水消肿。

【药材性状】 商陆为横切或纵切的不规则块片,厚薄不等。外皮灰黄色或灰棕色。横切片弯曲不平,边缘皱缩,直径2~8cm;切面浅黄棕色或黄白色,木部隆起,形成数个突起的同心性环轮。纵切片弯曲或卷曲,长5~8cm,宽1~2cm,木部呈平行条状突起。质硬,气微,味稍甜,久嚼麻舌。

【成品性状】 醋商陆形如商陆片(块),表面黄棕色,微有醋香气,味稍甜,久嚼麻舌。

 知 识 链 接

采用清蒸法与醋煮法两种新工艺,经过中试产品验证,其LD$_{50}$均显著高于原工艺醋灸品,商陆毒素含量低于原工艺醋灸品。

芫 花
(泻下逐水药)

芫花为瑞香科植物芫花的干燥花蕾。主产于河南、山东、江苏、安徽、四川等省。处方用名有芫花、炙芫花、醋芫花。古代有熬法、醋炒、醋煮、醋煨、醋泡焙、酒炒、制炭等方法,现今有醋灸、醋煮等方法。

【炮制方法】

1. 芫花 取原药材,除去杂质。

2. 醋芫花 取净芫花,用定量的米醋拌匀,闷润。待醋被炮制品吸尽后,置炒制容器内,用文火炒至微干,取出,晾凉。

每100kg芫花,用米醋30kg。

【炮制作用】 芫花味苦、辛,性温;有毒。归肺、脾、肾经。具有泻水逐饮,外用杀虫疗疮的功效。生芫花有毒,峻泻逐水力较猛。少有内服,多外敷治疗疥癣,秃疮,冻疮。醋芫花能使毒性降低,缓和峻泻作用和腹痛症状。

【药材性状】 芫花常3~7朵簇生于短花轴上,基部有苞片1~2片,多脱落为单朵。单朵呈棒槌形,多弯曲,长1~1.7cm,直径约1.5mm;花被筒表面淡紫色或灰绿色,密被短柔毛,先端4裂,裂片淡紫色或黄棕色。质软,气微,味甘、微辛。

【成品性状】 醋芫花形如芫花,表面微黄色,微有醋香气。

【工艺改进】 醋液加2倍量的水稀释后与芫花拌匀,闷1小时,置滚筒式炒药机中,文火炒至近干,挂火色后取出。

狼 毒
(泻下药)

狼毒为大戟科植物月腺大戟或狼毒大戟的干燥根。主产于东北各省及江苏、安徽、浙江等省。处方用名为生狼毒、炙狼毒、醋狼毒。古代有姜制、醋炒、醋煮、醋浸、油麻制、醋熬、火炮制、猪血制、炒制、芫花醋炒、芫花醋煮、酒制等方法,现今有醋炒、醋煮等方法。

【炮制方法】

1. 狼毒 取原药材,除去杂质,洗净,润透,切片,晒干。

2. 醋狼毒 取净狼毒片,用定量的米醋拌匀,闷润。待醋被炮制品吸尽后,置炒制容器内,用文火炒干,取出,晾凉。

每 100kg 狼毒片,用米醋 30~50kg。

【炮制作用】 狼毒味辛,性平;有毒。归肝、脾经。具有散结,杀虫的功效。生狼毒毒性剧烈,少有内服,多外用杀虫。醋狼毒毒性降低,可供内服。

【药材性状】

1. 月腺大戟 为类圆形或长圆形块片,直径 1.5~8cm,厚 0.3~4cm。外皮薄,黄棕色或灰棕色,易剥落而露出黄色皮部。切面黄白色,有黄色不规则大理石样纹理或环纹。体轻,质脆,易折断,断面有粉性。气微,味微辛。

2. 狼毒大戟 外皮棕黄色,切面纹理或环纹显黑褐色。水浸后有黏性,撕开可见黏丝。

【成品性状】 醋狼毒形如生狼毒,表面黄色,微有醋香气。

柴 胡
(解表药)

柴胡为伞形科植物柴胡、狭叶柴胡的干燥根,分别习称"北柴胡"和"南柴胡"。北柴胡主产于东北、河南、河北及陕西;南柴胡主产于东北、陕西、内蒙古、河北、江苏、安徽等省区。处方用名有柴胡、醋柴胡、鳖血柴胡、酒柴胡。古代有熬法、焙制、酒拌制、酒炒制、醋炒制、蜜制、鳖血制等方法,现今有醋炙、酒炙、鳖血炙、鳖血黄酒炙等方法。

【炮制方法】

1. 柴胡 取原药材,除去杂质及残茎,洗净,润透,切厚片,干燥。

2. 醋柴胡 取净柴胡片,用定量的米醋拌匀,闷润。待醋被炮制品吸尽后,置炒制容器内,用文火炒干,取出,晾凉。

每 100kg 柴胡,用米醋 20kg。

3. 酒柴胡 取净柴胡片,用定量的黄酒拌匀,闷润。待酒被炮制品吸尽后,置炒制容器内,用文火炒干,取出,晾凉。

每 100kg 柴胡,用黄酒 10kg。

4. 鳖血柴胡 取净柴胡片,用定量洁净的新鲜鳖血及适量清水拌匀,闷润。待鳖血被炮制品吸尽后,置炒制容器内,用文火炒干,取出,晾凉。

每 100kg 柴胡,用鳖血 12.5kg。

【炮制作用】 柴胡味辛、苦,性微寒。归肝、胆、肺经。具有疏散退热,疏肝解郁,升举阳气的功效。生柴胡升散作用强,长于解表退热。醋柴胡缓和升散之性,疏肝解郁止痛作用增强。酒柴胡活血,升举阳气作用增强。鳖血柴胡能抑制升浮之性,清退肝热作用增强。

【药材性状】

1. 北柴胡 呈圆柱形或长圆锥形,长 6~15cm,直径 0.3~0.8cm。根头膨大,顶端残留 3~15 个茎基或短纤维状叶基,下部分枝。表面黑褐色或浅棕色,具纵皱纹、支根痕及皮孔。质硬而韧,不易折断,断面纤维性,皮部浅棕色,木部黄白色。气微香,味微苦。

2. 南柴胡 根较细,圆锥形,顶端有多数细毛状枯叶纤维,下部多不分枝或稍分枝。表面红棕色或黑棕色,靠近根头处多具细密环纹,质稍软,易折断,断面略平坦,不显纤维性。具败油气。

【成品性状】 北柴胡为不规则厚片,外表皮黑褐色或浅棕色。具纵皱纹和支根痕。切面淡黄白色,纤维性。质硬,气微香,味微苦(彩图9-13)。南柴胡呈类圆形或不规则片,外表皮红棕色或黑褐色。有时可见根头处具细密环纹或有细毛状枯叶纤维。切面黄白色,平坦,具败油气。醋北柴胡形如北柴胡片,表面淡棕黄色,微有醋香气,味微苦(彩图9-14)。醋南柴胡形如南柴胡片,微有醋香气。酒柴胡色泽加深,有酒香气。鳖血柴胡色泽加深,有血腥气。

香　附
(行气药)

香附为莎草科植物莎草的干燥根茎。主产于山东、浙江、湖南、河南等省。处方用名有香附、醋香附、酒香附。古代有炒制、蒸制、煮制、酒制、米泔浸后蒜仁制、石灰制、胆汁制、制炭、醋煮制、童便制、麸炒制等方法,现今有醋炙、醋煮、醋蒸及酒炙、炒炭等方法。

【炮制方法】

1. 香附　取原药材,除去毛须及杂质,切厚片或碾碎。

2. 醋香附

(1) 醋炙:取净香附片(粒),用定量的米醋拌匀,闷润。待醋被吸尽后,置炒制容器内,用文火炒干,取出,晾凉。

(2) 醋煮蒸:取净香附,置煮制容器内,加入用定量的米醋和适量清水(以平药面为宜)。用文火煮至醋液被吸尽后,再蒸5小时,闷片刻,取出。稍晾,切薄片,干燥。或干燥后捣成绿豆大颗粒。

每100kg香附,用米醋20kg。

3. 酒香附　取净香附颗粒或片,用定量的黄酒拌匀,闷润,待酒被吸尽后,置炒制容器内,用文火炒干,取出,晾凉。

每100kg香附,用黄酒20kg。

【炮制作用】 香附味辛、微苦、微甘,性平。归肝、脾、三焦经。具有疏肝解郁,理气宽中,调经止痛的功效。生香附长于理气解郁。醋香附专入肝经,增强疏肝止痛作用,并能消积化滞。酒香附通经脉,散结滞。

【药材性状】 香附药材多呈纺锤形,有的略弯曲,长2~3.5cm,直径0.5~1cm。表面棕褐色或黑褐色,有纵皱纹,并有6~10个略隆起的环节,节上有未除净的棕色毛须和须根断痕;去净毛须者较光滑,环节不明显。质硬,经蒸煮者断面黄棕色或红棕色,角质样;生晒者断面色白而显粉性,内皮层环纹明显,中柱色较深,点状维管束散在。气香,味微苦。

【成品性状】 香附为不规则厚片或颗粒状。外表皮棕褐色或黑褐色,有时可见环节。切面色白或黄棕色,质硬,内皮层环纹明显。气香、味微苦。醋香附形如香附片(粒),表面黑褐色。微有醋香气,味微苦。酒香附表面红紫色,略有酒香气。

郁 金
（活血化瘀药）

郁金为姜科植物温郁金、姜黄、广西莪术或蓬莪术的干燥块根,前两者分别习称"温郁金"和"黄丝郁金",其余按性状不同习称"桂郁金"或"绿丝郁金"。温郁金主产于浙江;黄丝郁金主产于四川;桂郁金主产于广西壮族自治区;绿丝郁金主产于四川。处方用名有郁金、醋郁金。古代有火炮制、煮制、皂荚制、焙、醋煮、制炭、煨、醋炒、酒炒、甘草制等方法,现今有醋炙、醋煮等方法。

【炮制方法】

1. 郁金　取原药材,除去杂质,洗净,润透,切薄片,干燥。

2. 醋郁金　取净郁金片或颗粒,用定量的米醋拌匀,闷润。待醋被炮制品吸尽后,置炒制容器内,用文火炒干,取出,晾凉。

每100kg香附,用米醋10kg。

【炮制作用】　郁金味辛、苦,性寒。归肝、心、肺经。具有活血止痛,行气解郁,清心凉血,利胆退黄的功效。生郁金长于疏肝行气以解郁,活血祛瘀以止痛。醋郁金引药入血分增强疏肝止痛作用。

【药材性状】

1. 温郁金　呈长圆形或卵圆形,稍扁,有的微弯曲,两端渐尖,长3.5～7cm,直径1.2～2.5cm。表面灰褐色或灰棕色,具不规则的纵皱纹,纵纹隆起处色较浅。质坚实,断面灰棕色,角质样;内皮层环明显。气微香,味微苦。

2. 黄丝郁金　呈纺锤形,有的一端细长,长2.5～4.5cm,直径1～1.5cm。表面棕灰色或灰黄色,具细皱纹。断面橙黄色,外周棕黄色至棕红色。气芳香,味辛辣。

3. 桂郁金　呈长圆锥形或长圆形,长2～6.5cm,直径1～1.8cm。表面具疏浅纵纹或较粗糙网状皱纹。气微,味微辛苦。

4. 绿丝郁金　呈长椭圆形,较粗壮,长1.5～3.5cm,直径1～1.2cm。气微,味淡。

【成品性状】　郁金为椭圆形或长条形薄片。外表皮灰黄色、灰褐色至灰棕色,具不规则纵皱纹。切面灰棕色、橙黄色至灰黑色,角质样,内皮层环明显。醋郁金色泽加深,略有醋气。

青 皮
（行气药）

青皮为芸香科植物橘及其栽培变种的干燥幼果或未成熟果实的果皮。5～6月收集自落的幼果,晒干,习称"个青皮";7～8月采收未成熟的果实,在果皮上纵剖成四瓣至基部,除尽瓤瓣,晒干,习称"四花青皮"。个青皮全国各地橘产区均产;四花青皮主产于福建、四川、广东、广西、江西、湖南、浙江等省区。处方用名有青皮、醋青皮、麸炒青皮。古代有麸炒制、水蛭炒制、制炭、斑蝥炒制、醋炒、焙、巴豆制、醋熬制、盐制等方法,现今有醋炙、炒焦、炒炭、麸炒等方法。

【炮制方法】

1. 青皮　取原药材除去杂质,洗净,闷润,切厚片或丝,晒干。

2. 醋青皮　取净青皮片或丝,用定量米醋拌匀,闷润。待醋被吸尽后置炒制容器内,用文火炒至微黄色时,取出,晾凉。

每 100kg 青皮,用米醋 15kg。

3. 麸炒青皮 定量麦麸撒于温度适宜的热锅内,用中火加热,待起烟时,投入净青皮丝或片。不断翻炒,炒至黄色时,取出。筛去麦麸,晾凉。

每 100kg 青皮,用麦麸 10kg。

【炮制作用】 青皮味苦、辛,性温。归肝、胆、胃经。具有疏肝破气,消积化滞的功效。生青皮性烈,辛散破气力强,长于破气消积。醋青皮可缓和辛烈之性,消除发汗作用,以免克伐正气,并引药入肝,增强疏肝止痛,消积化滞作用。麸炒青皮缓和辛散燥烈之性,有化积和中作用。

【药材性状】

1. 个青皮呈类球形,直径 0.5~2cm。表面灰绿色或黑绿色,微粗糙,有细密凹下的油室,顶端有稍突起的柱基,基部有圆形果梗痕。质硬,断面果皮黄白色或淡黄棕色,厚 0.1~0.2cm,外缘有油室 1~2 列。瓤囊 8~10 瓣,淡棕色。气清香,味酸、苦、辛。

2. 四花青皮的果皮剖成 4 裂片,裂片长椭圆形,长 4~6cm,厚 0.1~0.2cm。外表面灰绿色或黑绿色,密生多数油室;内表面类白色或黄白色,粗糙,附黄白色或黄棕色小筋络。质稍硬,易折断,断面外缘有油室 1~2 列。气香,味苦、辛。

【成品性状】 青皮为类圆形厚片或不规则丝状,表面灰绿色或黑绿色,密生多数油室,切面黄白色或淡黄棕色,有时可见瓤囊 8~10 瓣,淡棕色。气香,味苦、辛(彩图 9-15)。醋青皮形如青皮片或丝,色泽加深,略有醋香气,味苦、辛(彩图 9-16)。麸炒青皮色泽加深,切面黄色,有焦香气。

艾 叶
(止血药)

艾叶为菊科植物艾的干燥叶。主产于湖北、山东、安徽、河北等省。处方用名有艾叶、醋艾叶、艾叶炭、醋艾叶炭。古代有制炭、醋炒、醋煮、醋焙、醋蒸、炒黄、炒焦、米炒、盐炒、酒醋炒、酒炒、米泔制等方法,现今有醋炙、醋蒸、酒炙、炒焦、炒炭等方法。

【炮制方法】

1. 艾叶 取原药材,除去杂质及梗,筛去灰屑。

2. 醋艾叶 取净艾叶,用定量米醋拌匀,闷润。待醋被吸尽后,置炒制容器内,用文火炒干,取出,晾凉。

每 100kg 净艾叶,用米醋 15kg。

3. 艾叶炭 取净艾叶,置温度适宜的热锅内。用中火炒至表面呈焦褐色,喷淋清水少许,灭尽火星,炒至微干。取出,晾凉。

4. 醋艾叶炭 取净艾叶,置温度适宜的热锅内。用中火炒至外表呈焦褐色,喷淋定量米醋,灭尽火星,炒干。取出,晾凉。

每 100kg 净艾叶,用米醋 15kg。

【炮制作用】 艾叶味辛、苦,性温;有小毒。归肝、脾、肾经。具有温经止血,散寒止痛;外用祛湿止痒的功效。生艾叶芳香性燥,对胃有刺激性,长于理气血,祛寒燥湿。捣绒做成艾叶卷或艾柱,用以烧灸,具有温煦气血,通达经络的作用。醋艾叶温而不燥,可缓和对胃的刺激性,增强逐寒止痛作用。艾叶炭和醋艾叶炭辛散之性大减,增强温经止血作用。

【药材性状】 艾叶多皱缩、破碎,有短柄。完整叶片展平后呈卵状椭圆形,羽状深裂,裂片椭圆状披针形,边缘有不规则的粗锯齿;上表面灰绿色或深黄绿色,有稀疏的柔毛和腺点;下表面密生灰白色绒毛。质柔软,气清香,味苦。

【成品性状】 醋艾叶形如艾叶,微黑色,清香气淡,略有醋气。艾叶炭为焦黑色,多卷曲,破碎。醋艾叶炭呈不规则的碎片,表面黑褐色,有细条状叶柄。具醋香气。

【工艺改进】 预热中药烤制箱,待箱内温度达到180℃并恒定,将艾叶放入烤箱。烤制20分钟或200℃,烤10分钟,停止加热10分钟后取出,晾凉。

【注意事项】 阴虚血热者慎用。

三、盐炙技术

取待炮制品,加入定量的食盐水拌炒的技术,称为盐炙技术。

食盐水系食盐的结晶体加适量水溶化、滤过而得到的澄明液体。主含氯化钠,尚含少量的氯化镁、硫酸镁、硫酸钙等物质。食盐性味咸寒,能强筋骨,软坚散结,清热凉血,解毒,防腐,并能矫味。

（一）盐炙的目的

1. 引药归肾经,增强补肝肾作用 如杜仲、巴戟天盐炙增强补肝肾作用,小茴香、橘核、荔枝核盐炙增强理气疗疝作用,益智仁盐炙增强缩小便和固精的作用。

2. 增强滋阴降相火作用 知母、黄柏盐炙可增强滋阴降火作用。

故盐炙技术多用于炮制补肾固精,疗疝,利尿和泻相火的药物。

（二）操作方法

有先拌盐水后炒药物和先炒药物后加盐水两种方法。

1. 先拌盐水后炒药物 先取一定量的食盐,加适量清水溶解,与净待炮制品拌匀,闷润。待盐水被药物吸尽后,置炒制容器内,用文火炒至规定程度时,取出,晾凉。此法适用于大多数盐水炒的药物,如黄柏、砂仁等。

2. 先炒药物后加盐水 取净制后的待炮制品,置炒制容器内,用文火炒至一定程度,均匀喷洒适量的盐水,文火炒至规定程度,取出,晾凉。此法适用于含黏液质较多的药物,如知母、车前子等。

食盐的用量,一般为每100kg药物,用食盐2kg。

（三）注意事项

1. 加水溶解食盐时,一定要控制水量 水的用量应视药物的吸水情况而定,一般以食盐的4~5倍量为宜。若加水过多,则盐水不能被药吸尽,或者过湿不易炒干。水量过少,又不易与药物拌匀。

2. 含黏液质多的药物,不宜先与盐水拌润 车前子、知母等黏液质多的药物遇水容易发黏,盐水不易渗入,炒时又容易粘锅。所以,需先将待炮制品炒至质地疏松,再喷洒盐水,以利于盐水渗入。

3. 火力控制 盐炙法火力宜小,采用先炒药后加盐水的操作方法时,更应控制火力。若火力过大,加入盐水后,水分迅速蒸发,食盐黏附在锅上,达不到盐炙目的。

黄　柏
(清热药)

黄柏为芸香科植物黄皮树除去栓皮的干燥树皮。主产于四川、贵州等省。处方用名有黄柏、川黄柏、盐黄柏、酒黄柏、黄柏炭。古代有醋炙、盐水炒、蜜炙、炒、乳汁制、童便制、米泔制、附子汁制、煅炭等方法,现今有盐炙、酒炙、炒炭等方法。

【炮制方法】

1. 黄柏　取原药材,喷淋清水,润透,切丝,干燥。

2. 盐黄柏　取净黄柏丝或块,用定量盐水拌匀,闷润。待盐水被吸尽后,置炒制容器内,用文火炒干,取出,晾凉。

每100kg黄柏,用食盐2kg。

3. 酒黄柏　取净黄柏丝或块,用定量的黄酒拌匀,闷润。待酒被吸尽后,置炒制容器内,用文火炒干,取出,晾凉。

每100kg黄柏丝,用黄酒10kg。

4. 黄柏炭　取净黄柏丝或块,置温度适宜的热锅内,用武火炒至表面焦黑色,内部焦褐色时,喷淋清水少许,灭尽火星。取出,及时摊晾,凉透。

【炮制作用】　黄柏味苦,性寒。归肾、膀胱经。具有清热燥湿,泻火除蒸,解毒疗疮的功效。生黄柏苦燥,性寒而沉,长于清热燥湿,解毒疗疮。盐黄柏可缓和苦燥之性,不伤脾胃,并引药入肾,长于滋阴降火。酒黄柏可缓和苦寒之性,免伤脾胃,并能借酒的升腾之力,引药上行,清上焦之热。黄柏炭清湿热中兼有涩性,长于止血。

【药材性状】　黄柏药材呈板片状或浅槽状,长宽不一,厚1～6mm。外表面黄褐色或黄棕色,平坦或具纵沟纹,有的可见皮孔痕及残存的灰褐色粗皮;内表面暗黄色或淡棕色,具细密的纵棱纹。体轻,质硬,断面纤维性,呈裂片状分层,深黄色。气微,味极苦,嚼之有黏性。

【成品性状】　黄柏为丝条状。外表面黄褐色或黄棕色,内表面暗黄色或淡棕色,具纵棱纹。切面纤维性,呈裂片状分层,深黄色。味极苦。盐黄柏形如黄柏丝,表面深黄色,偶有焦斑,味极苦,微咸。酒黄柏表面深黄色,略有酒气。黄柏炭形如黄柏丝,表面焦黑色,内部深褐色或棕黑色,体轻,质脆,易折断。味苦涩。

关　黄　柏
(清热药)

关黄柏为芸香科植物黄檗除去栓皮的干燥树皮。主产于辽宁、吉林等省,内蒙古、河北、黑龙江等省区亦产。处方用名有关黄柏、盐关黄柏、酒关黄柏、关黄柏炭。古代有醋炙、盐水炒、蜜炙、炒、乳汁制、童便制、米泔制、附子汁制、煅炭等方法,现今有盐炙、酒炙、炒炭等方法。

【炮制方法】

1. 关黄柏　取原药材,除去杂质,喷淋清水,润透,切丝,干燥。

2. 盐关黄柏　取净关黄柏丝或块,用定量盐水拌匀,闷润。待盐水被吸尽后,置炒制容器内,用文火炒干,取出,晾凉。

每 100kg 关黄柏,用食盐 2kg。

3. 酒关黄柏 取净关黄柏丝或块,用定量的黄酒拌匀,闷润。待酒被吸尽后,置炒制容器内,用文火炒干,取出,晾凉。

每 100kg 关黄柏,用黄酒 10kg。

4. 关黄柏炭 取净关黄柏丝或块,置温度适宜的热锅内,用武火炒至表面焦黑色,内部焦褐色时,喷淋清水少许,灭尽火星。取出,及时摊晾,凉透。

【炮制作用】 关黄柏味苦,性寒。归肾、膀胱经。具有清热燥湿,泻火除蒸,解毒疗疮的功效。生关黄柏苦燥,性寒而沉,长于清热燥湿,解毒疗疮。盐关黄柏可缓和苦燥之性,不伤脾胃,并引药入肾,长于滋阴降火。酒关黄柏可缓和苦寒之性,免伤脾胃,并能借酒的升腾之力,引药上行,清上焦之热。关黄柏炭清湿热中兼有涩性,长于止血。

【药材性状】 关黄柏药材呈板片状或浅槽状,长宽不一,厚 2~4mm。外表面黄绿色或淡棕黄色,较平坦,有不规则的纵裂纹,皮孔痕小而少见,偶有灰白色的粗皮残留;内表面黄色或黄棕色。体轻,质较硬,断面纤维性,有的呈裂片状分层,鲜黄色或黄绿色。气微,味极苦,嚼之有黏性。

【成品性状】 关黄柏为丝状。外表面黄绿色或淡棕黄色,较平坦。内表面黄色或黄棕色。切面鲜黄色或黄绿色,有的呈片状分层。气微,味极苦。盐关黄柏形如关黄柏丝,表面深黄色,偶有焦斑,略具咸味。酒关黄柏形如关黄柏丝,表面深黄色,略有酒气。关黄柏炭形如关黄柏丝,表面焦黑色,断面焦褐色,质轻而脆。味微苦涩。

知 母
(清热药)

知母为百合科植物知母的干燥根茎。主产于河北、陕西、山西、内蒙古等省区。处方用名有知母、知母肉、炒知母、盐知母。古代有煨令微黄、酒炒、盐水炒、蜜水拌炒、童便浸、姜汤浸等方法,现今有盐炙、酒炙、麸炒等方法。

【炮制方法】

1. 知母 取原药材,除去杂质,洗净,润透,切厚片,干燥,去毛屑。

2. 盐知母 取净知母片,置温度适宜的热锅内,用文火炒至变色时,喷淋适量食盐水,炒干。取出,晾凉。

每 100kg 知母,用食盐 2kg。

【炮制作用】 知母味苦、甘,性寒。归肺、胃、肾经。具有清热泻火,滋阴润燥的功效。生知母苦寒滑利,长于清热泻火,生津润燥,尤其是泻肺、胃之火。盐知母能引药下行,专入肾经,增强滋阴降火作用,并善清虚热。

【药材性状】 知母药材呈长条状,微弯曲,略扁,偶有分枝,长 3~15cm,直径 0.8~1.5cm,一端有浅黄色的茎叶残痕。表面黄棕色至棕色,上面有一凹沟,具紧密排列的环状节,节上密生黄棕色的残存叶基,由两侧向根茎上方生长;下面隆起而略皱缩,并有凹陷或突起的点状根痕。质硬,易折断,断面黄白色。气微,味微甜、略苦,嚼之带黏性。

【成品性状】 知母为不规则类圆形厚片。外表皮黄棕色或棕色,可见少量残存的黄棕色叶基纤维和凹陷或突起的点状根痕。切面黄白色至黄色。气微,味微甜、略苦,嚼之带黏性。盐知母形如知母片,色黄或微带焦斑。味微咸。

车 前 子
(利水渗湿药)

车前子为车前科植物车前或平车前的干燥成熟种子。全国大部分地区有产。处方用名有车前子、盐车前子、炒车前子。古代有酒浸、微炒、焙、酒蒸、米泔水浸蒸、盐水炒等方法,现今有盐炙、炒黄等方法。

【炮制方法】

1. 车前子　取原药材,除去杂质。

2. 炒车前子　取净车前子,置温度适宜的热锅内,用文火炒至略有爆鸣声,并有香气逸出时,取出,晾凉。

3. 盐车前子　取净车前子,置温度适宜的热锅内,用文火炒至略有爆鸣声,喷淋适量食盐水。炒干,取出,晾凉。

每100kg车前子,用食盐2kg。

【炮制作用】　车前子味甘、性寒。归肝、肾、肺、小肠经。具有清热利尿通淋,渗湿止泻,明目,祛痰的功效。生车前子长于利尿通淋,清肺化痰,清肝明目。炒车前子寒性稍减,并能提高煎出效果,作用与生品相似,长于渗湿止泻。盐车前子能引药下行,长于泻热利尿而不伤阴,又能益肝明目。

【药材性状】　车前子呈椭圆形、不规则长圆形或三角状长圆形,略扁,长约2mm,宽约1mm。表面黄棕色至黑褐色,有细皱纹,一面有灰白色凹点状种脐。质硬,气微,味淡。

【成品性状】　炒车前子略鼓起,表面黑褐色或黄棕色,略有焦香气。盐车前子形如车前子,表面黑褐色。气微香,味略有咸味。

益 智
(补阳药)

益智为姜科植物益智的干燥成熟果实。主产于海南省山区,广东雷州半岛、广西等省区亦产。处方用名有益智、益智仁、炒益智仁、盐益智仁。古代有去壳炒、取仁盐炒、米泔制、姜汁炒、青盐酒煮、蜜炙、煨等方法,现今有清炒、蜜炙、盐炙、盐水蒸等方法。

【炮制方法】

1. 益智仁　取原药材,除去杂质及外壳,筛取种子,用时捣碎。

2. 盐益智仁　取净益智仁,用定量盐水拌匀,闷润。待盐水被吸尽后,置炒制容器内,用文火炒干,色加深时,取出,晾凉,用时捣碎。

每100kg益智仁,用食盐2kg。

【炮制作用】　益智仁味辛,性温。归脾、肾经。具有暖肾固精缩尿,温脾止泻摄唾的功效。生益智仁辛温而燥,长于温脾止泻,收摄唾涎。盐益智仁辛燥之性缓和,专行下焦,长于固精,缩尿。

【药材性状】　益智呈椭圆形,两端略尖,长1.2~2cm,直径1~1.3cm。表面棕色或灰棕色,有纵向凹凸不平的突起棱线13~20条,顶端有花被残基,基部常残存果梗。果皮薄而稍韧,与种子紧贴,种子集结成团,中有隔膜将种子团分为3瓣,每瓣有种子6~11粒。种子呈不规则的扁圆形,略有钝棱,直径约3mm,表面灰褐色或灰黄色,外被淡棕色膜质的假种皮;质硬,胚乳白色。有特异香气,味辛、微苦。

【成品性状】 盐益智仁形如益智仁,表面褐色或棕褐色,微有咸味。

杜 仲
(补阳药)

杜仲为杜仲科植物杜仲的干燥树皮。主产于湖北、四川、贵州、云南、陕西等省。处方用名有杜仲、川杜仲、炒杜仲、盐杜仲。古代有蜜炙、涂酥炙、姜汁炙、姜酒制、盐水炒、油制、醋炙、童便制等方法,现今有盐炙法。

【炮制方法】

1. 杜仲 取原药材,除去杂质,刮去残留粗皮,洗净,切块或丝,干燥。

2. 盐杜仲 取净杜仲块或丝,用定量盐水拌匀,闷润。待盐水被吸尽后,置炒制容器内,用中火炒至丝易断,表面焦黑色时,取出,晾凉。

每100kg杜仲,用食盐2kg。

 难 点 释 疑

炙制技术一般用文火进行操作,但杜仲需采用中火。

这是由于杜仲含有大量杜仲胶。杜仲胶是无效成分,会影响有效成分溶出。杜仲胶经高温易被破坏,而杜仲的有效成分耐热,故可以采用高温加热方法进行炮制,破坏杜仲胶,使胶丝断裂,以利于有效成分溶出。经炮制工艺实验研究发现,武火条件下须成炭才能达到断丝要求,损耗率大;而中火断丝损耗率小,所以杜仲炮制时采用中火进行操作。

【炮制作用】 杜仲味甘,性温。归肝、肾经。具有补肝肾,强筋骨,安胎的功效。生杜仲性温偏燥,补肝肾,强筋骨。生品应用很少,仅用于浸酒,临床多用其制品。盐杜仲能引药入肾,直达下焦,温而不燥,增强补肝肾,强筋骨,安胎作用。

【药材性状】 杜仲药材呈板片状或两边稍向内卷,大小不一,厚3~7mm。外表面淡棕色或灰褐色,有明显的皱纹或纵裂槽纹,有的树皮较薄,未去粗皮,可见明显的皮孔。内表面暗紫色,光滑。质脆,易折断,断面有细密、银白色、富弹性的橡胶丝相连。气微,味稍苦。

【成品性状】 杜仲为小方块或丝状。外表面淡棕色或灰褐色,有明显的皱纹。内表面暗紫色,光滑。断面有细密、银白色、富弹性的橡胶丝相连。气微,味稍苦。盐杜仲形如杜仲块或丝,表面焦褐色,内表面褐色,折断时橡胶丝弹性较差。味微咸。

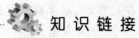 知 识 链 接

　　净制方面,去粗皮杜仲块的煎出率要高,且粗皮占药材的20%以上,故应去粗皮后入药。切制方面,杜仲切制成0.5cm的横丝煎出率高。

补 骨 脂
(补阳药)

　　补骨脂为豆科植物补骨脂的干燥成熟果实。除东北、西北地区外,全国各地均产。处方用名补骨脂、破故纸、盐骨脂、盐补骨脂。古代有酒炒、盐炒、麸炒等方法,现今有盐水炙、羊脂炙等方法。

　　【炮制方法】

　　1. 补骨脂　取原药材,除去杂质。

　　2. 盐补骨脂　取净补骨脂,用定量盐水拌匀,闷润。待盐水被吸尽后,置炒制容器内,用文火炒至微鼓起,有香气逸出时,取出,晾凉。

　　每100kg补骨脂,用食盐2kg。

　　【炮制作用】　补骨脂味辛、苦,性温。归肾、脾经。具有温肾助阳,纳气平喘,温脾止泻的功效;外用消风祛斑。生补骨脂辛热而燥,温肾作用强,长于温补脾肾,止泻痢。盐补骨脂可缓和辛燥之性,避免伤阴,引药入肾,增强补肾纳气作用。

　　【药材性状】　补骨脂呈肾形,略扁,长3~5mm,宽2~4mm,厚约1.5mm。表面黑色、黑褐色或灰褐色,具细微网状皱纹。顶端圆钝,有一小突起。凹侧有果柄痕。质硬,果皮薄,与种子不易分离;种子1枚,子叶2,黄白色,有油性。气香,味辛微苦。

　　【成品性状】　盐补骨脂形如补骨脂,表面黑色或黑褐色,微鼓起。气微香,味微咸。

砂 仁
(芳香化湿药)

　　砂仁为姜科植物阳春砂、绿壳砂、海南砂的干燥成熟果实。阳春砂主产于广东省;绿壳砂主产于云南;海南砂主产于海南。处方用名有砂仁、阳春砂、盐砂仁。古代有炒法、煨、酒炒、姜汁拌、盐水浸生炒、萝卜汁浸透后焙等方法,现今有盐炙、姜汁炙等方法。

　　【炮制方法】

　　1. 砂仁　取原药材,除去杂质,用时捣碎。

　　2. 盐砂仁　取净砂仁,用定量盐水拌匀,闷润。待盐水被吸尽后,置炒制容器内,用文火炒干。取出,晾凉,用时捣碎。

　　每100kg砂仁,用食盐2kg。

【炮制作用】 砂仁性味辛,温。归脾、胃、肾经。具有化湿开胃,温脾止泻,理气安胎的功效。生砂仁辛香,长于化湿行气,醒脾和胃,温脾止泻。盐砂仁可缓和辛燥之性,温而不燥,并能引药下行,增强温中暖肾,理气安胎,温肾缩尿作用。

【药材性状】 阳春砂和绿壳砂呈椭圆形或卵圆形,有不明显的三棱,长 1.5~2cm,直径 1~1.5cm。表面棕褐色,密生刺状突起。果皮薄而软,种子集结成团,具三钝棱。种子为不规则多面体,直径 2~3mm,表面棕红色或暗褐色,有细皱纹。气芳香而浓烈,味辛凉,微苦。海南砂呈长椭圆形或卵圆形,有明显的三棱,长 1.5~2cm,直径 0.8~1.2cm。表面被片状、分支的软刺,基部具果梗痕。

【成品性状】 盐砂仁形如砂仁,色泽加深,辛香气略减,味微咸。

四、姜炙技术

取待炮制品,加入定量的姜汁拌炒的技术,称为姜炙技术。

姜汁系姜科植物鲜姜的根茎经捣碎取汁,或用生姜或干姜加适量水煎煮去渣而得到的黄白色液体。主要成分为挥发油、姜辣素(姜烯酮、姜酮、姜萜酮混合物),还含有多种氨基酸、淀粉及树脂状物等。姜汁味辛,性温,具有解表散寒,温中止呕,化痰止咳的作用。

(一)姜炙的目的

1. 制其寒性,增强和胃止呕作用,降低毒性 黄连、竹茹姜炙可增强止呕作用,黄连还可缓和苦寒之性。半夏、南星、白附子常用生姜、白矾复制以降低毒性,增强化痰作用。

2. 缓和对咽喉的刺激性 厚朴姜炙可缓和副作用,增强宽中和胃的功效。

故姜炙技术多用于炮制祛痰止咳,降逆止呕的药物。

(二)操作方法

取待炮制品与一定量的姜汁拌匀,闷润。待姜汁被药物吸尽后,置炒制容器内,用文火炒至规定的程度时,取出,晾凉。或将待炮制品与一定量的姜汁拌匀,待姜汁被药物吸尽后,干燥。

1. 姜汁的制备 有捣汁、煮汁两种方法。捣汁(榨汁)是将生姜洗净切碎,置适宜的容器内,捣烂,加适量水,压榨取汁。残渣再加水共捣,压榨取汁,如此反复 2~3 次,合并姜汁,备用。煮汁(煎汁)是取净生姜片,置锅内,加适量水煎煮,滤过,残渣再加水煮,滤过,合并二次滤液,适当浓缩,备用。

2. 生姜的用量 一般为每 100kg 净药物,用生姜 10kg。若无生姜,可用干姜煎汁,用量约为生姜的三分之一。

(三)注意事项

制备姜汁时要控制水量,一般所得姜汁与生姜比例为 1:1 为宜。药物与姜汁拌匀后,需充分闷润,待姜汁完全被吸尽后再文火炒干,否则达不到姜炙的目的。

厚 朴
（芳香化湿药）

厚朴为木兰科植物厚朴、凹叶厚朴的干燥干皮、根皮及枝皮。主产于四川、湖北、浙江、江西等省。处方用名有厚朴、川厚朴、姜厚朴。古代有去皮制、姜汁炙、生姜枣制、糯米粥制、盐炒、煮制、醋炙、酥炙等方法，现今有姜汁浸、姜汁炙、姜汁煮等方法。

【炮制方法】

1. 厚朴　取原药材，刮去粗皮，洗净，润透，切丝，干燥。

2. 姜厚朴

（1）姜炙：取净厚朴丝，用适量的姜汁拌匀，闷润。待姜汁被药物吸尽后，置炒制容器内，用文火炒干，取出，晾凉。

（2）姜汁煮：取定量生姜切片，加水煎汤，另取刮净粗皮的厚朴，捆成捆。置姜煎汤中，用文火煮（约2小时）至姜汁被药物吸尽后，取出，切丝，干燥。

每100kg厚朴，用生姜10kg。

【炮制作用】　厚朴味苦、辛，性温。归脾、胃、肺、大肠经。具有燥湿消痰，下气除满的功效。生厚朴味辛辣，对咽喉有刺激性。不以姜制，则棘人喉舌，一般内服都不生用。姜厚朴能消除对咽喉的刺激性，增强宽中和胃止呕作用。

【药材性状】

1. 干皮　呈卷筒状或双卷筒状，长30～35cm，厚0.2～0.7cm，习称"筒朴"；近根部的干皮一端展开如喇叭口，长13～25cm，厚0.3～0.8cm，习称"靴筒朴"。外表面灰棕色或灰褐色，粗糙，有时呈鳞片状，较易剥落，有明显椭圆形皮孔和纵皱纹，刮去粗皮者显黄棕色。内表面紫棕色或深紫褐色，较平滑，具细密纵纹，划之显油痕。质坚硬，不易折断，断面颗粒性，外层灰棕色，内层紫褐色或棕色，有油性，有的可见多数小亮星。气香，味辛辣、微苦。

2. 根皮（根朴）　呈单筒状或不规则块片；有的弯曲似鸡肠，习称"鸡肠朴"。质硬，较易折断，断面纤维性。

3. 枝皮（枝朴）　呈单筒状，长10～20cm，厚0.1～0.2cm。质脆，易折断，断面纤维性。

【成品性状】　厚朴呈弯曲的丝条状或单、双卷筒状。外表面灰褐色，有时可见椭圆形皮孔或纵皱纹。内表面紫棕色或深紫褐色，较平滑，具细密纵纹，划之显油痕。切面颗粒性，有油性，有的可见小亮星。气香，味辛辣，微苦（彩图9-17）。姜厚朴形如厚朴丝，表面灰褐色，偶见焦斑。略有姜辣气（彩图9-18）。

 知识链接

水煮法：沸水中煮20分钟，晒干。发汗法：水煮20分钟，取出，上下铺盖青草，堆置，发汗5小时，至内表面颜色变紫褐，有芳香气。取出，晒干。

草 果
（祛湿药）

草果为姜科植物草果的干燥成熟果实。主产于云南、广西、贵州等省区。处方用名有草果、草果仁、炒草果、姜草果仁。古代有去皮法、去皮煨法、炒法、姜炙等方法，现今有炒、煨、姜汁炙等方法。

【炮制方法】

1. 草果仁　取原药材，除去杂质，用武火炒至焦黄色，微鼓起时，取出。稍凉，去壳取仁，用时捣碎。

2. 姜草果仁　取净草果仁，用适量的姜汁拌匀，闷润。待姜汁被药物吸尽后，置炒制容器内，用文火炒干，取出，晾凉，用时捣碎。

每 100kg 草果仁，用生姜 10kg。

【炮制作用】　草果仁味辛，性温。归脾、胃经。具有燥湿温中，截疟除痰的功效。生草果仁辛温燥烈，长于燥湿散寒，除痰截疟。姜草果仁可缓和燥烈之性，长于温中止呕。

【药材性状】　草果呈长椭圆形，具三钝棱，长 2～4cm，直径 1～2.5cm。表面灰棕色至红棕色，具纵沟及棱线，顶端有圆形突起的柱基，基部有果梗或果梗痕。果皮质坚韧，易纵向撕裂。有特异香气，味辛、微苦。

【成品性状】　姜草果仁棕褐色，偶见焦斑。有特异香气，味辛辣、微苦。

竹 茹
（化痰止咳平喘药）

竹茹为禾本科植物青秆竹、大头典竹或淡竹的茎秆的干燥中间层。主产于长江流域和南方各省。处方用名有竹茹、淡竹茹、姜竹茹。古代有炒令香、姜汁炒、醋浸等方法，现今有姜汁炙法。

【炮制方法】

1. 竹茹　取原药材，除去杂质，切段或揉成小团。

2. 姜竹茹　取净竹茹，用适量的姜汁拌匀，闷润。待姜汁被药物吸尽后，置炒制容器内，用文火如烙饼样将两面烙至黄色时，取出，晾凉。

每 100kg 竹茹，用生姜 10kg。

【炮制作用】　竹茹味甘，性微寒。归肺、胃、心、胆经。具有清热化痰，除烦，止呕的功效。生竹茹长于清热化痰，除烦。姜竹茹可增强降逆止呕作用。

【药材性状】　竹茹为卷曲成团的不规则丝条或呈长条形薄片状。宽窄厚薄不等，浅绿色、黄绿色或黄白色。纤维性，体轻松，质柔韧，有弹性。气微，味淡（彩图 9-19）。

【成品性状】　姜竹茹表面黄色，微有姜香气（彩图 9-20）。

五、蜜炙技术

取待炮制品，加入定量的蜂蜜拌炒的技术，称为蜜炙技术。

蜂蜜味甘,性平,具有补中益气,润肺止咳,缓和药性,矫味的作用。中药炮制常用的是炼蜜,能和药物起协同作用,增强药物疗效,或具解毒、缓和药性、矫嗅矫味等作用。

（一）蜜炙的目的

1. 增强润肺止咳作用　止咳平喘的药物蜜炙增强润肺止咳的作用,如百部、款冬花。

2. 补脾益气的作用　补气药甘草、黄芪蜜炙增强补脾益气作用。

3. 缓和药性　麻黄蜜炙缓和辛散之性,马兜铃蜜炙缓和苦寒之性。

故蜜炙技术多用于炮制止咳平喘,补脾益气的药物。

（二）操作方法

有先拌蜜后炒药物和先炒药物后加蜜两种方法。

1. 先拌蜂蜜后炒药　先取一定量的炼蜜,加适量开水稀释,与净待炮制品拌匀,闷润。待蜜被药物吸尽后,置炒制容器内,用文火炒至颜色加深,不粘手时,取出,晾凉,及时收藏。此法适用于大多数蜜炙的药物,如甘草、黄芪等。

每100kg净药物,用炼蜜25kg。

2. 先炒药后加蜂蜜　取净制后的待炮制品,置炒制容器内,用文火炒至颜色加深,再加入一定量的炼蜜,迅速翻动,使蜜与药物拌匀。炒至不粘手时,取出,晾凉,及时收藏。此法适用于质地致密,蜜不易被吸收的药物。如百合、槐角等。此类药先炒药,可以除去部分水分,使药物质地略变酥脆,蜜较易被吸收。

每100kg净药物,用炼蜜5kg。

炼蜜的制备:将蜂蜜置锅内,用武火加热至徐徐沸腾后,改用文火保持微沸,并除去泡沫及上浮蜡质。然后用罗筛或纱布滤去死蜂、杂质,再倾入锅内,加热至116～118℃。满锅起鱼眼泡,手捻之有黏性,两指间尚无长白丝出现时,迅速出锅。炼蜜的含水量控制在10%～13%为宜。

（三）注意事项

1. 炼蜜时,火力不宜过大,以免溢出锅外或焦化。

2. 炼蜜不可过老,含水量在10%～13%为宜。否则黏性太强不易与药物拌匀。

3. 炼蜜过于浓稠,可加适量开水稀释,约为蜜量的1/3～1/2,以蜜液能与药物拌匀,又无剩余的蜜液为宜。加水可使蜜液黏稠度降低,易与药物拌匀,易于吸收。水少则润不均匀,水多则不易炒干,易发霉变质。

4. 药物拌蜜后宜闷润4～5小时,使蜜液逐渐渗入到饮片内部。

5. 炒炙时,火力宜小,因为长时间闷润,使药材质地变软,炒制时火力大,易致外焦内软。炒炙的时间可稍长,尽量将水分除去,避免药物发霉。

6. 蜜炙药物须凉后密闭贮存,以免吸潮发黏或发酵变质。

甘　草

（补气药）

甘草为豆科植物甘草、胀果甘草或光果甘草的干燥根和根茎。甘草主产于内蒙古、新疆、宁夏、甘肃、及东北等省区;胀果甘草或光果甘草主产于新疆、甘肃。处方用名有甘草、粉甘草、炙甘草、蜜甘草。古代有炙法、酒酥制、蜜制、醋制、猪胆汁制、盐制、油制、蜜炒、煨、姜汁炒、酒炒等方法,现今有炒、麸炒、蜜炙等方法。

【炮制方法】

1. 甘草　取原药材,除去杂质,洗净,润透,切厚片,干燥。

2. 蜜甘草　取一定量的炼蜜,加适量开水稀释,与净甘草拌匀,闷润,待蜜被药物吸尽后,置炒制容器内,用文火炒至黄色至深黄色,不粘手时,取出,晾凉。

每 100kg 甘草,用炼蜜 25kg。

【炮制作用】　甘草味甘,性平。归心、肺、脾、胃经。具有补脾益气,清热解毒,祛痰止咳,缓急止痛,调和诸药的功效。生甘草味甘偏凉,长于泻火解毒,化痰止咳。蜜甘草性平偏温,长于补脾和胃,益气复脉。

【药材性状】

1. 甘草根　呈圆柱形,长 25~100cm,直径 0.6~3.5cm。外皮松紧不一。表面红棕色或灰棕色,具显著的纵皱纹、沟纹、皮孔及稀疏的细根痕。质坚实,断面略显纤维性,黄白色,粉性,形成层环明显,射线放射状,有的有裂隙。根茎呈圆柱形,表面有芽痕,断面中部有髓。气微,味甜而特殊。

2. 胀果甘草　根和根茎木质粗壮,有的分枝,外皮粗糙,多灰棕色或灰褐色。质坚硬,木质纤维多,粉性小。根茎不定芽多而粗大。

3. 光果甘草　根和根茎质地较坚实,有的分枝,外皮不粗糙,多灰棕色,皮孔细而不明显。

【成品性状】　甘草为类圆形或椭圆形厚片,直径 0.6~3.5cm。外皮松紧不一,粗糙,具纵皱纹,表面红棕色、棕色或灰棕色,切面黄白色。质坚实,略显纤维性,粉性,形成层环明显,射线放射状,有的有裂隙。气微,味甜而特殊(彩图 9-21)。蜜甘草形如甘草,表面红棕色或灰棕色,微有光泽,略有黏性,具焦香气,味甜(彩图 9-22)。

黄 芪
(补气药)

黄芪为豆科植物蒙古黄芪或膜荚黄芪的干燥根。主产于山西、内蒙古、黑龙江等省区。处方用名有黄芪、炙黄芪、蜜黄芪。古代有蒸法、盐汤浸焙、炒、酒煮、蜜炙、蜜蒸、盐水润蒸、盐蜜水炙、酒拌炒、姜汁炙、米泔拌炒等方法,现今有麸炒、蜜炙等方法。

【炮制方法】

1. 黄芪　取原药材,除去杂质,大小分开,洗净,润透,切厚片,干燥。

2. 蜜黄芪　取一定量的炼蜜加适量开水稀释,与净黄芪片拌匀闷润,待蜜被药物吸尽后,置炒制容器内用文火炒至老黄色,不粘手时,取出,晾凉。

每 100kg 黄芪,用炼蜜 25kg。

【炮制作用】　黄芪味甘,性微温。归肺、脾经。具有补气升阳,固表止汗,利水消肿,生津养血,行滞通痹,托毒排脓,敛疮生肌的功效。生黄芪长于固表止汗,利水消肿,托毒排脓。蜜黄芪长于益气补中。

【药材性状】　本品呈圆柱形,有的有分枝,上端较粗,长 30~90cm,直径 1~

3.5cm。表面淡棕黄色或淡棕褐色,有不整齐的纵皱纹或纵沟。质硬而韧,不易折断,断面纤维性强,并显粉性,皮部黄白色,木部淡黄色,有放射状纹理和裂隙,老根中心偶呈枯朽状,黑褐色或呈空洞。气微,味微甜,嚼之微有豆腥味。

【成品性状】　黄芪为类圆形或椭圆形厚片,外表皮黄白色至淡棕褐色,可见纵皱纹或纵沟。切面皮部黄白色,木部淡黄色,有放射状纹理及裂隙,有的中心偶有枯朽状,黑褐色或呈空洞。气微,味微甜,嚼之有豆腥味(彩图9-23)。蜜黄芪外表皮淡棕黄色或淡棕褐色,表面黄色,有光泽,略带黏性,有蜜香气,味甜,嚼之微有豆腥味(彩图9-24)。

【工艺改进】　预热中药烤制箱,待箱内温度达到100℃并恒定。将与炼蜜拌匀的黄芪在烤箱内铺好,烤制30分钟,停止加热10分钟后取出,晾凉。

麻　黄
(解表药)

麻黄为麻黄科植物草麻黄、中麻黄或木贼麻黄的干燥草质茎。主产于吉林、辽宁、内蒙古、山西、河南、河北、陕西等省区。处方用名有麻黄、麻黄绒、炙麻黄、炙麻黄绒、蜜麻黄、蜜麻黄绒。古代有蜜炒、炒黄等方法,现今有蜜炙麻黄、麻黄绒、蜜炙麻黄绒等方法。

【炮制方法】

1. 麻黄　取原药材,除去残根、木质茎及杂质,洗净,切段。

2. 蜜麻黄　取一定量的炼蜜加适量开水稀释,与净麻黄段拌匀闷润,待蜜被药物吸尽后,置炒制容器内用文火炒至不粘手时,取出摊晾,凉后及时收贮。

每100kg麻黄,用炼蜜20kg。

3. 麻黄绒　取净麻黄段,碾绒,筛去粉末。

4. 蜜麻黄绒　取一定量的炼蜜加适量开水稀释,与净麻黄绒拌匀闷润。待蜜被药物吸尽后,置炒制容器内用文火炒至深黄色,不粘手时,取出,晾凉。

每100kg麻黄绒,用炼蜜25kg。

【炮制作用】　麻黄味辛、微苦,性温。归肺、膀胱经。生麻黄长于发汗解表,利水消肿。蜜麻黄缓和辛散发汗作用,并且蜂蜜与麻黄起协同作用,增强宣肺平喘止咳作用。麻黄绒可缓和辛散发汗作用。蜜麻黄绒辛散发汗作用更缓和。

【药材性状】

1. 草麻黄　呈细长圆柱形,少分枝,直径1~2mm。有的带少量棕色木质茎。表面淡绿色至黄绿色,有细纵脊线,触之微有粗糙感。节明显,节间长2~6cm。节上有膜质鳞叶,长3~4mm;裂片2(稀3),锐三角形,先端灰白色,反曲,基部联合成筒状,红棕色。体轻,质脆,易折断,断面略呈纤维性,周边绿黄色,髓部红棕色,近圆形。气微香,味涩、微苦。

2. 中麻黄　多分枝,直径1.5~3mm,有粗糙感。节上膜质鳞叶长2~3mm,裂片3(稀2),先端锐尖。断面髓部呈三角状圆形。

3. 木贼麻黄　较多分枝,直径1~1.5mm,无粗糙感。节间长1.5~3cm。膜质鳞叶长1~2mm;裂片2(稀3),上部为短三角形,灰白色,先端多不反曲,基部棕红色至棕黑色。

【成品性状】 麻黄为圆柱形的段,表面淡绿色至黄绿色,粗糙,有细纵脊线,节上有细小鳞叶。切面中心显红黄色。气微香,味涩、微苦(彩图9-25)。蜜麻黄形如麻黄段,表面深黄色,微有光泽,略具黏性,有蜜香气,味甜(彩图9-26)。麻黄绒为松散的绒团状,黄绿色,体轻。蜜麻黄绒呈松散黏结纤维状,深黄色,微具甜味。

【工艺改进】 预热中药烤制箱,待箱内温度达到90℃并恒定,将与炼蜜拌匀的麻黄在烤箱内铺好,烤制2小时,停止加热10分钟后取出,晾凉。

<h1 style="text-align:center">百 部</h1>
(化痰止咳平喘药)

百部为百部科植物直立百部、蔓生百部或对叶百部的干燥块根。直立百部和蔓生百部主产于安徽、江苏、浙江、湖北等省;对叶百部主产于湖北、广东、福建、四川等省。处方用名有百部、炙百部、蜜百部等。古代有酒浸焙干、熬捣取汁、炒、蒸等方法,现今有酒泡、炒、蜜炙等方法。

【炮制方法】
1. 百部 取原药材,除去杂质,洗净,润透,切厚片,干燥。
2. 蜜百部 取一定量的炼蜜,加适量开水稀释,与净百部片拌匀,闷润。待蜜被药物吸尽后,置炒制容器内,用文火炒至不粘手时,取出,晾凉。
每100kg百部,用炼蜜12.5kg。

【炮制作用】 百部味甘、苦,性微温。归肺经。具有润肺下气止咳,杀虫灭虱的功效。生百部长于止咳化痰,灭虱杀虫。蜜百部可缓和对胃的刺激性,增强润肺止咳作用。

【药材性状】
1. 直立百部 呈纺锤形,上端较细长,皱缩弯曲,长5~12cm,直径0.5~1cm。表面黄白色或淡棕黄色,有不规则深纵沟,间或有横皱纹。质脆,易折断,断面平坦,角质样,淡黄棕色或黄白色,皮部较宽,中柱扁缩。气微,味甘、苦。
2. 蔓生百部 两端稍狭细,表面多不规则皱褶和横皱纹。
3. 对叶百部 呈长纺锤形或长条形,长8~24cm,直径0.8~2cm。表面浅黄棕色至灰棕色,具浅纵皱纹或不规则纵槽。质坚实,断面黄白色至暗棕色,中柱较大,髓部类白色。

【成品性状】 百部呈不规则厚片或不规则条形斜片;表面灰白色、棕黄色,有深纵皱纹;切面灰白色、淡黄棕色或黄白色,角质样;皮部较厚,中柱扁缩。质韧软。气微,味甘、苦。蜜百部形同百部片,表面棕黄色或褐棕色,略带焦斑,稍有黏性。味甜。

【工艺改进】 预热中药烤制箱,待箱内温度达到130℃并恒定,将与炼蜜拌匀的百部在烤箱内铺好,烤制30分钟,停止加热10分钟后取出,晾凉。

<h1 style="text-align:center">紫 菀</h1>
(化痰止咳平喘药)

紫菀为菊科植物紫菀的干燥根和根茎。主产于河北、安徽、河南、黑龙江等省。处方用名有紫菀、炙紫菀、蜜紫菀。古代有蜜浸后焙干、焙、醋炒、童便姜汁制、酒洗、蜜水炒、蜜蒸等方法,现今有炒、蜜炙、蒸等方法。

【炮制方法】

1. 紫菀　取原药材,除去杂质,洗净,稍润,切厚片或段,干燥。

2. 蜜紫菀　取一定量的炼蜜,加适量开水稀释,与净紫菀片拌匀,闷润。待蜜被药物吸尽后,置炒制容器内,用文火炒至深黄色,不粘手时,取出,晾凉。

每 100kg 紫菀,用炼蜜 25kg。

【炮制作用】　紫菀味辛、苦,性温。归肺经。具有润肺下气,消痰止咳的功效。生紫菀长于散寒降气祛痰。蜜紫菀增强润肺祛痰作用。

【药材性状】　本品根茎呈不规则块状,大小不一,顶端有茎、叶的残基;质稍硬。根茎簇生多数细根,长 3～15cm,直径 0.1～0.3cm,多编成辫状;表面紫红色或灰红色,有纵皱纹;质较柔韧。气微香,味甜、微苦。

【成品性状】　紫菀呈不规则的厚片或段。根外表皮紫红色或灰红色,有纵皱纹。切面淡棕色,中心具棕黄色的木心。气微香,味甜、微苦。蜜紫菀形如紫菀片(段),表面棕褐色或紫棕色。有蜜香气,味甜。

枇 杷 叶
（化痰止咳平喘药）

枇杷叶为蔷薇科植物枇杷的干燥叶。华东、西南、中南等省区均产,广东及江苏产量较大。处方用名有枇杷叶、炙枇杷叶、蜜枇杷叶。古代有去毛炙、甘草汤洗后酥炙、蜜炙、枣汁炙、姜炙等方法,现今有炒、蜜炙等方法。

【炮制方法】

1. 枇杷叶　取原药材,刷去绒毛,用水喷润,切丝,干燥。

2. 蜜枇杷叶　取一定量的炼蜜,加适量开水稀释,与净枇杷叶丝拌匀,闷润。待蜜被药物吸尽后,置炒制容器内,用文火炒至不粘手时,取出,晾凉。

每 100kg 枇杷叶,用炼蜜 20kg。

【炮制作用】　枇杷叶味苦,性微寒。归肺、胃经。具有清肺止咳,降逆止呕的功效。生枇杷叶长于清肺止咳,降逆止呕。蜜枇杷叶增强润肺止咳作用。

【药材性状】　本品呈长圆形或倒卵形,长 12～30cm,宽 4～9cm。先端尖,基部楔形,边缘有疏锯齿,近基部全缘。上表面灰绿色、黄棕色或红棕色,较光滑;下表面密被黄色绒毛,主脉于下表面显著突起,侧脉羽状;叶柄极短,被棕黄色绒毛。革质而脆,易折断。气微,味微苦。

【成品性状】　枇杷叶呈丝条状。表面灰绿色、黄棕色或红棕色,较光滑。下表面可见绒毛,主脉突出。革质而脆。气微,味微苦。蜜枇杷叶形如枇杷叶丝,表面棕黄色或红棕色,微显光泽,略带黏性。具蜜香气,味微甜。

旋 覆 花
（化痰止咳平喘药）

旋覆花为菊科植物旋覆花或欧亚旋覆花的干燥头状花序。全国大部分地区均有出产。处方用名有旋覆花、炙旋覆花、蜜旋覆花。古代有蒸法、焙法等方法,现今有炒、蜜炙等方法。

【炮制方法】

1. 旋覆花　取原药材,除去梗、叶及杂质。

2. 蜜旋覆花　取一定量的炼蜜,加适量开水稀释,与净旋覆花拌匀,闷润。待蜜被药物吸尽后,置炒制容器内,用文火炒至不粘手时。取出,晾凉。

每 100kg 旋覆花,用炼蜜 25kg。

【炮制作用】　旋覆花味苦、辛、咸,性微温。归肺、脾、胃、大肠经。具有降气,消痰,行水,止呕的功效。生旋覆花苦辛之味较强,降气化痰止呕力胜,而止咳作用较弱。蜜旋覆花苦辛降逆止呕作用弱于生品,药性温润。作用偏重于肺,长于润肺止咳,降气平喘。

【药材性状】　本品呈扁球形或类球形,直径 1~2cm。总苞由多数苞片组成,呈覆瓦状排列,苞片披针形或条形,灰黄色,长 4~11mm;总苞基部有时残留花梗,苞片及花梗表面被白色茸毛,舌状花 1 列,黄色,长约 1cm,多卷曲,常脱落,先端 3 齿裂;管状花多数,棕黄色,长约 5mm,先端 5 齿裂;子房顶端有多数白色冠毛,长 5~6mm。有的可见椭圆形小瘦果。体轻,易散碎。气微,味微苦。

【成品性状】　蜜旋覆花深黄色,手捻稍粘手。具蜜香气,味甜。

款 冬 花
（化痰止咳平喘药）

款冬花为菊科植物款冬的干燥花蕾。主产于河南、甘肃、山西、陕西等省。处方用名有款冬花、冬花、炙冬花、炙款冬花、蜜冬花、蜜款冬花。古代有甘草水浸法、焙法、甘草水浸、蜜水炒等方法,现今有炒、蜜炙等方法。

【炮制方法】

1. 款冬花　取原药材,除去杂质及残梗。

2. 蜜款冬花　取一定量的炼蜜,加适量开水稀释,与净款冬花拌匀,闷润。待蜜被药物吸尽后,置炒制容器内,用文火炒至不粘手时,取出,晾凉。

每 100kg 款冬花,用炼蜜 25kg。

【炮制作用】　款冬花味辛、微苦,性温。归肺经。具有润肺下气,止咳化痰的功效。生款冬花长于散寒止咳。蜜款冬花药性温润,增强润肺止咳作用。

【药材性状】　本品呈长圆棒状。单生或 2~3 个基部连生,长 1~2.5cm,直径 0.5~1cm。上端较粗,下端渐细或带有短梗,外面被有多数鱼鳞状苞片。苞片外表面紫红色或淡红色,内表面密被白色絮状茸毛。体轻,撕开后可见白色茸毛。气香,味微苦而辛。

【成品性状】　蜜款冬花表面棕黄色或棕褐色,稍带黏性,具蜜香气,味微甜。

百 合
（补阴药）

百合为百合科植物卷丹、百合或细叶百合的干燥肉质鳞叶。主产于湖北、湖南、江苏等省。处方用名有百合、炙百合、蜜百合、蒸百合。古代有水洗渍法、炙法、炒法、蜜拌蒸法、酒拌蒸法、蜜合蒸法等方法,现今有蜜炙法。

【炮制方法】

1. 百合　取原药材,除去杂质。

2. 蜜百合　取净百合,置炒制容器内,用文火炒至颜色加深。再加入用开水稀释的炼蜜,迅速翻动,使蜜与药物拌匀,炒至不粘手时,取出,晾凉。

每100kg净百合,用炼蜜5kg。

【炮制作用】　百合味甘,性寒。归心、肺经。具有养阴润肺,清心安神的功效。生品性寒,长于清心安神。蜜百合增强润肺止咳作用。

【药材性状】　本品呈长椭圆形,长2～5cm,宽1～2cm,中部厚1.3～4mm。表面类白色、淡棕黄色或微带紫色,有数条纵直平行的白色维管束。顶端稍尖,基部较宽,边缘薄,微波状,略向内弯曲。质硬而脆,断面较平坦,角质样。气微,味微苦。

【成品性状】　蜜百合表面黄色,偶见焦斑,略带黏性,味甜。

槐　角
（清热药）

槐角为豆科植物槐的干燥成熟果实。全国大部分地区均产。处方用名有槐角、炙槐角、蜜槐角、槐角炭。古代有乳汁制、烧灰、麸炒、胆汁制、煮制和黑豆汁拌蒸、清蒸等方法,现有炒黄、炒焦、蜜炙、炒炭等方法。

【炮制方法】

1. 槐角　取原药材,除去杂质。

2. 蜜槐角　取净槐角,置炒制容器内,用文火炒至鼓起,加入用开水稀释的炼蜜,用文火翻炒至外皮光亮,不粘手时,取出,晾凉,用时捣碎。

每100kg槐角,用炼蜜5kg。

3. 槐角炭　取净槐角,置温度适宜的热锅内,用武火炒至表面焦黑色,内部黄褐色时,取出,晾凉,用时捣碎。

【炮制作用】　槐角味苦,性寒。归肝、大肠经。具有清热泻火,凉血止血的功效。生槐角长于清热凉血。蜜槐角缓和苦寒之性,有润肠作用。槐角炭寒性降低,并具收涩之性,长于收敛止血。

【药材性状】　本品呈连珠状,长1～6cm,直径0.6～1cm。表面黄绿色或黄褐色,皱缩而粗糙,背缝线一侧呈黄色。质柔润,干燥皱缩,易在收缩处折断,断面黄绿色,有黏性。种子1～6粒,肾形,长约8mm,表面光滑,棕黑色,一侧有灰白色圆形种脐;质坚硬,子叶2,黄绿色。果肉气微,味苦,种子嚼之有豆腥气。

【成品性状】　蜜槐角表面稍隆起呈黄棕色至黑褐色,有光泽,略带黏性。具蜜香气,味微甜、苦。槐角炭形如槐角,表面焦黑色,内部深黄褐色,味苦。

六、油炙技术

取待炮制品,加入定量的油拌炒的技术,称为油炙技术。

油炙所用辅料主要有植物油和动物油两类。常用的有麻油(芝麻油)、羊脂油。

麻油系胡麻科植物脂麻的干燥成熟种子经压榨所得的油脂,主含亚油酸甘油酯、芝麻素等。麻油性味甘,微寒,具有清热,润燥,生肌作用。因沸点较高,可使药材质地酥脆,常用以炮制质地坚硬或有毒的物质,使之酥脆,降低毒性。常以麻油炮制的药物有马钱子、蛤蚧、地龙、豹骨等。

羊脂油性味甘,热。具有温散寒邪,补肾助阳的作用。故羊脂油炒适用于炮制补虚助阳的药物,起到增强药物温肾助阳的作用。

（一）油炙的目的
增强药物临床疗效,降低药物毒性,利于粉碎,便于调剂和服用。

（二）操作方法
有油炒法、油炸法和油脂涂酥烘烤法三种方法。

1. 油炒法　取定量羊脂油置锅内,加热熔化,倒入净待炮制品,用文火炒至油被吸尽。药物表面微黄色,呈油亮光泽时,取出,晾凉。

2. 油炸法　取植物油,置锅内加热至沸腾时,倾入待炮制品,用文火炸至一定程度。取出,沥去油,粉碎。

3. 油脂涂酥烘烤法　动物类药物切成块或锯成短节,放无烟炉火上烤热。用酥油或麻油涂布,加热烘烤,待油脂渗入药内后,再涂再烤。反复操作,直至药物质地酥脆,晾凉或粉碎。

（三）注意事项
应控制好火力和温度,以免炒焦烤糊,降低疗效,尤其是油炸药物更需注意。油脂涂酥烘烤药物时,需反复操作直至药物酥脆为止。

淫 羊 藿
（补阳药）

淫羊藿为小檗科植物淫羊藿、箭叶淫羊藿、柔毛淫羊藿或朝鲜淫羊藿的干燥叶。主产于陕西、山西、湖北、四川、辽宁等省。处方用名有淫羊藿、羊藿、仙灵脾、炙淫羊藿、炙羊藿。古代有羊脂炙法、酒煮、米泔水浸法等方法,现今有炒、酒炙、羊脂炙等方法。

【炮制方法】
1. 淫羊藿　取原药材,除去杂质,喷淋清水,稍润,切丝,干燥。

2. 炙淫羊藿　取定量羊脂油置锅内,加热熔化,加入净淫羊藿。用文火炒至油被吸尽,药物表面均匀有光泽时,取出,晾凉。

每100kg淫羊藿,用羊脂油(炼油)20kg。

【炮制作用】　淫羊藿味辛、甘,性温。归肝、肾经。具有补肾阳,强筋骨,祛风湿的功效。生淫羊藿长于祛风湿,强筋骨。羊脂油炙淫羊藿增强温肾助阳作用。

【药材性状】
1. 淫羊藿　三出复叶;小叶片卵圆形,长 3 ~ 8cm,宽 2 ~ 6cm;先端微尖,顶生小叶基部心形,两侧小叶较小,偏心形,外侧较大,呈耳状,边缘具黄色刺毛状细锯齿;上表面黄绿色,下表面灰绿色,主脉 7 ~ 9 条,基部有稀疏细长毛,细脉两面突起,网脉明显;小叶柄长 1 ~ 5cm。叶片近革质。气微,味微苦。

2. 箭叶淫羊藿　三出复叶,小叶片长卵形至卵状披针形,长 4 ~ 12cm,宽 2.5 ~

5cm;先端渐尖,两侧小叶基部明显偏斜,外侧呈箭形。下表面疏被粗短伏毛或近无毛。叶片革质。

3. 柔毛淫羊藿　叶下表面及叶柄密被绒毛状柔毛。

4. 朝鲜淫羊藿　小叶较大,长4~10cm,宽3.5~7cm,先端长尖。叶片较薄。

【成品性状】　淫羊藿呈丝片状,上表面绿色、黄绿色或浅黄色,下表面灰绿色,网脉明显,中脉及细脉凸出,边缘具黄色细毛状细锯齿。近革质,气微,味微苦。炙淫羊藿形如淫羊藿丝,表面浅黄色显油亮光泽,微有羊脂油气。

三　七
(止血药)

三七为五加科植物三七的干燥根和根茎。主产于云南、广西。处方用名有三七、田七、三七粉、熟三七。古代有研、焙等方法,现今有研粉、油炸、蒸制等方法。

【炮制方法】

1. 三七　取原药材,除去杂质,用时捣碎。

2. 三七粉　取三七,洗净,干燥,研细粉。

3. 熟三七

(1) 油炸:取植物油适量,置锅内加热至沸腾时,倾入大小分档的三七块,用文火炸至表面棕黄色时,取出,沥去油,晾凉,粉碎。

(2) 清蒸:取净三七,洗净,蒸透,取出,及时切片,干燥。

【炮制作用】　三七味甘、微苦,性温。归肝、胃经。具有散瘀止血,消肿定痛的功效。生三七长于散瘀止血,消肿定痛。具有止血而不留瘀,化瘀而不会导致出血的特点。熟三七长于滋补,止血化瘀作用较弱。

【药材性状】　主根呈类圆锥形或圆柱形,长1~6cm,直径1~4cm。表面灰褐色或灰黄色,有断续的纵皱纹和支根痕。顶端有茎痕,周围有瘤状突起。体重,质坚实,断面灰绿色、黄绿色或灰白色,木部微呈放射状排列。气微,味苦回甜。筋条呈圆柱形或圆锥形,长2~6cm,上端直径约0.8cm,下端直径约0.3cm。剪口呈不规则的皱缩块状或条状,表面有数个明显的茎痕及环纹,断面中心灰绿色或白色,边缘深绿色或灰色。

【成品性状】　三七粉呈灰白色或灰黄色,气微,味苦,回甜。熟三七为棕黄色粉末,略有油气,味微苦。

蛤　蚧
(补阳药)

蛤蚧为壁虎科动物蛤蚧的干燥体。主产于广西,云南、广东、福建等省亦产。处方用名为蛤蚧、酥蛤蚧、酒蛤蚧。古代有酒浸焙法、酥炙、醋炙、蜜炙、酒浸酥炙等方法,现今有蜜炙、酒炙、砂烫、油酥制等方法。

【炮制方法】

1. 蛤蚧　取原药材除去竹片,洗净,除去头足及鳞片,切成小块。

2. 酥蛤蚧　取净蛤蚧,涂以酥油,放无烟炉火上烤至稍黄质脆,除去头足及鳞片,切成小块。

3. 酒蛤蚧　取净蛤蚧块,用黄酒浸润后,烘干。

每100kg蛤蚧,用黄酒20kg。

【炮制作用】 蛤蚧味咸,性平。归肺、肾经。具有补肾益肺,纳气定喘,助阳益精的功效。生蛤蚧和酥蛤蚧功效相同,酥后易粉碎,减少腥气,长于补肺益肾,纳气定喘。酒蛤蚧质酥易碎,矫味,便于服用,补肾壮阳作用增强。

【药材性状】 本品呈扁片状,头颈部及躯干部长9～18cm,头颈部约占三分之一,腹背部宽6～11cm,尾长6～12cm。头略呈扁三角状,两眼多凹陷成窟窿,口内有细齿,生于颚的边缘,无异型大齿。吻部半圆形,吻鳞不切鼻孔,与鼻鳞相连。腹背部呈椭圆形,腹薄。背部呈灰黑色或银灰色,有黄白色或灰绿色斑点散在或密集成不显著的斑纹。全身密被圆形或多角形微有光泽的细鳞,有的具橙黄色至橙红色的斑点散在。气腥,味微咸。

【成品性状】 蛤蚧为不规则的片状小块,表面灰黑色或银灰色,有棕黄色的斑点及鳞甲脱落的痕迹,切面黄白色或灰黄色,脊椎骨和肋骨突起。气腥,味微咸。酥蛤蚧形如蛤蚧块,色稍黄,质较脆。酒蛤蚧形如蛤蚧块,微有酒香气,味微咸。

点 滴 积 累

1. 炙法包括:酒炙、醋炙、盐炙、姜炙、蜜炙、油炙等。所用的火力均为文火,酒炙、醋炙、盐炙、姜炙一般要求炒干或颜色加深,蜜炙要求炒至不粘手。

2. 炙法的操作一般有两种方法,一种是先拌液体辅料后炒药,一种是先炒药后加液体辅料。

3. 油炙法有三种操作方法,有油炒法、油炸法、油脂涂酥烘烤法。

目 标 检 测

一、选择题

(一)单项选择题

1. 姜汁炮炙药物的目的是( )
   A. 加强药物的止呕作用   B. 加强药物的化痰作用
   C. 加强药物的止痛效果   D. 消除药物的刺激性

2. 可引药上行的炙法是( )
   A. 醋炙   B. 蜜炙   C. 姜炙   D. 酒炙

3. 醋炙法中,米醋的常用量是( )
   A. 20%～30%   B. 10%～15%
   C. 40%～50%   D. 10%～20%

4. 宜用中火炮制的是( )
   A. 盐炙知母   B. 盐炙杜仲
   C. 蜜炙甘草   D. 醋炙柴胡

5. 淫羊藿用羊脂油炙的目的是( )

A. 增强祛风湿作用 　　　　　　　　　B. 增强温肾助阳作用

C. 增强止咳平喘作用 　　　　　　　　D. 缓和药性

6. 麻黄发汗解表的药用部位为(　　)

　　A. 草质茎 　　B. 木质茎 　　C. 根茎 　　　D. 根

7. 下列药物中常用白酒炮制的药物是(　　)

　　A. 蕲蛇 　　　B. 蟾酥 　　　C. 地龙 　　　D. 乌梢蛇

8. 白芍炮制品中适用于肝旺脾虚,腹痛腹泻的是(　　)

　　A. 醋炙白芍 　　B. 酒炙白芍 　　C. 麸炒白芍 　　D. 土炒白芍

9. 用于治疗血虚便溏时应首选(　　)

　　A. 酒炙当归 　　B. 油炙当归 　　C. 土炒当归 　　D. 当归炭

10. 治目赤肿痛、口舌生疮时应首选(　　)

　　A. 黄连 　　　B. 酒黄连 　　　C. 姜黄连 　　　D. 萸黄连

11. 醋炙芫花的目的是(　　)

　　A. 增强疏肝理气作用 　　　　　　　B. 增强活血止痛功效

　　C. 降低毒性,缓和泻下作用 　　　　　D. 便于调剂和制剂

12. 醋炙柴胡的目的是(　　)

　　A. 助其发散,增强解表退热作用

　　B. 缓其升散,增强疏肝解郁作用

　　C. 抑其升浮,增强清肝退热截疟功效

　　D. 助其升浮,增强升举阳气作用

13. 醋制后利于煎出有效成分,增强止痛作用的药物是(　　)

　　A. 香附 　　　B. 三棱 　　　C. 延胡索 　　　D. 莪术

14. 蜜炙黄芪主要用于(　　)

　　A. 表卫不固的自汗 　　　　　　　　B. 中气不足

　　C. 血热妄行 　　　　　　　　　　　D. 气滞血瘀

15. 蜜炙甘草的炮制目的是(　　)

　　A. 增强泻火解毒、调和诸药的作用

　　B. 增强润燥化痰、止咳平喘的作用

　　C. 矫味矫嗅、利于服用

　　D. 增强补中益气、缓急止痛的作用

16. 对表证较轻,喘咳较重的患者应首选(　　)

　　A. 生麻黄 　　B. 炙麻黄 　　　C. 麻黄绒 　　　D. 蜜炙麻黄绒

17. 盐炙知母的炮制作用是(　　)

　　A. 引药下行,增强滋阴降火的作用

　　B. 升提药力,增强清热解毒作用

　　C. 缓和药性,降低对脾胃的刺激性

　　D. 引药入血分,降低寒泻之性

(二) 多项选择题

1. 采用先炒药后加辅料拌炒的方法制备的药物有(　　)

　　A. 百合 　　　B. 知母 　　　C. 乳香 　　　D. 蟾酥 　　　E. 五灵脂

2. 黄连酒炙的炮制作用是(　　　)
    A. 引药上行　　　　　　　　　　　　B. 缓和寒性
    C. 增强活血止痛作用　　　　　　　　D. 善清头目之火
    E. 增强活血通络作用

3. 盐炙能增强补肝肾作用的药物有(　　　)
    A. 杜仲　　　　B. 巴戟天　　　C. 韭菜子　　　D. 小茴香　　　E. 荔枝核

4. 制后可改变药性的药物是(　　　)
    A. 甘草　　　　B. 蒲黄　　　　C. 地黄　　　　D. 紫菀　　　　E. 苏子

5. 酒炙的炮制目的是(　　　)
    A. 缓和苦寒药性,引药上行,清上焦邪热
    B. 利于溶出,协同发挥作用,增强活血通络功能
    C. 除去或减弱腥臭气味,便于服用,发挥疗效
    D. 引药入肝,增强活血散瘀,疏肝止痛的作用
    E. 引药下行,增强滋阴降火、疗疝止痛的作用

6. 下列药物中常用酒炙法矫嗅矫味的药物是(　　　)
    A. 蕲蛇　　　　B. 蟾酥　　　　C. 蛇蜕　　　　D. 乌梢蛇　　　E. 地龙

7. 下列药物常用醋炙法炮制的有(　　　)
    A. 郁金　　　　B. 常山　　　　C. 青皮　　　　D. 益智仁　　　E. 地龙

8. 醋制法多适用于哪几类药材的炮制(　　　)
    A. 疏肝行气药　　　　　　　　　　　B. 散瘀止痛药
    C. 峻下逐水药　　　　　　　　　　　D. 收敛固涩药
    E. 活血通络药

9. 下列哪些药物蜜炙后能增强润肺止咳功效(　　　)
    A. 百合　　　　B. 黄芪　　　　C. 党参　　　　D. 百部　　　　E. 枇杷叶

10. 黄柏的炮制作用有(　　　)
    A. 切丝便于调剂,煎出药效成分
    B. 生用偏于泻火解毒,清热燥湿
    C. 盐炙引药入肾,增强滋阴泻火作用
    D. 酒炙引药上行,清上焦血分湿热
    E. 炒炭清热之中兼具涩性,用于止血

11. 姜炙厚朴的炮制目的是(　　　)
    A. 消除对咽喉的刺激性　　　　　　　B. 消除滑肠泻下的副作用
    C. 增强补脾益气的功效　　　　　　　D. 增强宽中和胃的功效
    E. 增强疏肝止痛的功效

12. 关于淫羊藿的功用,下列哪些说法是正确的(　　　)
    A. 生用祛风湿　　　　　　　　　　　B. 生用强筋骨
    C. 生用祛风通络　　　　　　　　　　D. 羊脂炙增强温肾助阳作用
    E. 羊脂炙增强补肝肾作用

13. 油炙法的炮制目的有(　　　)
    A. 增强疗效　　B. 利于粉碎　　C. 便于服用　　D. 缓和药性　　E. 降低毒性

二、简答题

1. 炙制技术与加辅料炒制技术的异同点有哪些？
2. 何谓"先拌酒后炒药"？为什么酒炙法多采用此种炮制方法？
3. 简述醋炙的主要操作方法及其适应的药物。
4. 如何辨别生杜仲与盐炙杜仲？其炮制作用是什么？

（武　莹）

第十章 煅制技术

将待炮制品直接放于无烟炉火中或置于适宜的耐火容器内煅烧的方法称为煅法。有些药物煅红后，还要趁炽热投入规定的液体辅料中淬之，称为"煅淬"法。根据操作方法和要求的不同，可将煅法分为明煅法、煅淬法和扣锅煅法（暗煅法）。

药物经高温煅烧，能改变其原有性状，使其质地变得疏松，有利于粉碎和煎煮，故有"煅者去坚性"之说。同时有些药物煅后改变了理化性质，减少或消除了副作用，从而提高疗效，或产生新的作用。

煅法多用于矿物类，质地坚硬的贝壳、化石类，以及炒炭时易于灰化和较难成炭的动、植物类药物。

第一节 明煅技术

待炮制品煅制时，不隔绝空气的方法称明煅法，又称直火煅法。该法多用于较易煅制的矿物类和动物贝壳、化石类药物。此类药物一般经一次煅烧，即能达到质地酥脆的目的。

（一）明煅的目的

1. 使药物质地酥脆，易于粉碎和煎出有效成分　如花蕊石、钟乳石、石决明等，生品质地坚硬，煅后质变酥脆，便于粉碎和煎煮。

2. 增强药物疗效　如白矾、龙骨、牡蛎等，煅后能增强收敛生肌、固涩作用。

3. 改变药性，产生新的作用　如石膏，生品甘、辛，大寒，具有清热泻火，除烦止渴的功能。煅后增加了涩味，寒性减弱，具有收湿敛疮，生肌，止血作用。

（二）操作方法

1. 直接煅（直火煅）　将待炮制品直接放于无烟炉火上煅至红透或酥脆，取出，放凉。此法一般适用于体积较大且煅制时不易破碎的药物。

2. 间接煅（锅煅）　将待炮制品置铁锅或坩埚等煅制容器内，武火加热，煅透，取出，放凉。此法适用于含结晶水的矿物药以及粒度较小或煅时易碎的药物。

目前，大量生产多采用平炉煅和反射炉煅。

平炉煅是将待炮制品置炉膛内，武火加热，并用鼓风机促使温度迅速升高且升温均匀。在煅制过程中，可根据要求适当翻动，使药材受热均匀，煅至药材发红或红透时停止加热，取出放凉或进一步加工。此法煅制效率较高，适用于大量生产。但对煅温不宜过高的药物，如蛤壳、石决明、牡蛎等，操作中应注意火候，以免灰化。

高温反射炉煅是将燃料投入炉内点燃，并用鼓风机吹旺，然后将燃料口密闭，从投料口内投入药材，再将投料口密闭。利用鼓风机将火吹旺，强制炉内火焰通过火焰反射管，喷射到煅药室内的药物上煅烧。当药物煅至一定程度时，停止吹风，稍后取出放凉或进一步加工。此法煅制效率较高,适用于大量生产。但对含结晶水的矿物药及在煅制时易燃烧灰化的药材不可用此法煅制。

（三）注意事项

1. 煅制时,应将药物大小分档,以免生熟不均。

2. 煅制过程中宜一次煅透,中途不得停火,以免出现夹生现象。

3. 煅制温度、时间应适度,过高,药材易灰化,过低,则煅制不透。

4. 有些药物在煅烧时易产生爆溅,可在容器上加盖(但不密闭)防备。

白　矾
（攻毒杀虫止痒药）

白矾为硫酸盐类矿物矾石或其他铝矿石,经加工提炼制成,主要成分为十二水硫酸铝钾$[KAl(SO_4)_2 \cdot 12H_2O]$。产地在甘肃、安徽、浙江、山西、湖北。处方用名有明矾、白矾、枯矾等。古代有烧、炼、辅料制、煅法、飞法等方法,现今有生用或煅枯等方法。

【炮制方法】

1. 白矾　取原药材,除去杂质,捣碎或研细。

2. 枯矾　取净白矾,敲成小块,置适宜容器内,用武火加热至熔化,继续煅至膨胀松泡呈白色蜂窝状固体,完全干燥,停火,晾凉后取出,研成细粉。

煅制白矾时应一次性煅透,中途不得停火,不得搅拌。因搅拌过程中容易堵塞水分挥发的通路,结晶水不易除去,内热不断积蓄,传热性能降低,局部温度过高,而使白矾呈焦黄色。制枯矾时常出现煅制不透的现象,主要原因是用圆底锅,放矾过多,受热后锅底层白矾先熔化,结晶水先行蒸发形成海绵状质地疏松的枯矾,具有较强的隔热能力,一旦形成这种状态,上部液态白矾很难获得较高温度,结晶水不能及时蒸发,以致形成凉后的"僵块"。

【炮制作用】　白矾味酸、涩,性寒。归肺、脾、肝、大肠经。外用解毒杀虫,燥湿止痒。内服止血止泻,祛除风痰。枯矾酸寒之性降低,涌吐作用减弱,增强了收涩敛疮、止血化腐作用。

【药材性状】　白矾呈半透明结晶块状物,无色,乳白色或带微黄色。质坚而脆,气微,味微甜而涩(彩图10-1)。

【成品性状】　枯矾呈不透明、白色、蜂窝状或海绵状固体块状物或细粉,无结晶样物质,体轻质松,手捻易碎,味酸涩(彩图10-2)。

【工艺改进】　白矾含水量按分子式中所含结晶水计算为45.53%,由白矾制成枯矾,传统炮制法干燥失重约45%,烤箱180℃(±1℃),4小时烤品干燥失重为45.5%,两种炮制品的干燥失重无差异。采用烘箱240℃烘4小时,产品优于传统煅法。

 知 识 链 接

　　白矾煅制时50℃开始失重,120℃开始出现大量吸热过程,大约260℃左右脱水基本完成,300℃开始分解,但300～600℃分解缓慢,至750℃无水硫酸钾脱硫过程大量发生,产生硫酸钾、三氧化二铝及三氧化硫,810℃以后持续熔融,成品水溶性差,出现混浊并有沉淀,故煅制温度应控制在180～260℃为宜。

皂 矾
（杀虫药）

皂矾(绿矾)为硫酸盐类矿物水绿矾或其人工制品(绛矾),主要含七水硫酸亚铁($FeSO_4 \cdot 7H_2O$)。产地在山东、湖南、甘肃、新疆、陕西、安徽、浙江、河南。处方用名有皂矾、绿矾、煅皂矾、醋皂矾等。古代有煅赤、醋淬、姜汁制、童便制、面裹煨、米炒等方法,现今有明煅、煅醋淬等方法。

【炮制方法】

1. 皂矾　取原药材,除去杂质,打碎。

2. 煅皂矾　取净皂矾打碎,置耐火容器内,用武火加热,煅至汁尽,红透为度,取出,晾凉,研粉。

3. 醋煅皂矾(矾红)　取净皂矾打碎,置耐火容器内,加入醋,盖好,置炉火上武火加热,待皂矾溶解后搅拌均匀,继续煅至汁尽,药材全部呈绛色为度,取出,晾凉,研粉。

每100kg皂矾,用米醋20kg。

【炮制作用】　皂矾味酸,性凉。归肝、脾经。解毒燥湿,杀虫补血。内服多煅用,煅后失水变枯,不溶于水,降低了致吐的副作用,增强了燥湿止痒的作用。加醋煅后,降低了致吐的副作用,以利于内服,增强了入肝补血、解毒杀虫的功效。

【药材性状】　皂矾为不规则粒状,大小不一,绿色,半透明,有玻璃样光泽。质较脆,无臭,味涩而甜(彩图10-3)。

【成品性状】　煅皂矾失水干枯,呈无定型粉末,不透明,光泽消失,绛红色,无臭,味涩。醋皂矾呈不定型粉末,不透明,光泽消失。质地疏松,绛红色或红棕色,无臭,味涩,有醋气(彩图10-4)。

 知 识 链 接

取皂矾,用明煅法煅至红透,趁热用醋淬透,分析比较炮制前后的性质和含量变化。结果证明,炮制前铁含量为20.13%,醋制后含铁量为24.86%,提高近5%。醋制后加强脆性,质地疏松,而研末制成丸剂,人体易于吸收,增强疗效。同时皂矾通过醋制,使其强烈的酸涩之性味大部分消失,减轻对舌喉部黏膜的刺激性。

硼 砂
（拔毒化腐生肌药）

硼砂为硼酸盐类矿物硼砂经精制而成的结晶,主要含十水四硼酸钠($Na_2B_4O_7 \cdot 10H_2O$),主产地在青海、西藏。此外,云南、新疆、四川、陕西、甘肃等地亦产。处方用名有硼砂、月石、煅硼砂等。古代有熬干、烧、煅、烙、煮等方法,现今有明煅法。

【炮制方法】

1. 硼砂　取原药材,除去杂质,捣碎或研成细粉。

2. 煅硼砂　取净硼砂,适当粉碎,置耐火容器内武火加热,煅至鼓起小泡成雪白酥松块状,取出,放凉碾碎。或置耐火容器内,用武火加热,炒至鼓起小泡或雪白酥松块状,取出,晾凉,碾碎。

【炮制作用】　硼砂味甘、咸,性凉。归肺、胃经。本品多生用、外用,内服多作含化剂用。外用清热解毒,内服清肺化痰。煅制后具有燥湿收敛作用,对局部渗出物容易吸收,同时易研成细粉。

【成品性状】　硼砂为不规则块状,无色透明或白色半透明,有玻璃样光泽,质较重易破碎,气无,味甜略带咸,久置失水成白色粉状。

【药材性状】　煅硼砂为白色粉末,体轻,不透明,无光泽。

【工艺改进】　煅制硼砂的传统方法,往往造成“结底”、“夹生”、“污边”等现象。改用干燥箱制备,以1～2cm的试样铺展厚度,温度控制在140℃,加热4小时即可。亦有研究表明,采用微波法炮制硼砂,较传统的明煅法效果为好,其中火力、加热时间、药材质量对结果影响较大,样品厚度对结果影响不大。

 知 识 链 接

硼砂有弱的抑菌作用,而煅硼砂对皮肤羊毛样小孢子癣菌有较强的抑制作用,可用作消毒防腐剂。

石　膏
（清热药）

石膏为硫酸盐类矿物硬石膏族石膏,主要含二水硫酸钙($CaSO_4 \cdot 2H_2O$)。产地在湖北、甘肃、四川、安徽。以湖北应城产者最佳。处方用名有石膏、生石膏、煅石膏等。古代有甘草水飞、煅、糖拌炒等方法,现今有明煅法。

【炮制方法】
1. 生石膏　取原药材,洗净,晒干,敲成小块,除去夹石,碾成细粉。
2. 煅石膏　取净石膏块,置无烟炉火或耐火容器内,用武火加热,煅至红透,取出,晾凉,碾碎。

【炮制作用】　石膏味甘、辛,性大寒。归肺、胃经。清热泻火,除烦止渴。用于外感热病,高热烦渴,肺热喘咳,胃火亢盛,头痛,牙痛。煅后性味甘、辛、涩,寒。收湿,生肌,敛疮,止血。外治溃疡不敛,湿疹瘙痒,水火烫伤,外伤出血。

【药材性状】　生石膏为不规则块状或粉末,白色、灰色或淡黄色,纵断面呈纤维状或板状,并有绢丝样光泽,半透明。体重质坚硬而松,无臭,味淡。

【成品性状】　煅石膏呈不规则块状或条状,洁白或粉白色,纹理破坏,光泽消失,不透明,表面松脆,易剥落,质地疏松。

【工艺改进】　现有用微波法煅制石膏的,将石膏放入微波炉中,加热20分钟,取出,放凉,碾碎。将石膏碾碎,置铁锅中武火加热至没有水汽溢出。上述方法都能达到药典要求。

知 识 链 接

化学成分研究表明,生石膏为二水硫酸钙,加热至 80~90℃ 开始失水,至 225℃ 时可全部脱水转化为煅石膏,其物理性状也发生改变,应属长石(硬石膏)的性状,但化学成分特征无变化。石膏的溶出率随结晶水含量的减少而降低。石膏表层的红棕色及灰黄色矿物质和质次的硬石膏中含砷量较高,接近《中国药典》规定的限量。有报道石膏中毒死亡的病例,其原因主要是因为石膏中混有含砷化合物所引起,故应注意石膏的来源与质量,并应将表层及内部夹石杂质去净。

钟 乳 石
(温肾壮阳药)

钟乳石为碳酸盐类矿物方解石,主要含碳酸钙($CaCO_3$)。产地在广西、广东、湖北、四川、贵州、云南、陕西、甘肃、山西。处方用名有钟乳石、石钟乳、煅钟乳石等。古代有甘草、紫背天葵汁煮、焙、水飞、炼、煅等方法,现今有明煅法。

【炮制方法】
1. 钟乳石　取原药材,除去杂质,洗净,干燥,砸成小块。
2. 煅钟乳石　取洗净砸碎的钟乳石,置耐火容器内,放入炉火中,武火煅至红透,取出,晾凉,碾碎或研末。

【炮制作用】　钟乳石味甘,性温。归肺、肾、胃经。温肺,助阳,平喘,制酸,通乳。煅钟乳石易于粉碎和煎出有效成分,增强温肾壮阳作用,也可用于消肿毒。

【药材性状】　钟乳石为不规则块状,外表白色,灰白色或棕黄色,粗糙,凹凸不平。质坚硬,有光泽,滴加稀盐酸可见大量泡沫。

【成品性状】　煅钟乳石呈灰白色不规则块状,质地酥脆,光泽消失。

赤 石 脂
(收涩药)

赤石脂为硅酸盐类矿物多水高岭石,主要成分为四水硅酸铝$[Al_4(Si_4O_{10})(OH)_8 \cdot 4H_2O]$。产地在福建、山东、江苏、河南、陕西、江西、湖南。处方用名有赤石脂、煅赤石脂、醋赤石脂等。古代有煅、烧、醋淬、醋炒、水飞、煨等方法,现今有明煅法、醋拌后明煅法。

【炮制方法】
1. 赤石脂　取原药材,除去杂质,捣碎或研成细粉。
2. 煅赤石脂　取净赤石脂,置无烟炉火上,用武火加热,煅至红透,取出,晾凉,捣成粉末。
3. 醋赤石脂　取净赤石脂,碾成细粉,用醋调匀,搓条,切段,干燥后,置无烟炉火上,武火加热,煅至红透,取出,晾凉,用时捣碎。

每 100kg 赤石脂,用米醋 30kg。

【炮制作用】　赤石脂味甘、酸、涩,性温。归大肠、胃经。具有涩肠,止血,生肌敛疮的功效。用于久泻久痢,大便出血,崩漏带下;外治疮疡不敛,湿疹脓水浸淫。煅赤石脂与醋赤石脂作用相似,能增强固涩收敛作用。

【药材性状】 赤石脂为块状集合体,呈不规则的块状,粉红色、红色至紫红色,或有红白相间的花纹。质软,易碎,断面有的具蜡样光泽,吸水性强,具黏土气,味淡,嚼之无沙粒感。

【成品性状】 煅赤石脂为土红色细颗粒或细粉,质疏松。醋赤石脂为深红色或红褐色细粉。

 知 识 链 接

赤石脂主含硅酸铝,尚含有铁、铝等元素。硅酸铝有吸附作用,并能形成消化道黏膜保护。煅后钙、铝溶出量增多,铁的溶出量减少,利于止血止泻。水飞能去除杂质铅,降低毒性。

瓦 楞 子
（化痰止咳平喘药）

瓦楞子为蚶科动物魁蚶、泥蚶或毛蚶的贝壳。产地在浙江、江苏、山东、广东、辽宁。处方用名有瓦楞子、煅瓦楞子等。古代有明煅、煅醋淬、煅盐淬、醋制、炙制等方法,现今有明煅法。

【炮制方法】

1. 瓦楞子　取原药材,洗净,捞出,干燥,碾碎或研粉。

2. 煅瓦楞子　取净瓦楞子,置耐火容器内,武火加热,煅至酥脆,取出,晾凉,碾碎或研粉。

 知 识 链 接

对瓦楞子3种炮制品水煎液进行元素含量测定,锌、铅、锰、铁、钙、铜在3种炮制品水煎液中含量的高低为:煅醋淬品>煅品>生品,其中煅品煎液中钙的含量增加50多倍。

【炮制作用】 瓦楞子味咸,性平。归肺、胃、肝经。具有消痰化瘀,软坚散结,制酸止痛的功效。煅瓦楞子制酸止痛力强,且煅后质地酥脆,便于粉碎入药。

【药材性状】 瓦楞子为不规则碎片或粒状,白色或灰白色,较大碎块仍显瓦楞线,有光泽,质坚硬,研粉后呈白色无定型粉末。

【成品性状】 煅瓦楞子呈不规则碎片或颗粒,灰白色,光泽消失,质地酥脆。

点 滴 积 累

1. 明煅是将药物直接放在炉火中或置于耐火容器中直接煅烧的一种操作方法。主要用于矿物类、贝壳类以及化石类药物的炮制。

2. 由于明煅法通常不加盖,利于药材中所含水分的蒸发,特别适用于含有结晶水的药物的煅制。

第二节 煅淬技术

将待炮制品按明煅法煅烧至红透后,立即投入定量的液体辅料(淬液)中骤然冷却,使之酥松的方法,称为煅淬法。常用的淬液有醋、酒、药汁、清水等。

(一)煅淬的目的

1. 使药物质地酥松,易于粉碎和煎出有效成分 质地坚硬的药物经高温煅烧,受热膨胀后投入淬液中迅速冷却,则表面晶格迅速缩小,内部晶格仍处于膨胀状态,从而产生裂隙,淬液进入裂隙还可继续冷却,产生新的裂隙,经反复煅淬,晶格间完全裂解,因此达到酥松的目的。

2. 改变药物理化性质,减少副作用,增强疗效 某些药物经煅淬后,不仅质地酥松,而且化学成分也会发生改变,从而减少副作用,增强疗效。如自然铜煅后生成硫化亚铁,炉甘石煅后生成氧化锌,含铁矿物药煅后醋淬有醋酸亚铁生成。

3. 除去杂质和毒性成分,洁净药物 如自然铜、磁石、炉甘石等,夹有杂质,甚至含有毒的砷、锶、铅等成分,经煅淬后,可除去。

(二)操作方法

取净药物,直接放于无烟炉火中或置于适宜的耐火容器内,煅烧至红透时,取出,立即投入定量的液体辅料中浸淬,如此反复煅、淬数次,直至质地酥松为度。

(三)注意事项

1. 药物应砸成小块,以减少煅淬的次数。

2. 应煅至药物质地全部酥松,辅料被吸尽为度。

3. 淬液种类和用量由各个药物的性质和目的要求而定。

自 然 铜
(活血化瘀药)

自然铜为等轴晶系矿物黄铁矿石,主要含二硫化铁(FeS_2)。产地在辽宁、河北、江苏、安徽、湖北、湖南、广东、四川、云南。处方用名有自然铜、煅自然铜等。古代有煅、煅甘草汁淬、煅醋淬、煅酒淬等方法,现今有火煅醋淬法。

【炮制方法】

1. 自然铜 取原药材,除去杂质,洗净,干燥,砸碎。

2. 煅自然铜 取净自然铜,置耐火容器内,用武火加热,煅至红透。立即取出,投入醋液中淬制,待冷后取出,继续煅烧醋淬至黑褐色,外表脆裂,光泽消失,质地酥脆,取出,晾凉,干燥后碾碎。

每 100kg 自然铜,用米醋 30kg。

【炮制作用】 自然铜味辛,性平。归肝经。具有散瘀止痛,续筋接骨的功效。本品多煅制用,经煅淬后,可增强散瘀止痛作用,质地酥脆,便于粉碎加工,利于煎出有效成分。

【药材性状】 自然铜为小方块状,大小不一,表面金黄色或黄褐色,有金属光泽,质重而硬(彩图 10-5)。

【成品性状】 煅自然铜为不规则的碎粒,呈黑褐色或黑色,无金属光泽,质地酥脆,有醋气,碾碎后呈无定型黑色粉末(彩图 10-6)。

 知识链接

自然铜主含二硫化铁,煅后二硫化铁分解成硫化铁,经醋淬后表面部分生成醋酸亚铁,且能使药物质地疏松,便于粉碎,并使药物中铁离子溶出增加,易于吸收,促进体内造血系统功能增强,增加造血速度,使血中红细胞总数及血色素含量恢复正常。煅制温度和时间是影响炮制品质量的主要因素,一般认为煅至红透(800℃左右,1~2 小时),醋淬数次,内外均应煅至无金属光泽,松脆为度。温度过低,二硫化铁尚未分解。温度过高,则生成磁性四氧化三铁,对有效成分的溶出产生不利的影响。

赭 石
(平肝息风药)

赭石为三方晶系矿物赤铁矿,主要含三氧化二铁(Fe_2O_3)。产地在山西、河北、广东、河南、山东、四川、湖南。处方用名有赭石、代赭石、煅赭石等。古代有煅醋淬、水飞、煨醋淬、酒醋煮等方法,现今有火煅醋淬法。

【炮制方法】

1. 赭石 取原药材,除去杂质,洗净晒干,打碎。

2. 煅赭石 取净赭石砸成小块,置耐火容器内用武火加热,煅至红透,立即倒入醋液淬制,如此反复煅淬至质地酥脆,淬液用尽为度。

每 100kg 代赭石,用米醋 30kg。

【炮制作用】 赭石味苦,性寒。归肝、心、肺、胃经。具有平肝潜阳,重镇降逆,凉血止血的功效。煅赭石降低了苦寒之性,增强了平肝止血作用,并使质地酥脆,易于粉碎和煎出有效成分。

【药材性状】 赭石为不规则扁平块状,大小不一,红棕色,表面有圆形乳头状突起,习称"丁头代赭",与之相对的另一面相对应处有同样大小的凹窝。质坚,体重,气微味淡(彩图 10-7)。

【成品性状】 煅赭石为无定型粉末或成团粉末,暗褐色或紫褐色,光泽消失,质地酥脆,略带醋气(彩图 10-8)。

 知识链接

对赭石生、煅品水溶性成分光谱分析,煅赭石比赭石的锰、铁、钙、镁、硅等成分溶出量都有较大增加,证明煅后药物质地酥脆,确使有效成分易于溶出,尤其钙的溶出量增加 30 倍之多,而对人体有害成分砷的溶出量大大减少。

磁 石
（安神药）

磁石为等轴晶系磁铁矿石,主要含四氧化三铁(Fe_3O_4)。产地在辽宁、河北、山东、安徽、江苏。处方用名有磁石、灵磁石、煅磁石等。古代有烧醋淬后水飞、药汁煮后水飞、烧酒淬等方法,现今有火煅醋淬法。

【炮制方法】

1. 磁石　取原药材,除去杂质,碾碎。

2. 煅磁石　取净磁石,砸成小块,置耐火容器内,用武火煅至红透,趁热倒入醋液内淬制,冷却后取出,反复煅淬至酥脆,取出干燥,碾碎。

每100kg磁石,用米醋30kg。

【炮制作用】　磁石味咸,性寒。归肝、心、肾经。镇惊安神,平肝潜阳,聪耳明目,纳气平喘。煅磁石聪耳明目,补肾纳气力强,质地酥脆,易于粉碎及煎出有效成分,缓和了重镇安神功效。

【药材性状】　磁石为多棱角不规则块状,表面铁黑色或棕褐色,有金属样光泽。体重,质坚硬,断面不整齐,具磁性。有土腥气,无味。

【成品性状】　煅磁石呈黑色或深灰色无定型粉末,光泽消失,质地酥脆,略有醋气。

 知 识 链 接

对磁石炮制前后含砷量进行比较,发现磁石经煅醋淬后,砷含量显著降低。另有报道,采用原子发射光谱分析炮制前后微量元素的变化。发现磁石中含有的有害元素钛、锰、铝、铬、钡、锶等,煅制后均有变化,尤其锶煅制后未检出,故说明磁石煅制对消除其含有的有害元素具有一定意义。

紫 石 英
（补虚药）

紫石英为立方晶系矿物萤石,主要含氟化钙(CaF_2)。产地在浙江、江苏、湖南、湖北、河北、甘肃、辽宁、黑龙江。处方用名有紫石英、煅紫石英等。古代有煅、煅醋淬、水飞、煨等方法,现今有火煅醋淬法。

【炮制方法】

1. 紫石英　取原药材,除去杂质,洗净,干燥,碾碎或捣碎。

2. 煅紫石英　取净紫石英块,置耐火容器内,用武火加热,煅至红透。立即倒入醋中淬制,取出,反复煅淬至酥脆,干燥,捣碎。

每100kg紫石英,用米醋30kg。

淬制时药物冷却后迅速取出,不宜长期浸泡,否则时间过长药物颜色转白,影响质量。

【炮制作用】　紫石英味甘,性温。归肾、心、肺经。具有温肾暖宫,镇心安神,温肺平喘的功效。煅紫石英质地疏松,便于粉碎加工,易于煎出有效成分,温肺降逆,散寒暖宫力强。

【药材性状】 紫石英为不规则块状,外表紫色或绿色,中间夹有白色脉,透明或半透明,有玻璃样光泽,手触有油滑感。体重,质坚硬。无臭,味淡。

【成品性状】 煅紫石英呈不规则块状碎粒,紫黑色或赭色,无光泽,局部崩裂,表面粗糙,质地酥脆,带醋气。

 知 识 链 接

紫石英主含氟化钙,人体摄入氟过多,会对牙齿骨骼,神经系统、肾脏、心血管及甲状腺有损害作用,不宜久服。

炉 甘 石
(拔毒化腐生肌药)

炉甘石为三方晶系碳酸盐类矿物菱锌矿石,主要含碳酸锌($ZnCO_3$)。产地在广西、湖南、四川、云南。处方用名有炉甘石、煅炉甘石、制炉甘石等。古代有煅黄连淬、三黄汤制、黄连制、龙胆制、煅淬等方法,现今有煅淬法。

【炮制方法】

1. 炉甘石 取原药材,除去杂质,打碎。

2. 煅炉甘石 取净炉甘石,置耐火容器内,用武火加热,煅至红透,取出,立即倒入水中浸淬,搅拌,倾取上层水中混悬液,残渣继续煅淬 3~4 次,至不能混悬为度,合并混悬液,静置,待澄清后倾去上层清水,干燥,研成细粉。

 知 识 链 接

炉甘石含毒副作用成分铅等,火煅、水飞后含量降低,生炉甘石铅在溶出物中含量大于3%,而煅、飞后只占0.4%,从这一点考虑,水飞时应只取上部混悬液,沉而不浮者应弃去。

3. 制炉甘石

(1) 黄连汤制:取黄连加水煎汤 2~3 次,滤过去渣,合并药汁浓缩,加入煅炉甘石细粉中拌匀,吸尽后,干燥。

每 100kg 煅炉甘石细粉,用黄连 12.5kg。

(2) 三黄汤制:取黄连、黄柏、黄芩加水煮汤 2~3 次,至苦味淡薄,滤过去渣,加入煅炉甘石细粉中拌匀,吸尽后,干燥。

每 100kg 煅炉甘石,用黄连、黄柏、黄芩各 12.5kg。

本品多作眼科外用药,临床要求极细药粉,大多煅淬后还需水飞制取,制炉甘石应选用水飞后的细粉。

【炮制作用】 炉甘石味甘,性平。归肝、脾经。解毒明目退翳,收湿止痒敛疮。炉甘石一般不生用,也不作内服,多作外敷剂使用,经煅淬水飞后,质地纯洁细腻,适宜于眼科及外敷用,消除了由于颗粒较粗而造成的对敏感部位的刺激性。采用黄连及三黄汤煅淬或拌制,可增强清热明目,敛疮收湿的功效。

【药材性状】 炉甘石为不规则碎块状,表面白色或淡红色,不平坦,具众多小孔,显粉性。体轻,易碎,无臭,味微涩。

【成品性状】 煅炉甘石呈白色或灰白色,质轻松。制炉甘石呈黄色或深黄色细粉,质轻松,味苦。

点 滴 积 累

1. 煅淬法针对的是质地非常坚实,经过明煅处理仍然达不到质地酥脆的矿石类药材。常用操作有醋淬、酒淬、药汁淬、清水淬等。

2. 煅淬法在明煅的基础上加入淬制这一环节,加大了对矿物的破坏程度,故适合明煅法的药物,除了含结晶水类之外,亦可以通过煅淬法来炮制。

第三节 扣锅煅技术

待炮制品在高温缺氧条件下煅烧成炭的方法称扣锅煅法,又称密闭煅、焖煅、暗煅。适用于煅制质地疏松,炒炭易灰化及某些中成药在制备过程需要综合制炭的药物。

（一）煅炭的目的

1. 增强和产生止血作用 如血余炭和棕榈炭,生品一般不入药,煅炭后,能产生止血作用。灯心草、荷叶等煅成炭后,增强止血作用。

2. 降低毒性和刺激性 如干漆等有毒性和有刺激性的药物,煅炭后毒性降低或消除。

（二）操作方法

将净药物置锅内,上盖一较小的锅,两锅结合处先用湿纸封堵,再用盐泥封严,扣锅上压一重物,扣锅底部贴一白纸条,或放几粒大米。待盐泥稍干后,先用文火后用武火加热,煅至白纸或大米呈焦黄色,药物全部炭化存性为度,离火,待冷却后,取出药物。

另有在两锅盐泥封闭处留一小孔,用筷子塞住,在炉火上煅烧,时时观察小孔处的烟雾,当有白烟至黄烟转成青烟减少时,降低火力,煅至基本无烟时,离火,冷却后取出药物。

亦可滴水于扣锅底部,若立即沸腾,可判定煅制程度适中。

（三）注意事项

1. 需待封堵的盐泥半干时再煅烧。煅烧过程中,由于药物受热炭化,有大量气体及浓烟从锅缝中喷出,应随时用湿泥堵封,以防空气进入,使药物灰化。

2. 药材煅透后应放置冷却再开锅,以免药材遇空气后燃烧灰化。

3. 煅锅内药料不宜放得过多,过紧,以免煅制不透,影响煅炭质量 装药量一般为锅容量的2/3,变化剧烈的血余、干漆等,装量不能超过锅容量的1/3,以免产生多量气体将扣锅顶开。

血余炭
（止血药）

血余炭为人头发制成的炭化物。全国各地均产。处方用名为血余炭等，古代有燔制、烧灰、扣锅煅、炙制、焙等方法，现今有扣锅煅法。

【炮制方法】　取头发，除去杂质，反复用稀碱水洗去油垢，清水漂净，晒干，装于锅内，上扣一个口径较小的锅，两锅结合处用盐泥或黄泥封固，上压重物，扣锅底部贴一白纸条，或放几粒大米，先用文火加热，稍后改为武火加热，煅至白纸或大米呈深黄色为度，离火，晾凉后取出，剁成小块。

【炮制作用】　血余炭味苦，性平。归肝、胃经。具有收敛止血，化瘀，利尿的功效。本品不生用，入药必须煅制成炭，煅后方具有止血作用。

【成品性状】　血余炭为不规则的小块状，大小不一，乌黑而光亮，呈蜂窝状，研之清脆有声，质轻松易碎。有臭气，味苦（彩图10-9，彩图10-10）。

 知 识 链 接

头发主要含纤维蛋白，血余炭可显著缩短实验动物的出、凝血时间，而人发的水和乙醇煎出液则无效，从血余炭中提得粗结晶止血作用更强。进一步研究证实，血余炭的粗结晶具有内源性系统止血功能，其止血原理与血浆中环磷酸腺苷 cAMP 含量降低有关。

棕 榈
（收敛止血药）

棕榈为棕榈科植物棕榈的干燥叶鞘纤维（棕毛）及叶柄。产地在甘肃、浙江、福建、广东、云南、贵州、台湾。处方用名有棕板、棕榈炭、陈棕炭、棕板炭等。古代有烧、煅、炒等方法，现今有扣锅煅法。

【炮制方法】

1. 棕榈　取原药材，除去杂质，洗净，切段，干燥，筛去灰屑。

2. 棕榈炭

（1）煅炭：取净棕榈段或棕板块置锅内，上扣一较小锅，两锅结合处用盐泥封固，上压重物，并贴一块白纸条或大米数粒，先用文火加热，稍后改为武火加热，煅至白纸或大米呈深黄色时，停火，待锅凉后，取出。

（2）炒炭：取净棕板，切成小块，用武火炒至黑棕色，喷淋少量清水，取出干燥。

【炮制作用】　棕榈炭味苦、涩，性平。归肺、肝、大肠经。具有收涩止血的功效。生棕榈不入药，经煅后具有止血作用。

【药材性状】　棕榈为不规则的块，表面红棕色，粗糙，有纵直皱纹，两面附有多数棕色棕毛，切面纤维状。质坚实，气微，味淡（彩图10-11）。

【成品性状】　煅棕榈炭为黑褐色或黑色的块状，有光泽，质酥脆，味苦涩。炒棕榈炭表面黑棕色，微发亮，内部棕褐色，质较脆（彩图10-12）。

【工艺改进】 砂烫制炭,以砂温250℃,加热烫制8分钟左右,烫至棕榈表面深褐色,内部棕褐色。成品收得率为70%,棕榈炭存性程度适中,饮片质量均匀,有效成分含量高,止血效果好。

 知 识 链 接

棕榈经制炭后,所含化学成分的组成和含量发生了复杂的变化,总鞣质量有所下降。动物实验表明,棕榈炭能缩短出血时间和凝血时间。由凝血试验结果可知,不论新棕皮炭或新棕板炭均无作用,陈棕炭、陈棕皮炭则有明显作用,尤其是取自多年的破旧陈棕则作用更为明显,说明"年久败棕入药尤妙"的古人经验是有道理的,用药以陈久者为宜。

灯 心 草
(利水渗湿药)

灯心草为灯心草科植物灯心草的干燥茎髓。产地在江苏、四川、云南、贵州。处方用名有灯心草、灯心、灯心炭、朱砂拌灯心、青黛拌灯心等。古代有烧炭、煅炭、朱砂拌制等方法,现今有煅炭法。

【炮制方法】

1. 灯心草 取原药材,拣净杂质,剪成段。

2. 灯心炭 取净灯心草,扎成小把,置煅锅内,上扣一口径较小的锅,接合处用盐泥封固,在扣锅上压以重物,并贴一条白纸或数粒大米,先用文火加热,稍后改为武火加热,煅至纸条或大米呈深黄色时停火,待锅凉后,取出。

3. 朱砂拌灯心 取灯心草段,置盆内,喷淋清水少许,微润。加朱砂细粉,撒布均匀,并随时翻动,至表面挂匀朱砂为度,取出,晾凉。

每100kg灯心草,用朱砂6.25kg。

4. 青黛拌灯心 取灯心草段,置盆内,喷淋清水少许,微润。加青黛粉,撒布均匀,并随时翻动,至表面挂匀青黛为度,取出,晾凉。

每100kg灯心草,用青黛15kg。

【炮制作用】 灯心草味甘、淡,性微寒。归心、肺、小肠经。具有清心火,利小便的功效。灯心草长于利水通淋。灯心炭凉血止血,清热敛疮,多外用治咽痹,乳蛾,阴疳。朱砂拌灯心偏于清心安神,青黛拌灯心偏于凉血清肝热。

【药材性状】 灯心草为细圆形条状,表面白色或黄白色,有细纵纹。体轻质软,略有弹性,无臭,味淡。

【成品性状】 灯心炭呈炭黑色,有光泽,质轻松,易碎。朱砂拌灯心全体披朱砂细粉,青黛拌灯心全体披青黛细粉。

荷 叶
(收涩药)

荷叶为睡莲科植物莲的干燥叶。产地在湖南、福建、江苏、浙江及南方各地。处方用名有荷叶、荷叶炭等。古代有煅、烧令烟尽、焙、熬、炒黄等方法,现今有煅炭法。

【炮制方法】

1. 荷叶 取原药材,除去杂质及叶柄,抢水洗净,稍润,切丝,干燥。

2. 荷叶炭 取净荷叶折叠后平放锅内,留有空隙,上扣一个口径较小的锅,两锅接合处用盐泥封固,上压重物,并贴一白纸条或大米数粒。先用文火加热,稍后改为武火加热,煅至白纸条或大米呈深黄色时,停火,待锅凉后,取出。

【炮制作用】 荷叶味苦,性平。归肝、脾、胃经。具有清暑化湿,升发清阳,凉血止血的功效。荷叶炭收涩化瘀止血力强。

【药材性状】 荷叶为不规则丝片状,青灰色或黄绿色,叶脉明显凸起,质脆易碎,具清香气,味微苦。

【成品性状】 荷叶炭表面呈炭黑色,味苦涩。

干 漆
（活血祛瘀药）

干漆为漆树科植物漆树的树脂经加工后的干燥品,一般收集盛漆器具底留下的漆渣,干燥。产地在甘肃、陕西、山西、河南、山东、江苏、浙江、安徽、江西、湖北、四川、云南、贵州、广东等地。处方用名有干漆、煅干漆、干漆炭等。古代有熬绝烟、烧、煅炭、炒、煮等方法,现今有炒炭、煅烧法。

【炮制方法】

1. 煅干漆 取净干漆块置锅内,上盖一个口径较小的锅,两锅接合处用盐泥封闭,上压重物,扣锅底部贴一白纸条或放几粒大米,先用文火加热,稍后改为武火加热,煅至白纸或大米呈老黄色为度。离火,待凉后取出,剎成小块或碾碎。

2. 炒干漆 取净干漆砸成小块,置锅中,中火加热,炒至枯焦,黑烟尽,取出,晾凉。

【炮制作用】 干漆味辛,性温;有毒。归肝、脾经。具有破瘀通经,消积杀虫的功效。生干漆辛温有毒,伤营血,损脾胃,不宜生用。煅后降低其毒性和刺激性。

【成品性状】 煅干漆呈黑色或棕褐色,为大小不一的块状或粒状,有光泽。质松脆,断面多孔隙,气微,味淡,嚼之有砂粒感。炒干漆呈大小不一的颗粒状,焦黑色,质坚硬,具孔隙,无臭,味淡。

点 滴 积 累

1. 扣锅煅又称密闭煅、闷煅、暗煅,操作条件是高温、密闭、缺氧。

2. 扣锅煅的最终目的是制备炭药,与清炒技术中的炒炭目的一致,不同点在于,炒炭易灰化或者因临床特殊需要综合制炭的药,则需要用扣锅煅技术来进行炮制。

目 标 检 测

一、选择题

（一）单项选择题

1. 煅后失去结晶水的药物是（ ）

    A. 石膏　　　　　B. 牡蛎　　　　　C. 赭石　　　　　D. 花蕊石

2. 白矾常用的炮制方法是(　　)

    A. 明煅　　　　　B. 暗煅　　　　　C. 煅淬　　　　　D. 焖煅

3. 煅炭后具有凉血止血功效的药物是(　　)

    A. 棕榈　　　　　B. 荷叶　　　　　C. 灯心草　　　　　D. 干漆

4. 自然铜常用的炮制方法是(　　)

    A. 明煅　　　　　B. 扣锅煅　　　　　C. 暗煅　　　　　D. 煅淬

5. 血余炭能缩短凝血时间,与下列哪些离子有关(　　)

    A. 钙、钠　　　　　B. 钠、铁　　　　　C. 铁、锌　　　　　D. 钙、铁

6. 煅石膏的炮制目的是(　　)

    A. 增强清热泻火作用　　　　　B. 增强生津止渴作用

    C. 增强收敛生肌作用　　　　　D. 便于煎出有效成分

7. 煅制白矾温度不宜超过(　　)

    A. 200℃　　　　　B. 230℃　　　　　C. 260℃　　　　　D. 315℃

8. 宜用扣锅煅法炮制的药物是(　　)

    A. 厚朴　　　　　B. 地榆　　　　　C. 棕榈　　　　　D. 地黄

9. 下列哪种药物宜用煅淬法制成极细粉(　　)

    A. 自然铜　　　　　B. 阳起石　　　　　C. 明矾　　　　　D. 炉甘石

10. 宜用煅后酒淬法炮制的药材是(　　)

    A. 珍珠母　　　　　B. 阳起石　　　　　C. 磁石　　　　　D. 石燕

(二) 多项选择题

1. 明煅时应注意(　　)

    A. 药物大小分档　　　　　B. 一次煅透,中间不得停火

    C. 反复煅至酥脆　　　　　D. 高温缺氧条件下煅烧

    E. 不密闭,不搅拌

2. 煅制后可失去结晶水的药物有(　　)

    A. 磁石　　　　　B. 炉甘石

    C. 明矾　　　　　D. 芒硝

    E. 石膏

3. 煅淬法操作时应注意(　　)

    A. 煅淬需反复数次　　　　　B. 使液体辅料吸尽

    C. 药物应全部酥脆　　　　　D. 煅时不能搅拌

    E. 煅红后要趁热淬制

4. 煅淬法用的淬液有(　　)

    A. 醋　　　　　B. 酒

    C. 药汁　　　　　D. 水

    E. 盐水

5. 扣锅煅时应注意(　　)

    A. 出现漏气时用湿泥及时堵封　　　　　B. 趁热启锅取药

    C. 煅透后需放凉再启锅取药　　　　　D. 锅内药料不宜放得过多过紧

E. 盖锅上要压一重物

6. 生品一般不入药,煅炭后产生止血作用的药物是(　　)

A. 荆芥　　　　　　　　　B. 灯心草

C. 血余　　　　　　　　　D. 棕榈

E. 黄柏

7. 枯矾的性状为(　　)

A. 白色不透明　　　　　　B. 海绵状

C. 味苦涩　　　　　　　　D. 体轻质松

E. 手捻易碎

8. 煅淬代赭石的目的是(　　)

A. 增强重镇安神的作用　　B. 降低苦寒之性

C. 增强平肝止血作用　　　D. 使药物质地酥脆

E. 易于粉碎和煎出有效成分

二、简答题

1. 简述煅制的目的。
2. 什么是煅淬法?该法适用于哪类药物?
3. 自然铜为什么多煅淬后入药?
4. 简述扣锅煅制的方法。
5. 血余炭的炮制作用是什么?并说明其止血机制的研究现状。

（殷吉磊）

第十一章　水火共制技术

在炮制过程中既需用火加热、又需用水传热,常常还需加入某些液体辅料或固体辅料的炮制加工技术称为水火共制技术。其目的是改变药物性能,增强疗效,消除或降低其毒副作用,纯净药物,便于切制。常用的有蒸、煮、燀等法。

第一节　蒸制技术

将待炮制品加辅料或不加辅料装入蒸制容器内隔水加热,用蒸气蒸透或蒸至规定程度的方法,称为蒸法。其中不加辅料者为清蒸法,加辅料者为加辅料蒸法。直接利用流通蒸气蒸制者称为"直接蒸法",置密闭容器内,隔水蒸制者,称为"间接蒸法",又称为炖法。

（一）蒸制的目的

1. 改变药物性能,扩大用药范围　如地黄生品性寒,清热凉血,蒸制后药性由寒转温,功效由清变补。

2. 减少副作用　如大黄生用气味重浊,走而不守,直达下焦,泻下作用峻烈,易伤胃气;酒蒸后泻下作用缓和,能减轻腹痛等副作用。黄精生用刺激咽喉,蒸后刺激性消失。

3. 保存药效,利于贮存　如黄芩蒸后破坏了酶类,利于保存苷类有效成分。桑螵蛸蒸后杀死虫卵,便于贮存。

4. 便于软化切片　如木瓜质地坚硬,用水浸润不易渗入。天麻含糖类较多,久泡易损失有效成分。采用蒸制软化切片的方法软化效果好,效率较高,饮片外表美观,容易干燥。

（二）蒸制的操作方法

1. 洗涤　将待炮制的药物洗涤干净。

2. 分档　大小分档。

3. 润　质地坚硬者可适当先用水浸润 1~2 小时,用液体辅料同蒸者,可利用该辅料润透药物,以提高蒸制的效果。

4. 蒸　将洗净润透或拌匀辅料后润透的待炮制品,置笼屉或铜罐等蒸制容器内,隔水加热或流通蒸气加热至所需程度取出、切片、干燥。

蒸制时间一般视药物而不同,短者 1~2 小时,长者数十小时,有的还要求反复蒸制(如九蒸九晒)。

（三）注意事项

1. 蒸前要将药物大小分档,使蒸制的药物程度均匀一致。

2. 须用液体辅料拌蒸的药物应待辅料被吸尽后再蒸制。

3. 蒸制时一般先用武火,"圆气"后改用文火,要保证有足够的蒸气。但在非密闭容器中酒蒸时,要先用文火,防止酒快速挥发,达不到酒蒸的目的。

4. 要控制蒸制时间。过短达不到蒸制目的,过久则影响药效,某些药物还可能"上水",难于干燥。需长时间蒸制的药物应不断添加开水,以免水煮干,蒸气中断。并要有专人值班,以确保安全。

5. 加液体辅料蒸制完毕后,若容器内有剩余的辅料,应拌入药物后再进行干燥。

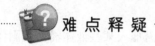 **难 点 释 疑**

蒸制时"圆气"的含义

"圆气"是指药物在蒸制过程中,由于火力较大,使水分大量蒸发,而在蒸器周围出现大量蒸气的现象。"上水"是指药物在蒸制过程中,由于连续加热、蒸制时间过长或处理不当,使药物吸水过多、难以干燥的现象。

一、清蒸法

待炮制品不加辅料装入蒸制容器内,用水蒸气蒸制的方法,称为清蒸法。一般难于软化、贮存的药物多用清蒸法。

黄 芩
(清热燥湿药)

黄芩为唇形科植物黄芩的干燥根。主产于山西、河北以及东北等地。处方用名有黄芩、酒黄芩、黄芩炭等。古代有炒黄、炒焦、炒炭、酒洗、酒炒、煅存性、米醋浸炙、酒浸焙、蜜炙、姜炙、土炒、醋炒、米泔浸法、清蒸、清水煮等方法,现今有清蒸、清水煮、酒炙、炒炭等方法。

【炮制方法】

1. 黄芩 取原药材,除去残茎、杂质,蒸半小时,取出,切薄片,干燥。或煮10分钟,取出,闷透,切薄片,及时干燥(注意避免暴晒)。

2. 酒黄芩 取黄酒,淋入净黄芩片内拌匀,闷润。置锅内,文火炒至深黄色,取出,放凉,干燥后及时收藏。

每100kg黄芩片,用黄酒10kg。

3. 黄芩炭 取净黄芩片,置温度适宜的热锅内,用武火炒至黑褐色时,喷淋清水少许,灭尽火星,取出,晾凉,干燥后及时收藏。

【炮制作用】 黄芩味苦,性寒。归肺、胆、脾、大肠、小肠经。生黄芩苦寒力强,清热泻火力峻。酒黄芩苦寒作用缓和,入血分,并可借酒向上升腾和外行,用于上焦肺热及四肢肌表之湿热;同时,酒炙后可避免对脾阳的损伤,还能杀酶保苷。黄芩炭以清热止血为主,用于血热吐衄。

【药材性状】 根呈圆锥形,扭曲。表面棕黄色或深黄色,有稀疏的疣状细根痕,上部较粗糙,有扭曲的纵皱或不规则的网纹,下部有顺纹和细皱。

【成品性状】 为类圆形或不规则薄片,外表皮黄棕色至棕褐色,切面黄棕色或黄绿色,具放射状纹理,有的中央呈暗棕色或棕黑色枯朽状,质硬而脆,气微,味苦。酒黄芩外表皮棕褐色,切面黄棕色,略带焦斑,中心部分有的呈棕色,略有酒气。黄芩炭呈黑褐色,有焦炭气。

【工艺改进】 黄芩软化切制的最佳工艺为:沸水煮制5~10分钟,或蒸制30分钟,切制1~1.5mm厚的饮片,80℃左右干燥。酒黄芩的最佳炮制条件为:加酒量10%,加热时间10分钟,加热温度120℃。

案例分析

案例

在中药饮片加工企业,中药材,尤其是根及根茎类中药材在切制前,常需用水浸泡过夜以软化药材,但在黄芩的加工炮制过程中,却严格避免用水浸泡过夜,而采用沸水煮制或蒸制的软化方法,你能分析一下这样做的原因吗?

分析

黄芩主要含有黄芩苷、汉黄芩苷等黄酮类化合物。实验表明,黄芩在软化过程中,采用冷水进行软化处理后,黄芩中所含的黄芩苷酶和汉黄芩苷酶在适宜的条件下,可使黄芩苷和汉黄芩苷水解生成相应的苷元(黄芩素和汉黄芩素)。而黄芩苷元不溶于水,易沉积在黄芩表面,且黄芩苷元性质又不稳定,容易被氧化成绿色的醌类衍生物。有药理实验表明,黄芩苷和汉黄芩苷水解后形成的醌类化合物无药理活性。因此,黄芩若采用冷水浸泡或浸泡过夜的软化处理方式,会导致疗效降低。但通过蒸制或沸水煮后,可利用高温杀灭酶的活性,既可保存有效成分,又可使药物软化,便于切片,保证饮片的质量和原有的色泽。这样的炮制方法我们简称为"杀酶保苷"。

桑螵蛸
(固精缩尿止带药)

桑螵蛸为螳螂科昆虫大刀螂、小刀螂、巨斧螳螂的干燥卵鞘。主产于广西、云南、湖北、湖南、河北、辽宁。处方用名有桑螵蛸、盐桑螵蛸。古代有炒黄、炒焦、麸炒、酒浸炒、蜜制、醋煮、清蒸、盐蒸、酒制等方法,现今有清蒸、盐炙等方法。

【炮制方法】

1. 桑螵蛸 取原药材,除去杂质,置蒸制容器内,用武火蒸约1小时,至颜色加深,手指挤压不冒浆液时,取出,干燥,用时剪碎。

2. 盐桑螵蛸 取盐水淋入净桑螵蛸内拌匀,闷润后置热锅内,文火炒至有香气逸出,取出,晾凉,干燥后及时收藏。

每100kg净桑螵蛸,用食盐2.5kg。

【炮制作用】 桑螵蛸味甘、咸,性平。归肝、肾经。生桑螵蛸可使人泄泻,不生用。蒸桑螵蛸消除致泻副作用,又可杀死虫卵,有利于保存药效。盐桑螵蛸引药下行,增强了固精缩尿,补肾助阳的作用。

【药材性状】 桑螵蛸略呈圆柱形、半圆形、长条形或平行四边形,由多层膜状薄片叠成。表面浅黄褐色,质硬而韧,气微腥,味淡或微咸。

【成品性状】 蒸桑螵蛸色较深,手指挤压不冒浆液。盐桑螵蛸表面焦黄色,略有焦斑,味咸。

木 瓜
（祛风湿散寒药）

木瓜为蔷薇科植物贴梗海棠的干燥近成熟果实。主产于安徽、湖北、四川等地。处方用名为木瓜。古代有乳汁拌蒸、酒浸焙干、辰砂附子制、酒炒、姜汁炒等方法,现今有润切、清蒸切、炒制等方法。

【炮制方法】

1. 木瓜 取原药材,洗净,略泡,置蒸制容器内,蒸透,趁热切薄片。或润透后,切薄片,晒干。

2. 炒木瓜 取净木瓜片,置温度适宜的热锅内,用文火炒至表面色泽加深时,取出,晾凉,干燥后及时收藏。

【炮制作用】 木瓜味酸,性温。归肝、脾经。木瓜水润或蒸制,主要是为了软化药材,便于切片,其作用基本相同,偏于舒筋活络。炒木瓜酸味减弱,偏于和胃化湿,亦能治疗转筋。

【药材性状】 多呈纵剖对半的长圆形,外表面多紫红色,有深皱纹,边缘内卷,果肉红棕色(彩图11-1)。

【成品性状】 木瓜呈类月牙形薄片,周边紫红色或红棕色,有不规则的纵皱纹,片面红棕色,中心部分凹陷,呈棕黄色。质坚硬,气香,味酸。炒木瓜表面暗棕色,有焦斑,味稍酸涩(彩图11-2)。

 知 识 链 接

木瓜的炮制品较单一,《中国药典》只要求洗净润透或蒸透趁热切片,《全国中药炮制规范》仅要求洗净蒸透趁热切片,其他地方规范也大致如此。研究人员以木瓜醇浸出物、熊果酸含量为指标,采用正交设计法,优选木瓜最佳蒸制切片时间,结果蒸制15～20分钟时最易切片,切片无硬心且片形较好,切片后在60℃时干燥2.5小时为最佳炮制工艺。

天 麻
（息风止痉药）

天麻为兰科植物天麻的干燥块茎。主产于四川、云南、贵州等地。处方用名为天麻。古代有清炒、麸炒、药汁制、酒浸炙、酒浸炒、酒洗后焙干、面裹煨、火煅、火炮、蒸制、姜制、清蒸切等方法,现今有清蒸切、润切、清炒、麸炒等方法。

【炮制方法】

1. 天麻 取原药材,洗净,浸泡至三至四成透时,取出,润透,或蒸软,切薄片,干燥。

2. 炒天麻　取净天麻片,置温度适宜的锅内,用文火炒至黄色,略见焦斑时,取出摊凉。或先取麦麸撒入热锅内,待起烟时,投入净天麻片,用文火炒至黄色,略见焦斑时,取出,筛去焦麦麸,晾凉,收藏。

每 100kg 净天麻,用麦麸 10kg。

【炮制作用】　天麻味甘,性平。归肝经。临床多用生品,息风止痉、平抑肝阳,祛风通络,善治一切风证。天麻蒸制主要是为了便于软化切片,同时经加热可破坏酶,保存苷类成分。炒天麻可减少黏腻性,便于服用。

【药材性状】　块茎扁长椭圆形,皱缩而稍弯曲。顶端有红棕色鹦嘴状芽苞(冬麻),或具残留茎基(春麻),另端有圆脐形疤痕。表面黄白色至淡黄棕色,有纵皱纹及由多轮潜伏芽排列而成的点状横环纹。质坚硬,不易折断,断面较平坦,黄白色或淡棕色,角质样。气微,味苦(彩图 11-3)。

【成品性状】　天麻呈不规则的薄片,周边表皮黄白色或淡黄棕色,片面黄白色或淡棕色,角质样,半透明,有光泽,无纤维点。质坚硬,气微,味甘,嚼之有黏感(彩图 11-4)。炒天麻表面黄色,略见焦斑,气香。

【工艺改进】　研究人员优化改进天麻蒸制工艺,优选出的较优工艺为在 105℃、1.0MPa 条件下蒸制 1 小时,且只蒸制 1 次。此种炮制方法制得的炮制品中天麻素含量较高,炮制工艺稳定可行,为天麻的工业化炮制生产提供了重要依据。

📖 课堂活动

现代研究表明,鲜天麻直接晒干和烘干,天麻素(即天麻苷)含量明显降低,而天麻苷元的含量相应增加。而蒸制后干燥,天麻素含量明显增加,而天麻苷元的含量降低。请同学们分析原因。

二、酒蒸法

将待炮制品用黄酒拌匀,润透,置蒸制容器内,用水蒸气蒸制的方法,称为酒蒸法。其中装入密闭容器内,隔水加热者,又称酒炖法。

地　黄
(清热凉血药)

地黄为玄参科植物地黄的新鲜或干燥块根。主产于河南,为有名的"四大怀药"之一。处方用名有鲜地黄、生地黄、熟地黄、生地炭、熟地炭。古代有醋炒、姜汁炒、酒拌炒、盐水炒、盐煨浸炒、煮制、蜜拌、黄连制、清蒸、酒蒸、炒炭、煅炭等方法,现今有酒蒸、清蒸、炒炭、煅炭等方法。

【炮制方法】

1. 鲜地黄　取鲜药材,洗净泥土,除去杂质,用时切厚片或绞汁。

2. 生地黄　取原药材,用水稍泡,洗净,闷润,切厚片,干燥及时收藏。

3. 熟地黄

(1) 酒炖法:取净生地黄,加黄酒拌匀,置罐内或适宜容器内,密闭,隔水加热或用蒸气加热。至酒被吸尽,显乌黑色光泽,味转甜,取出。晾晒至外皮黏液稍干时,切厚片或块,干燥。

每100kg生地黄,用黄酒30~50kg。

(2)清蒸法:取净生地黄,置适宜容器内,隔水蒸至黑润,取出。晒至约八成干时,切厚片或块,干燥。

4. 生地炭 取净生地片,置温度适宜的热锅内,用武火炒至焦黑色,发泡鼓起时,喷洒清水少许,灭尽火星,取出,晾凉。或用闷煅法煅成炭,干燥后及时收藏。

5. 熟地炭 取净熟地片,置温度适宜的热锅内,用武火炒至外皮焦黑色,喷洒清水少许,灭尽火星,取出,晾凉。或用闷煅法煅成炭,干燥后及时收藏。

【炮制作用】 地黄味甘、苦,性寒。归心、肝、肾经。鲜地黄含汁液较多,以清热生津,凉血止血为主。生地黄性味甘、寒,以清热凉血,养阴生津为主。熟地黄味甘、微温,归肝、肾经。以补血滋阴,益精填髓为主。清蒸熟地滋腻碍脾,加酒蒸制后,主补阴血,且可借酒力行散,起到行药势,通血脉,更有利于补血,并使之补而不腻。生地炭主入血分,以凉血止血为主。熟地炭以补血止血为主。

【药材性状】 鲜地黄呈纺锤形或条状,外皮薄,表面浅红黄色,具弯曲的皱纹,横长皮孔及不规则疤痕,肉质,切面淡黄白色,可见橘红色油点,中部有放射状纹理,气微,味微甜、微苦(彩图11-5)。

【成品性状】 生地黄呈不规则类圆形厚片,表面棕黑色或乌黑色,有光泽。油润黏性,中间隐现菊花心纹,周边灰黑色或乌黑色,皱缩。质柔软,坚实,气特异,味微甜。熟地黄呈不规则的厚片,表面乌黑发亮,质滋润而柔软,易粘连,味甜,或微有酒气(彩图11-6)。生地炭呈不规则块片,表面焦黑色,质轻松鼓胀,外皮焦脆,中心部呈棕黑色并有蜂窝状裂隙,有焦苦味。熟地炭呈不规则块片,表面焦黑而光亮,质脆,味甜,微苦涩。

【工艺改进】 生地黄含有多种糖类成分,在加工成熟地黄的过程中,由于长时间加热蒸闷,部分多糖和低聚糖可水解转化为单糖,单糖含量熟地较生地高2倍以上。故有学者提出了以地黄寡糖作为判定熟地黄炮制终点的指标成分,并采用高效液相色谱法测定,以较好地区别生地黄和熟地黄,作为熟地黄质量控制的检测方法的研究思路。研究人员经实验优选出生地炭最佳炮制工艺条件为炮制温度200℃,炒20分钟;熟地炭的最佳炮制工艺条件为炮制温度200℃,烘15分钟。

黄 精
(补阴药)

黄精为百合科植物黄精、滇黄精或多花黄精的干燥根茎。主产于贵州、湖南、云南、安徽、浙江等地。处方用名有黄精、酒黄精、蒸黄精。古代有黑豆煮制、酒蒸、砂锅蒸、清蒸、熟地制、蜜制等方法,现今有酒炖、酒蒸、清蒸等方法。

【炮制方法】

1. 黄精 取原药材,除去杂质,洗净,略润,切厚片,干燥后及时收藏。

2. 蒸黄精 取净黄精,润透,置蒸制容器内,反复蒸至内外呈滋润黑色,切厚片,干燥后及时收藏。

3. 酒黄精 取净黄精,用黄酒拌匀,置罐内或适宜容器内,密闭,隔水蒸或用蒸气加热,炖至酒被吸尽。或置蒸制容器内,蒸至内外滋润、色黑。取出,稍凉,切厚片,干燥后及时收藏。

每 100kg 黄精,用黄酒 20kg。

【炮制作用】 黄精味甘,性平。归脾、肺、肾经。生黄精具麻味,刺人咽喉,一般不直接入药,多蒸用。蒸黄精补气养阴,健脾润肺益肾作用增强,并可除去麻味,以免刺激咽喉。酒黄精借酒助其药势,滋而不腻,能更好地发挥补益作用。

【药材性状】 根茎呈肥厚肉质的结节块状或弯柱形、长条结节块状。表面淡黄色至黄棕色,具环节,有皱纹及须根痕,结节上侧茎痕呈圆盘状,圆周凹入,中部突出。

【成品性状】 黄精呈不规则的厚片,可见"鸡眼"状的茎痕,断面角质,淡黄色至黄棕色。质硬而韧,气微,味甜,嚼之有黏性。蒸黄精全体乌黑色,滋润,有光泽,质柔软,味甜,微带焦糖气。酒黄精表面黑色,有光泽,中心深褐色,味甜,微有酒香气。

山 茱 萸
（固精缩尿止带药）

山茱萸为山茱萸科植物山茱萸的干燥成熟果肉。主产于浙江、安徽、陕西等地。处方用名有山茱萸、酒山萸肉。古代有熬制、麸炒、微炒、盐炒、焙制、微烧、酒浸、酒洗、酒浸蒸、清蒸、酒蒸、醋蒸、醋拌润等方法,现今有清蒸、酒炖、酒蒸等方法。

【炮制方法】

1. 山萸肉 取原药材,除去杂质及残留核,洗净,干燥后及时收藏。

2. 酒萸肉 取黄酒淋入净山萸肉拌匀,待酒被吸尽,置罐内或适宜容器内,密闭,隔水蒸或用蒸气加热,炖至酒被吸尽。或置蒸制容器内,蒸至酒被吸尽,山萸肉色变黑润时,取出,干燥后及时收藏。

每 100kg 山萸肉,用黄酒 20kg。

3. 蒸山萸肉 取净山萸肉,置蒸制容器内,先用武火加热,"圆气"后改用文火,至外皮呈紫黑色,熄火后闷过夜,取出,干燥。

【炮制作用】 山茱萸味酸、涩,性微温。归肝、肾经。具有补益肝肾,收涩固脱的功效。生山茱萸长于敛汗固脱。酒山萸肉和蒸山萸肉经过了蒸制,补肝肾作用增强,酒蒸品比清蒸品更强,二者作用基本相同。

【药材性状】 山茱萸呈不规则的片状或囊状,表面紫红色至紫黑色,皱缩,有光泽。质柔软,气微,味酸涩微苦。

【成品性状】 酒山萸肉表面紫黑色,质滋润柔软,微有酒气。蒸山萸肉表面紫黑色,质滋润柔软。

 知 识 链 接

取净山茱萸与黄酒拌匀,待酒被吸尽后,置卧式消毒锅内升温升压,待温度与压力达到要求(110℃,压力 49kPa),持续 1.5 小时,关闭蒸气,取出摊晾,干燥后及时收藏。

五 味 子
（敛肺涩肠药）

五味子为木兰科植物五味子或华中五味子的干燥成熟果实。主产于吉林、辽宁、黑龙江等地。处方用名有五味子、醋五味子、酒五味子、蜜五味子。古代有火炮、糯米炒、麸炒、蜜汁水制、蜜炙、炒炭、焙制、盐水拌蒸、酒蜜拌蒸、醋蒸、酒蒸、清蒸等方法，现今有醋蒸、酒蒸、蜜炙等方法。

【炮制方法】

1. 五味子　取原药材，除去杂质，用时捣碎。

2. 酒五味子　取净五味子，用黄酒拌匀，置蒸制容器内，密闭，加热蒸至表面呈紫黑色或黑褐色时，取出干燥，用时捣碎。

每100kg净五味子，用黄酒20kg。

3. 醋五味子　取净五味子，用米醋拌匀，置蒸制容器内，加热蒸至表面黑色时，取出，干燥，用时捣碎。

每100kg净五味子，用米醋20kg。

4. 蜜五味子　取净五味子，加入用适量开水稀释后的炼蜜，拌匀，润透，置温度适宜的热锅内，用文火炒至不粘手时，取出，晾凉，用时捣碎。

每100kg净五味子，用炼蜜10kg。

【炮制作用】　五味子味酸、甘，性温。归肺、心、肾经。具有收敛固涩，益气生津，补肾宁心的功效。生五味子长于敛肺止咳，生津敛汗。醋五味子酸涩之性增强，长于止泻。酒五味子温补作用增强。蜜五味子补益肺肾作用增强。

【药材性状】　北五味子呈不规则的球形或扁球形，表面红色、紫红色或暗红色，皱缩，显油润，有的表面呈黑红色或出现"白霜"。果肉柔软，种子肾形，表面黄棕色，有光泽，果肉气微，味酸。南五味子较小，表面棕红色至暗棕色，干瘪，皱缩，果肉紧贴在种子上（彩图11-7）。

【成品性状】　醋五味子表面乌黑色（北五味子）或棕黑色（南五味子），质柔润或微显油润，微具醋气（彩图11-8）。酒五味子表面紫黑色或黑褐色，质柔润或微显油润，微具酒气。蜜五味子色泽加深，略显光泽，味酸，兼有甘味。

【工艺改进】　改进醋制五味子炮制工艺，采用高压醋蒸工艺。最佳工艺为五味子100g，加入25%醋，拌匀闷润1小时，115℃高压蒸制1小时，干燥即得。

 知 识 链 接

研究表明，炒五味子、酒五味子、醋五味子中具有强壮作用的木脂素类成分煎出量较生五味子提高，说明古人认为五味子"入补药熟用"是有一定道理的。

三、黑豆汁蒸法

将净药物拌入定量黑豆汁，润透，置蒸制容器内，用水蒸气蒸制的方法，称黑豆汁蒸法。其中装入密闭容器内，隔水加热者，又称黑豆汁炖法。如制何首乌。炮制用黑豆汁,多取其引药入肾、解毒、降低药物毒性的作用。

黑豆汁的制备:取黑豆 10kg,加水适量,煮约 4 小时,熬汁 15kg。豆渣再加水煮约 3 小时,熬汁约 10kg,合并得黑豆汁约 25kg。

何 首 乌
(补血药)

何首乌为蓼科植物何首乌的干燥根。主产于河南、湖北、广东、广西、贵州、四川、江苏等地。处方用名有何首乌、首乌、生首乌、制首乌。古代有醋煮、生姜甘草制、牛膝制、米泔黑豆甘草同制、黑豆汁蒸、熟地汁蒸、黑豆生姜汁蒸、清蒸等方法,现今有黑豆汁蒸、黑豆汁炖、清蒸等方法。

【炮制方法】

1. 何首乌 取原药材,除去杂质,洗净,稍浸,润透。切厚片或块,干燥。

2. 制首乌 取生首乌片或块,用黑豆汁拌匀,润湿,置非铁质蒸制容器内,密闭,炖至汁液被吸尽。或用黑豆汁拌匀后蒸或清蒸至内外均呈棕褐色时,取出,干燥。

每 100kg 净何首乌片或块,用黑豆 10kg。

【炮制作用】 何首乌味苦、甘、涩,性温。归肝、心、肾经。生首乌苦泄性平兼发散,具有解毒,消痈,截疟,润肠通便的功效。制首乌味甘厚性转温,增强了补肝肾,益精血,乌须发,强筋骨、化浊降脂的功效,同时消除了生首乌滑肠致泻的作用。

【药材性状】 本品块根团块状或不规则纺锤形,表面多红棕色,有浅沟。体重,质坚实,断面多浅红棕色,粉性,皮部有类圆形异形维管束环列,中央木部较大,有的呈木心。

【成品性状】 何首乌呈不规则圆形厚片或小方块,周边红棕色或红褐色,皱缩不平,有浅沟,并有横长皮孔及细根痕,片面淡红棕色或棕黄色,中心呈黄白色,外侧皮部有类圆形异形维管束环列,形成云锦花状花纹,质坚实,粉性,味微苦而甘涩(彩图 11-9)。制首乌为不规则皱缩的块片,表面黑褐色或棕褐色,凹凸不平。质坚硬,断面角质样,棕褐色或黑色,气微,味微甘而苦涩(彩图 11-10)。

【工艺改进】 研究微波对新鲜何首乌的干燥和炮制加工技术。优选出的最佳微波炮制工艺为:微波功率 60%,炮制时间 5 分钟,药材铺叠厚度 2cm。微波用于新鲜何首乌药材的快速干燥和膨化效果均比较好。

 知 识 链 接

对沿用至今的何首乌与黑豆汁拌蒸法工艺进行研究,实验表明蒸 32 小时制品的颜色乌黑发亮,外观质量最好,炮制后发霉情况相应减少。何首乌蒸制后,具有致泻作用的总蒽醌、结合蒽醌含量随着蒸制时间延长而降低,游离蒽醌增加,使致泻作用减弱;制首乌中的卵磷脂、总糖及还原糖的含量增加,从而使滋补作用增强。

四、豆腐蒸法

将待炮制品置豆腐块中,用水蒸气蒸制的方法,称为豆腐蒸法。如制藤黄。炮制用豆腐蒸制或煮制药物,多取其解毒、降低药物的刺激性和毒性,除去药物的油垢、使药物洁净、利于服用的作用。

藤 黄
(外用药)

藤黄为藤黄科植物藤黄所分泌的胶质树脂。主产于云南、湖南、湖北等地。处方用名有藤黄、制藤黄。古代有水蒸烊、豆腐蒸、豆腐煮、荷叶煮、山羊血煮等方法,现今有豆腐蒸、豆腐煮等方法。

【炮制方法】

1. 藤黄 取原药材,除去杂质,打成小块或研成细粉。

2. 制藤黄

(1) 豆腐制:取大块豆腐置盘内,中间挖一不透底的方形槽,槽内放入藤黄,再用豆腐盖严,置笼屉内,蒸约4~5小时,至藤黄完全熔化后,取出,放凉,待藤黄凝固,除去豆腐,干燥。或将藤黄置豆腐槽内,上用豆腐盖严,将豆腐直接置锅内,加水煮制。待藤黄熔化后,取出,晾凉,除去豆腐即得。

每100kg净藤黄,用豆腐400kg。

(2) 荷叶制:取荷叶加10倍量水煎煮1小时,捞去荷叶,加入净藤黄煮至烊化,并继续浓缩成稠膏状,取出,晾凉,使其凝固,打碎。

每100kg净藤黄,用荷叶50kg。

(3) 山羊血制:先将山羊血置锅内煮沸,分割成小块,再将藤黄小块放入山羊血中,置铜锅内加水共煮约5~6小时,除去山羊血,取出,晾凉,研成细粉。

每100kg净藤黄,用山羊血50kg。

【炮制作用】 藤黄味酸、涩,性寒;有大毒。归胃、大肠经。生藤黄有大毒,不能内服,外用治痈疽肿毒、顽癣。制藤黄毒性降低,可供内服,用于跌打损伤,金疮肿毒,肿瘤。

【药材性状】 藤黄呈不规则碎块或细粉状,碎块表面红黄色或橙黄色,平滑。质脆易碎,气微,味辛辣。

【成品性状】 豆腐制藤黄呈碎块状或细粉末状,深红黄色或深橙棕色,味辛。荷叶制藤黄和山羊血制藤黄褐色,味辛。

 知识链接

有人以毒性和抗菌为指标,比较了藤黄的各种炮制品,结果表明,藤黄用清水蒸6小时的炮制方法最佳。清水制法能最大限度保留藤黄酸,确保临床疗效,且生产工艺简单,不需要任何辅料,降低生产成本,易于推广。

点 滴 积 累

1. 水火共制技术常用的有蒸、煮、烊等法。蒸制技术分清蒸和加辅料蒸。

2. 蒸制的目的主要为改变药物性能、扩大用药范围(如地黄、何首乌)、减少毒副作用(如大黄、黄精)、利于切片(如木瓜、天麻)、利于贮存等。

3. 中药炮制过程中的杀酶保苷：一些中药在高温炮制过程中,可灭活其自身所含的水解酶,从而防止一些具有生物活性的苷类成分被水解、破坏,如黄芩、人参、天麻等。

第二节 煮 制 技 术

将待炮制品加辅料(固体辅料需先捣碎)或不加辅料放入锅内,加适量清水共煮的方法,称为煮法。

煮法包括清水煮法和加辅料煮法。加辅料煮法所用的辅料种类较多,如甘草汁煮、豆腐煮、醋煮、姜煮等。本节主要介绍甘草汁煮。

（一）煮制的目的

1. 消除或降低药物的毒副作用　降低毒性,以煮法最为理想,传统有“水煮三沸,百毒俱消”之说。如川乌、草乌生品有毒,经清水煮制后毒性显著降低。硫黄经豆腐煮、吴茱萸经甘草汁煮,都能降低毒性。

2. 改变药性,增强药效　如远志用甘草汁煮可减其燥性,增强安神益智作用。

3. 清洁药物　如珍珠、玛瑙经豆腐煮后可去其油腻,便于服用。

（二）煮制的操作方法

1. 清水煮　取净药材浸泡至内无干心,置适宜容器内,加水煮沸至内无白心,取出切片,如乌头。或将净药材投入煮沸的锅内,煮至一定程度,取出,闷润至内外一致时,切片,如黄芩。

2. 甘草汁煮　取净药材和适量的甘草汁拌匀,置适宜容器内,用文火加热,煮至汤液被吸尽,取出,干燥,如甘草汁煮远志。

3. 豆腐煮　取净药材放置于豆腐中,置适宜容器内,加水没过豆腐,煮至规定程度,取出,晾凉,除去豆腐。

（三）注意事项

1. 大小分档,分别炮制。

2. 注意掌握加水量　加水量的多少根据药物的性质、炮制方法、炮制目的而定。药物煮的时间长者用水宜多,短者用水宜少。加液体辅料煮的药物,加水量应控制适宜,保证药透汁尽,加水过多,药透汁未尽,有损药效。加水量过少,则药煮不透,影响质量。如果煮制中途需加水时,宜加沸水。

3. 注意掌握火力　一般先用武火煮至沸腾,再改用文火,保持微沸,否则水迅速蒸发,不易向药物组织内部渗透。

4. 药物一般煮至汁液被吸尽,但有大毒的药物煮后剩余的少量汁液一般要弃去。

一、清水煮法

将净药物与清水同煮的方法,称清水煮法。某些有毒的药物如川乌、草乌多用清水煮法。

川　乌
（祛风湿散寒药）

　　川乌为毛茛科植物乌头的干燥母根。主产于四川江油、平武、绵阳,陕西汉中、城固等地。处方用名有生川乌、制川乌。古代有蜜煮、黑豆煮、醋煮、酒煮、酒浸、姜汁浸、米泔浸、盐酒浸、酒醋浸、火煨、米炒、酒拌炒、盐炒、黑豆同炒、面炒制、蛤粉炒制、土制、盐姜制、清蒸、清水煮、黑豆甘草煮、生姜豆腐煮等方法,现今有清水煮、清蒸等方法。

　　【炮制方法】
　　1. 生川乌　取原药材,拣净杂质,洗净灰屑,晒干,用时捣碎。
　　2. 制川乌　取净川乌,大小分档,用水浸泡至内无干心,取出,加水煮沸 4～6 小时(或蒸 6～8 小时)至取大个及实心者切开内无白心,口尝微有麻舌感时,取出。晾至六成干,切厚片,干燥后及时收藏。

　　【炮制作用】　川乌味辛、苦,性热;有大毒。归心、肝、肾、脾经。具有祛风除湿,温经止痛的功效。生川乌有大毒,多外用,以温经止痛为主。制川乌毒性降低,可供内服。

　　【药材性状】　生川乌呈不规则的圆锥形,稍弯曲,顶端常有残茎,中部多向一侧膨大,表面棕褐色或灰棕色,皱缩(彩图 11-11)。质坚实,断面类白色或浅灰黄色,形成层环纹呈多角形。气微,味辛辣麻舌。

　　【成品性状】　制川乌为不规则或长三角形的片,表面黑褐色或黄褐色,有灰棕色形成层环纹,质轻,质脆,断面有光泽,无臭,微有麻舌感(彩图 11-12)。

　　【工艺改进】

　　1. 川乌微波炮制工艺优选:川乌经润透法处理后,于 60% 微波火力下炮制 18～20 分钟,与传统炮制法比较,工艺简单,其总生物碱含量较高,且 6 种单、双型生物碱的含量均符合 2010 年版《中国药典》的要求。

　　2. 川乌高压蒸制工艺优选:川乌润湿后,于 1.5kg·cm⁻² 压力下蒸制 150 分钟。

　　3. 川乌高温烘制工艺优选:川乌经润透法处理,110℃烘制 8 小时。

 知识链接

　　川乌的主要成分是生物碱,其中双酯型乌头碱毒性最强,单酯型乌头碱毒性较小,乌头原碱毒性很弱或几乎无毒性。采取蒸、煮法炮制,可以使双酯型乌头碱水解为单酯型乌头碱,进一步水解为乌头原碱达到降低毒性的目的。有人以总生物碱和酯型生物碱含量为指标,比较川乌的不同炮制工艺。结果表明,以 147kPa(110～115℃)的压力蒸 40 分钟与药典法水煮 6 小时的含量接近,高压蒸 150 分钟与药典法常压蒸 8 小时含量基本一致。

草　乌
（祛风湿散寒药）

　　草乌为毛茛科植物北乌头的干燥块根。分布于全国大部分地区。处方用名有草乌、生草乌、制草乌。古代有姜汁煮、醋煮、酒煮、绿豆同煮、清水煮、黑豆甘草煮、生姜豆腐煮、姜汁浸、醋浸、醋炙后麸炒、姜汁炒、醋炒、醋淬、米泔浸后炒焦、面炒、面裹煨、清蒸等方法,现今有水浸漂后清水煮制法。

【炮制方法】

1. 生草乌　取原药材,除去杂质,洗净,干燥后及时收藏。

2. 制草乌　取净草乌,大小分开,用水浸泡至内无白心,取出,加水煮沸4~6小时(或蒸6~8小时)。至取大个切开内无白心、口尝微有麻舌感时,取出,晾至六成干后,切薄片,干燥后及时收藏。

【炮制作用】　草乌味辛、苦,性热;有大毒。归心、肝、肾、脾经。具有祛风除湿、温经止痛的功效。生草乌有大毒,多外用,以祛寒止痛,消肿为主。制草乌毒性降低,可供内服,以祛风除湿,温经止痛力胜。

【药材性状】　草乌呈不规则长圆锥形,略弯曲,表面灰褐色或黑棕褐色,皱缩。质硬,断面灰白色或暗灰色,有裂隙,无臭,味辛辣麻舌(彩图11-13)。

【成品性状】　制草乌为不规则类圆形或近三角形薄片,片面黑褐色,有灰白多角形形成层环及点状维管束,并有空隙,周边皱缩或弯曲,质脆,无臭,味微辛辣,稍有麻舌感(彩图11-14)。

知识链接

草乌的主要成分为生物碱。采用容量分析法测定草乌炮制前后乌头碱和总生物碱的含量,结果表明,制草乌中毒性生物碱乌头碱的含量为生草乌的1/20,而总生物碱含量未见明显变化。

二、甘草汁煮法

将净选或切制后的待炮制品,与甘草汁共煮的方法,称为甘草汁煮法。一般远志、吴茱萸、巴戟天等药物可用甘草汁煮。

甘草汁的制备:取净甘草片,加适量清水煎煮两次,第一次约30分钟,第二次约20分钟,滤过,合并两次煎液,浓缩至甘草量的10倍,即得。

远　志

(养心安神药)

远志为远志科植物远志或卵叶远志的干燥根。主产于山西、陕西、河北等地。处方用名有远志、远志肉、制远志、蜜远志。古代有炒黄、甘草煮、生姜汁炒、酒浸、焙制、酒蒸、姜汁腌、酒蒸炒、蜜制、麸炒等方法,现今有甘草汁煮、蜜炙等方法。

【炮制方法】

1. 远志　取原药材,除去杂质,略洗,润透。切段,干燥后及时收藏。

2. 制远志　取净远志段,加入适量的甘草汁,用文火加热,煮至汤液被吸尽,取出,干燥后及时收藏。

每100kg净远志,用甘草6kg。

3. 蜜远志　取炼蜜,加入少许开水稀释后,淋于远志段中,拌匀,稍闷润。待蜜被吸尽后,置温度适宜的热锅内,用文火炒至深黄色,略带焦斑,不粘手时,取出,晾凉。

每100kg净远志,用炼蜜20kg。

【炮制作用】 远志味苦、辛,性温。归心、肾、肺经。具有安神益智,交通心肾,祛痰,消肿的功效。生远志刺激咽喉,多外用,以消肿为主。制远志缓和了苦燥之性,又消除了刺喉感,以安神益智为主。蜜远志化痰止咳的作用增强。

【药材性状】 呈圆柱形,表面灰黄色至灰棕色,有较密并深陷的横皱纹、纵皱纹及裂纹。质硬而脆,易折断,断面皮部棕黄色,木部黄白色。气微,味苦微辛,嚼之有刺喉感。

【成品性状】 制远志色泽加深,味略甜,嚼之无刺喉感。蜜远志显棕红色,稍带焦斑,有黏性,气焦香,味甜。

【工艺改进】 微波干燥法蜜炙远志的炮制工艺改进:加入饮片量25%的蜜,微波火力80%,加热时间4分钟。

 知识链接

对远志加工方法进行现代研究,结果表明,远志皮与其木心的化学成分种类相同。远志皮的祛痰作用、抗惊厥作用、溶血作用及急性毒性均强于远志木心。鉴于带心远志的毒性和溶血作用均小于远志皮,而且镇静作用强,祛痰作用亦不减弱,并且抽去木心费工费时,因此,远志去心没有必要,《中国药典》规定不去心使用。

吴 茱 萸
（温里药）

吴茱萸为芸香科植物吴茱萸、石虎或疏毛吴茱萸的干燥近成熟果实。主产于长江流域以南各省,以贵州、广西产量大。处方用名有吴茱萸、制吴茱萸。古代有盐制、姜汁制、炒令焦、醋制、煨制、醋浸炒、酒浸炒、黑豆制、米熬、蒸制、酒洗焙、黄连制、甘草汁制等方法,现今有甘草汁煮、盐炙、炒黄等方法。

【炮制方法】

1. 吴茱萸 取原药材,除去杂质及果柄、枝梗。

2. 制吴茱萸

（1）甘草汁煮:取甘草捣碎,加适量水,煎汤,去渣,加入净吴茱萸,闷润吸尽后,用文火炒至微干,取出,晒干。

每100kg净吴茱萸,用甘草6kg。

（2）盐炙:取净吴茱萸,加盐水拌匀,稍闷。置炒制容器内,用文火炒至裂开,稍鼓起时,取出,晾凉。

每100kg净吴茱萸,用食盐3kg。

（3）炒黄:取净吴茱萸,置炒制容器内,用文火炒至发泡,较原色稍深,取出,放凉。

【炮制作用】 吴茱萸味辛、苦,性热;有小毒。归肝、脾、胃、肾经。具有散寒止痛,降逆止呕,助阳止泻的功效。吴茱萸生品有小毒,多外用,长于祛寒燥湿。各种方法炮制后的制吴茱萸均降低了毒性,常供内服。其中盐吴茱萸能增强入肾的作用,宜用于疝气疼痛。

【药材性状】 吴茱萸呈球形或五角状扁球形,表面暗黄绿色至褐色,粗糙。质硬而脆,气芳香浓郁,味辛辣而苦。

【成品性状】 制吴茱萸色泽加深,气味稍淡。盐吴茱萸表面焦黑色,香气浓郁,味较辛辣而微苦咸。炒吴茱萸表面颜色加深,略鼓起,香气浓郁,辛辣味稍弱。

【工艺改进】 采用正交设计法,以生物碱含量为指标,优选出制吴茱萸的最佳炮制工艺为:每100kg吴茱萸,用甘草6kg,浸润6小时,于230℃条件下炒制10分钟,该法制得的产品质量稳定,为规范甘草制吴茱萸炮制工艺提供了部分科学依据。

巴 戟 天
(补阳药)

巴戟天为茜草科植物巴戟天的干燥根。主产于广东、广西、福建等地。处方用名有巴戟天、巴戟肉、盐巴戟天、制巴戟天。古代有酒煮、酒炒、酒浸、酒焙、糯米同炒、面炒、油炒、火炮、盐水煮、盐水泡、盐汤浸、甘草汤浸、甘草汤炒、甘草汁煮、枸杞汤浸等方法,现今有清蒸去心、盐水拌蒸、甘草汁煮、盐炙等方法。

【炮制方法】

1. 巴戟天 取原药材,除去杂质。

2. 巴戟肉 取净巴戟天,置蒸制容器内蒸透,趁热除去木心。或用水润透后除去木心,切段,干燥后及时收藏。

3. 盐巴戟天

(1) 盐炙:取净巴戟肉,加盐水拌匀,待盐水被吸尽后,置炒制容器内,用文火炒干。

(2) 盐蒸:取净巴戟天,用盐水拌匀,置蒸制容器内蒸透,趁热除去木心,切段,干燥。

每100kg净巴戟天,用盐2kg。

4. 制巴戟天 取净巴戟天,与甘草汁同置锅内,用文火煮透,甘草汁基本煮干。取出,趁热抽去木心,切段,干燥。

每100kg净巴戟天,用甘草6kg。

 知 识 链 接

研究结果表明,巴戟天根皮和木心所含化学成分存在很大差异。所以巴戟天去木心是合理的。根皮中有毒元素铅较木心含量低,铁、锰、锌等16种微量元素含量较木心为多,特别是与中医"肾"、心血管和造血机能密切的锌、锰、铁、铬等元素在根皮中含量较高。

【炮制作用】 巴戟天味甘、辛,性微温。归肾、肝经。具有补肾阳,强筋骨,祛风湿的功效。生巴戟天味辛而温,以祛风湿力强。盐巴戟天专入肾,温而不燥,增强了补肾助阳的作用,久服无伤阴之弊。制巴戟天甘味更浓,补益作用增强,功专补肾阳、强筋骨。

【药材性状】 巴戟天呈扁圆柱形,略弯曲,表面灰黄色或暗灰色,具纵纹及横裂纹。木部坚硬,黄棕色或黄白色,味甘而微涩(彩图11-15)。

【成品性状】 盐巴戟天色泽加深,质较润,味甘微带咸味。制巴戟天表面黄色,味甜(彩图 11-16)。

点 滴 积 累

1. 煮法包括清水煮法和加辅料煮法。所用辅料主要有甘草汁、豆腐、醋、姜等。

2. 煮制的目的主要有消除或降低药物的毒副作用(如川乌、草乌)、改变药性,增强药效(如远志、吴茱萸)、清洁药物等。

第三节 燀制技术

将净药材置多量沸水中,浸煮短暂时间,取出,分离种皮的方法,称为燀法。一般需除去或分离种皮的种子类药材多用燀法。

(一)燀制的作用

1. 除去或分离种皮 如苦杏仁、桃仁的种皮是非药用部位。白扁豆的种皮(扁豆衣)偏于祛暑化湿,扁豆仁偏于健脾化湿,传统分开入药。

2. 保存药物的有效成分 如苦杏仁燀制,既能除去非药用的种皮,又能破坏苦杏仁酶而保存苦杏仁苷。

(二)燀制的操作方法

1. 水煮沸 先将多量清水加热至沸,再将药物放入具孔盛药器具。

2. 投药 将药物与具孔盛药器具一齐投入沸水中,翻烫片刻(约 5 ~ 10 分钟左右),加热烫至种皮由皱缩到膨胀,易于挤脱时,立即取出,浸漂于冷水中稍浸。

3. 干燥 取出,搓开种皮与种仁,晒干,通过簸、筛除去或分离种皮。

(三)注意事项

1. 水量要大,以保证水温 一般为药材量的 10 倍,若水量过少,投入药物后,水温迅速降低,酶不能很快灭活。且药物在温水中时间太长,使苷类成分酶解或水解,影响药效。

2. 时间不宜过长 药物加热时间以 5 ~ 10 分钟为宜,以免时间过长,有效成分损失。

3. 去皮后的种仁,宜当天晒干或低温干燥,否则易泛油,变黄,影响成品质量。

苦 杏 仁
(止咳平喘药)

苦杏仁为蔷薇科植物山杏、西伯利亚杏、东北杏或杏的干燥成熟种子。主产于东北、华北及西北等地区。处方名有苦杏仁、杏仁、燀苦杏仁、炒苦杏仁、苦杏仁霜。古代有熬制、酥制、油制、姜制、盐制、蜜制、甘草制、酒浸、醋制、燀制、蒸法、焙法、制霜、麸炒等方法,现今有燀制、炒制、制霜等方法。

【炮制方法】

1. 苦杏仁 取原药材,除去杂质,用时捣碎。

2. 燀苦杏仁　取净苦杏仁,置10倍量的沸水中略煮,至外皮微膨胀时,捞出,用凉水稍浸,取出。搓开种皮与种仁,干燥,筛或簸去种皮,用时捣碎。

3. 炒苦杏仁　取燀苦杏仁,置温度适宜的热锅内,用文火炒至表面黄色时,取出,晾凉,用时捣碎。

4. 苦杏仁霜　取燀苦杏仁,碾成泥状,照去油制霜法,用压榨机压榨去油或用粗草纸包裹反复压榨去油尽,碾细,过筛。

【炮制作用】　苦杏仁味苦,性微温;有小毒。归肺、大肠经。具有降气,止咳平喘,润肠通便的功效。苦杏仁性微温质润,长于润肺止咳,润肠通便。炒苦杏仁性温,长于温散肺寒,并可去小毒。苦杏仁霜去除了脂肪油,润燥作用显著减弱,无滑肠之虑,宣降肺气之力较强。

【药材性状】　苦杏仁呈扁心形,表面黄棕色至深棕色,一端尖,另一端钝圆,肥厚,左右不对称。种皮薄,种仁乳白色,富油性,无臭,味苦(彩图11-17)。

【成品性状】　燀苦杏仁形如苦杏仁或分离为单瓣,无种皮,表面乳白色,气微,味苦(彩图11-18)。炒苦杏仁形如燀苦杏仁,表面黄色,偶带焦斑,气微香,味苦。苦杏仁霜呈黄白色粉末状,具有特殊气味。

【工艺改进】

1. 苦杏仁微波炮制工艺研究　每30g净苦杏仁,80%火力微波,加热4分钟。研究表明,微波炮制苦杏仁的苦杏仁苷含量不低于传统炮制苦杏仁,且在优选的微波条件下明显优于传统方法。

2. 蒸苦杏仁炮制工艺　杏仁厚度铺置3～5cm,以大流量蒸气蒸制30分钟。

 知 识 链 接

苦杏仁主要含苦杏仁苷、脂肪油。苦杏仁经加热炮制后,可以杀酶保苷,使苦杏仁苷在体内胃酸的作用下,缓慢水解,产生适量的氢氰酸,只起镇咳作用而不致引起中毒。对苦杏仁燀制意义的商榷:实验研究表明,苦杏仁皮、肉中所含有效成分苦杏仁苷的量几乎一致,且种皮中微量元素含量比种仁高。说明苦杏仁炮制可不去皮,既可减少脱皮这一烦琐工序,节省大量药材,又可增加临床疗效。

桃　仁
(活血调经药)

桃仁为蔷薇科植物桃或山桃的干燥成熟种子。主产于河北、山西、陕西、甘肃、山东、河南、四川、云南等地。处方用名有桃仁、燀桃仁、炒桃仁。古代有熬制、吴茱萸炒、酒制、干漆炒、制炭、去皮尖炒、燀制、炒焦、麸炒、蜜炙、制霜、甘草水煮等方法,现今有燀、炒等方法。

【炮制方法】

1. 桃仁　取原药材,除去杂质,用时捣碎。

2. 燀桃仁　取净桃仁,置沸水中加热烫至外皮微膨胀时,捞出,用凉水稍浸,取出。搓开种皮与种仁,干燥,筛或簸去种皮,用时捣碎。

3. 炒桃仁 取焯桃仁,置温度适宜的热锅内,用文火炒至表面黄色时,取出,晾凉,用时捣碎。

【炮制作用】 桃仁味苦、甘,性平。归心、肝、大肠经。具有活血祛瘀,润肠通便,止咳平喘的功效。生桃仁以活血祛瘀力强。焯桃仁去皮又利于有效成分的溶出,提高疗效。其作用与生桃仁基本一致。炒桃仁偏于润燥和血。

【药材性状】 桃仁呈扁长卵形,表面黄棕色至红棕色,密布颗粒状突起,一端尖,中间膨大,另一端钝圆稍偏斜,边缘较薄。山桃仁呈类卵圆形,较小而肥厚。气微,味微苦。

【成品性状】 焯桃仁形如桃仁,无种皮,乳白色。炒桃仁形如焯桃仁,表面黄色,略具焦斑,微有香气。

点 滴 积 累

1. 焯法适用于需除去或分离种皮的种子类药材。
2. 焯制除了可分离种皮,还可保存药物有效成分(如破坏苦杏仁酶)。
3. 苦杏仁炮制趣味歌诀:杏仁有小毒,须用开水焯,搓后皮易去,解毒又增效。

目 标 检 测

一、选择题

(一)单项选择题

1. 蒸法的目的不包括( )
   A. 改变药物性能,扩大用药范围
   B. 减少副作用,增强疗效
   C. 利于切制
   D. 矫嗅矫味

2. 酒蒸后消除刺激咽喉副作用,增强补脾润肺益肾作用的药物是( )
   A. 肉苁蓉
   B. 女贞子
   C. 黄精
   D. 五味子

3. 欲增强五味子的酸涩收敛作用,宜采用的炮制方法是( )
   A. 清蒸法
   B. 酒蒸法
   C. 酒炖法
   D. 醋蒸法

4. 藤黄常采用的炮制法是( )
   A. 水煮
   B. 甘草水煮
   C. 酒蒸
   D. 豆腐煮

5. 硫黄的炮制方法是( )
   A. 提净
   B. 豆腐煮
   C. 豆腐蒸
   D. 清蒸

6. 苦杏仁的炮制条件是( )
   A. 10 倍量沸水,加热 5 分钟
   B. 5 倍量沸水,加热 10 分钟
   C. 10 倍量清水,投药后加热 5 分钟
   D. 10 倍量沸水,加热 10 分钟

7. 制吴茱萸采用的辅料是( )
   A. 甘草汁
   B. 盐水
   C. 黄酒
   D. 白矾水

8. 黄芩软化的最佳方法是( )

A. 蒸至"圆气"后半小时　　　　　　B. 煮半小时

C. 蒸 10 分钟　　　　　　　　　　　D. 少泡多润

9. 酒蒸五味子的目的是(　　)

A. 增强补中益气作用　　　　　　　B. 增强敛阴止汗作用

C. 引药上行　　　　　　　　　　　D. 增强益肾固精作用

10. 苦杏仁燁制的作用是(　　)

A. 使苦杏仁入汤剂有更多氢氰酸(HCN)溶出

B. 促进酶解反应

C. 使苦杏仁煎后内服迅速释放 HCN

D. 使苦杏仁酶受热变性失活,防止苦杏仁苷水解

11. 酒蒸山茱萸的目的是(　　)

A. 便于切片　　　　　　　　　　　B. 利于贮存

C. 增强温补肝肾的作用　　　　　　D. 保存疗效

12. 酒蒸肉苁蓉的炮制目的是(　　)

A. 减少副作用　　　　　　　　　　B. 降低毒性

C. 利于粉碎　　　　　　　　　　　D. 增强补肾助阳作用

13. 煮制远志所用的辅料是(　　)

A. 豆腐　　　　B. 生姜　　　　　　C. 甘草　　　　　D. 白矾

14. 首乌蒸制后消除了滑肠致泻的副作用,其原因是(　　)

A. 蒽醌衍生物含量升高　　　　　　B. 蒽醌衍生物含量降低

C. 结合型蒽醌水解成游离蒽醌　　　D. 卵磷脂含量增加

(二) 多项选择题

1. 药物蒸制的操作方法(　　)

A. 洗涤　　　　　　　B. 分档　　　　　　　C. 润

D. 蒸　　　　　　　　E. 切片、干燥

2. 宜用豆腐制的药物有(　　)

A. 硫黄　　　　　　　B. 藤黄　　　　　　　C. 珍珠

D. 吴茱萸　　　　　　E. 远志

3. 乌头炮制降毒的机制是(　　)

A. 总生物碱含量降低

B. 双酯型生物碱水解

C. 双酯型生物碱分解

D. 脂肪酰基取代了 C_8—OH 的乙酰基,生成脂碱

E. 总生物碱含量升高

4. 苦杏仁炮制的目的是(　　)

A. 除去非药用部位　　B. 便于煎出有效成分　　C. 杀酶保苷

D. 促进苦杏仁苷水解　　E. 提高氢氰酸含量

5. 可采用酒蒸法炮制的药物有(　　)

A. 五味子　　　　　　B. 玄参　　　　　　　C. 黄芩

D. 山茱萸　　　　　　E. 木瓜

6. 宜采用蒸制软化,以利切片的药物有(　　)
    A. 玄参　　　　　　　　B. 地黄　　　　　　　　C. 黄芩
    D. 黄精　　　　　　　　E. 木瓜

7. 煮制后可降低毒性的药物有(　　)
    A. 吴茱萸　　　　　　　B. 硫黄　　　　　　　　C. 藤黄
    D. 珍珠　　　　　　　　E. 朱砂

8. 常用甘草汁炮制的药物有(　　)
    A. 吴茱萸　　　　　　　B. 巴戟天　　　　　　　C. 远志
    D. 乳香　　　　　　　　E. 山茱萸

二、简答题

1. 简述地黄的炮制规格及其作用特点。
2. 黄芩为什么要加热软化?
3. 简述何首乌、地黄生熟异治的原因。
4. 简述苦杏仁㷪制的原理。
5. 分述蒸、煮、㷪法炮制的目的。

三、实例分析

1. 叙述何首乌的炮制工艺及炮制作用,阐明其炮制原理。
2. 叙述川乌的炮制工艺及炮制作用,阐明其炮制原理。

(王玉霞)

第十二章 其 他 技 术

第一节 发酵、发芽技术

发酵和发芽技术均系借助于酶和微生物的作用,使药物通过发酵与发芽过程,改变其原有性能,增强或产生新的功效,扩大用药品种,以适应临床用药的需要。

一、发酵技术

待炮制品在一定的温度和湿度条件下,由于霉菌和酶的催化分解作用使其发泡、生衣的方法称为发酵技术。

(一) 发酵目的

1. 改变原有性能,产生新的治疗作用,扩大用药品种　如六神曲、红曲等。

2. 增强疗效　如半夏曲等。

(二) 发酵条件

药物发酵的过程是微生物新陈代谢的过程,因此只有满足其生长繁殖的条件才能保证发酵品的质量。主要条件如下:

1. 菌种　主要利用空气中的微生物进行自然发酵,有时会因菌种不纯,影响发酵质量。

2. 培养基　主要为水、含氮物质、含碳物质和无机盐类等,为菌种的生长繁殖提供良好的营养条件。

3. 温度　一般发酵的最佳温度为 $30 \sim 37℃$。温度太高则菌种老化,甚至死亡,不能发酵;温度过低,菌种繁殖慢,不利于发酵。

4. 湿度　一般发酵的相对湿度应控制在 $70\% \sim 80\%$。湿度太大,则药料发黏,且易生虫霉烂,造成药物发暗;过分干燥,则药物易散不能成形。经验以"握之成团,指间可见水迹,放下轻击则碎"为宜。

5. 其他方面　pH 值 $4 \sim 7.6$,在有充足的氧或二氧化碳条件下进行。

(三) 操作方法

根据不同品种,采用不同方法进行加工处理后,再置适宜的环境中进行发酵。常用的方法有药料与面粉混合发酵,如六神曲。在发酵时应注意以下几方面。

1. 原料在发酵前应进行杀菌、杀虫处理,以免杂菌感染,影响发酵品质量。

2. 发酵过程必须一次完成,不能中断或停顿。

3. 温度和湿度对发酵速度影响很大,要满足发酵所需的条件。

（四）品质要求

发酵品以曲块表面霉衣为黄白色、内部有斑点为佳,同时具有酵香气味。无霉味、酸败味,不应出现黑色发酵制品。含水量不得过13%,含药屑、杂质不得超过1%。

六 神 曲
（消食药）

六神曲为苦杏仁、赤小豆、鲜青蒿、鲜苍耳草、鲜辣蓼等中药加入面粉(或麦麸)混合后,经发酵而成的曲剂。六神曲多产在福建,以泉州产的质优。处方用名有六神曲、神曲、六曲、炒六曲、焦神曲、煨神曲、麸炒神曲、焦六曲、酒神曲等。古代有焙制、炒黄、火炮、煨制、枣肉制、酒制、煮制、制炭等方法,现今有麸炒、炒焦等方法。

【炮制方法】

1. 六神曲　取面粉100kg,杏仁、赤小豆各4kg,鲜青蒿、鲜辣蓼、鲜苍耳草各7kg。将杏仁、赤小豆碾成细粉,与面粉混匀。加入鲜青蒿、鲜辣蓼、鲜苍耳草的混合药汁(药汁约占原药量的20%~25%),与药料搅拌均匀,并制成以手握成团、掷之即散的粗颗粒软材,置木制模具中压制成扁方块(长33cm,宽20cm,厚6.66cm,神曲干后重约1kg)。用鲜苘麻叶(或粗纸)包严,放入箱内,按品字形堆放,上面覆盖鲜青蒿。将温度控制在30~37℃,4~6天即可发酵。待药料表面生出黄白色霉衣时取出,除去苘麻叶,切成2.5cm见方的小块,干燥。

2. 炒神曲　取麦麸皮均匀撒于热锅内,待烟起,将神曲倒入,快速翻炒至神曲表面呈棕黄色,取出,筛去麸皮,晾凉。或用清炒法,炒至棕黄色。

每100kg神曲,用麸皮10kg。

3. 焦神曲　将神曲块投入热锅内,用文火加热,不断翻炒,至表面呈焦褐色,内部微黄色,有焦香气时,取出,摊开放凉。

【炮制作用】　神曲味甘、辛,性温。归脾、胃经。生品健脾开胃,并有发散作用,常用于感冒食滞。麸炒后产生甘香气味,以醒脾和胃为主,用于食积停滞、脘腹胀满、不思饮食等证。炒焦后长于消食化积,以治食积泄泻为主。

【药材性状】　六神曲呈立方形小块状,表面灰黄色,粗糙,质脆易断,微有香气(彩图12-1)。

【成品性状】　炒神曲表面黄色,偶有焦斑,质坚脆,有麸香气。焦神曲表面焦黄色,内部微黄色,有焦香气(彩图12-2)。

【炮制研究】　神曲中含有酵母菌,其成分含有挥发油、苷类、脂肪油及维生素B等。临床研究证实神曲炒后健脾消食,炒焦后治食积的作用效果较好。

 知识链接

对六神曲发酵工艺的研究认为,规模化生产采用单一菌种定向发酵,以麦麸为发酵营养源制备的六神曲,发酵周期短,效果好,成本低,消化酶含量高,而且质量稳定。

半 夏 曲
（止咳化痰平喘药）

半夏曲为法半夏、赤小豆、苦杏仁和鲜青蒿、鲜苍耳草、鲜辣蓼与面粉经加工发酵而成的曲剂。半夏曲的产地主要分布在四川、湖北、江苏等地。处方用名有半夏曲、炒半夏曲等。古代有半夏合生姜制曲、半夏曲等方法，现今有制成半夏曲后麸炒。

【炮制方法】

1. 半夏曲　取面粉400kg，法半夏100kg，苦杏仁、赤小豆、鲜青蒿、鲜辣蓼、鲜苍耳草各30kg。将法半夏、杏仁、赤小豆碾成细粉，与面粉混匀。加入鲜青蒿、鲜辣蓼、鲜苍耳草的混合药汁，与药料搅拌均匀。堆置发酵，压成片状，切成小块，干燥。

2. 麸炒半夏曲　取麦麸皮均匀撒于热锅内，用中火加热，待冒浓烟时加入半夏曲，快速拌炒至表面呈深黄色，取出，筛去麸皮，晾凉。

每100kg神曲，用麸皮10kg。

【炮制作用】　半夏曲味甘、微辛，性温。归脾、胃经。半夏经发酵制成曲剂后，可增强健脾温胃，燥湿化痰的功效。临床以化痰止咳、消食积为主，可用于咳嗽痰多，胸脘痞满，饮食不消等证。麸炒后产生焦香气味，健胃消食作用增强。

【药材性状】　半夏曲为小立方块，表面淡黄色，质疏松，有细蜂窝眼，有香气，味甘微辛。

【成品性状】　炒半夏曲表面深黄色，具焦香气。

 知 识 链 接

近代制半夏曲的处方各地不甚相同，如广东的处方由半夏、薄荷、川贝母、甘草、干姜、枳壳、陈皮组成。河南的处方由清半夏、白面、生姜、白矾、六曲组成。制备时也有发酵与不发酵的区别，使用时应注意。

红 曲
（活血化瘀药）

红曲为曲霉科真菌紫色红曲霉的菌丝及孢子，经人工培养，使菌丝在粳米内部生长，使整个米粒变为红色的制品。主产于江西等地。处方用名有红曲、制红曲、炒红曲、红曲炭。古代有焙制、炒制等方法，现今有制曲后炒炭等。

【炮制技术】

1. 红曲　选择红色土壤地，挖一深坑，在坑上下周围铺以篾席，将粳米倒入其中，上压以重石，使其发酵而变为红色。经3～4年后，米粒外皮紫红色，内心亦变为红色。若内心有白点，表示尚未熟透，品质较差。取出，晒干。

2. 红曲炭　将净红曲置热锅内，用武火微炒，使外部呈黑色，内部呈老黄色为度，喷淋清水，冷却，取出，晾凉。

【炮制作用】 红曲味甘,性微温。归脾、肝、大肠经。具有活血化瘀、健脾消食的功效。用于产后恶露不净,瘀滞腹痛,食积饱胀,赤白下痢,外用治跌打损伤。

【成品性状】 呈米粒状,多碎断,表面紫红或棕红色,断面粉红色。质脆,手捻之易粉碎,染指。微有酵酸气,味淡。红曲炭表面呈黑色,内部老黄色,有焦香味。

 知识链接

将粳米洗净,湿透,置蒸笼中略蒸,稍熟。然后倒进竹筐上晾凉,撒上紫色红曲霉素种,放置于30℃的室温中发酵,促使紫色红曲霉素繁殖。10天后待米粒内外均长满菌丝,变为红色时取出,晒干或烘干。

二、发芽技术

将净选后的新鲜成熟的果实或种子,在一定的温度或湿度条件下,促使萌发幼芽的方法称为发芽技术。

(一) 发芽目的

通过发芽,淀粉被分解为糊精、葡萄糖及果糖,蛋白质被分解为氨基酸,脂肪被分解为甘油和脂肪酸,并产生各种消化酶、维生素,使其具有新的功效,扩大用药品种。

(二) 发酵条件及注意事项

1. 一般发芽温度为18~25℃,浸渍后含水量控制在42%~45%为宜。

2. 必须选用新鲜成熟的种子或果实,在发芽前应测定发芽率,应该在85%以上。

3. 种子的浸泡时间应依气候、环境而定,一般春、秋季宜浸泡4~6小时,冬季8小时,夏季4小时。

4. 适当避光并选择有充足氧气、通风良好的场地或容器进行发芽。

5. 先长须根而后生芽,不能把须根误认为是芽。以芽长至0.5~1cm为标准,发芽过长则影响药效。

6. 在发芽过程中,要勤加检查、淋水,以保持所需湿度,并防止发热霉烂。

(三) 操作方法

选择新鲜、粒大、饱满、无病虫害、色泽鲜艳的种子或果实,用清水浸泡适度,捞出,置于能透气漏水的容器中,或已垫好竹席的地面上,用湿物盖严,每日喷淋清水2~3次,保持湿润,约经2~3天即可萌发幼芽,待幼芽长出0.5~1cm左右时,取出干燥。

(四) 品质要求

1. 发芽制品芽长一般应为0.5~1cm,出芽率不得少于85%。

2. 成品含水分不超过13%,含药屑、杂质不超过1%。

麦 芽
(消食药)

麦芽为禾本科植物大麦的成熟果实经发芽干燥而得。全国各地均产。处方用名有麦芽、大麦芽、炒麦芽、焦麦芽。古代有熬制、炒黄、炒焦、炒黑、巴豆炒、焙法、发芽、煨等方法,现今有炒黄、炒焦等方法。

【炮制方法】

1. 麦芽 取新鲜成熟饱满的净大麦,用清水浸泡六至七成透,捞出,置能排水容器内,盖好,每日淋水 2～3 次,保持湿润。待叶芽长至 0.5cm 时,取出干燥即得。

2. 炒麦芽 取净麦芽,置热锅内,用文火加热,不断翻动,炒至表面棕黄色,鼓起并有香气时,取出,晾凉,筛去灰屑。

3. 焦麦芽 取净麦芽,置热锅内,用中火加热,炒至有爆裂声,表面呈焦褐色,鼓起,并有焦香气时,取出,晾凉,筛去灰屑。

【炮制作用】 麦芽味甘,性平。归脾、胃经。具有健脾和胃,疏肝行气的功效。用于脾虚食少,乳汁淤积。炒后偏温而气香,具有行气、消食、回乳之功。临床用于饮食停滞,妇女断乳。炒焦后性偏温而味甘微涩,增强了消食化滞、止泻的作用。用于食积不消,脘腹胀痛。

【药材性状】 麦芽呈梭形,长 8～12mm,直径 3～4mm。表面淡黄色。一端有幼芽,淡黄色,邹缩或脱落,下端有纤细而弯曲的须根数条。质硬,粉质,气微,味微甘。

【成品性状】 炒麦芽形如麦芽,表面棕黄色或深黄色,有裂隙,偶见焦斑,有香气。焦麦芽形如麦芽,表面焦褐色或焦黄色,有裂隙,有焦香气。

【工艺改进】 麦芽最佳机械炒制工艺:炒制温度为 200℃,炒制时间 20 分钟,每分钟翻炒 12 次。

 知 识 链 接

检验发芽率的简便方法:将麦粒煮沸 30 分钟,如外皮颜色不变,即能发芽,颜色变暗者,则不能发芽。2010 年版《中国药典》规定:本品发芽率不得少于 85%。

谷 芽
(消食药)

谷芽为禾本科植物稻的成熟果实经发芽干燥而得。全国多数地方均可生产,主产于南方各省区。处方用名有谷芽、炒谷芽、焦谷芽等。古代有微炒、炒焦、焙法,现今有炒黄、炒焦等方法。

【炮制方法】

1. 谷芽 取成熟而饱满的稻,用清水浸泡六至七成透,捞出,置能排水容器内,盖好,每日淋水 2～3 次,保持湿润。待须根长至 0.6cm 时,取出干燥即得。

2. 炒谷芽 取净谷芽,置热锅内,用文火加热,不断翻动,炒至表面深黄色,大部分爆裂,鼓起并有香气时,取出,晾凉,筛去灰屑。

3. 焦谷芽 取净谷芽,置热锅内,用中火加热,炒至大部分爆裂,表面呈焦黄色,并有焦香气时,取出,晾凉,筛去灰屑。

【炮制作用】 谷芽味甘,性温。归脾、胃经。具有消食和中,健脾开胃的功效。用于食积不消,腹胀口臭,脾胃虚弱,不饥食少。炒后性转温,以健脾消食力胜,多用于脾虚食少。炒焦后性温而味微涩,善化积滞,用于积滞不消。

【药材性状】 谷芽呈长椭圆球形,直径约2mm。顶端钝圆,基部略尖。外壳为革质的稃片,淡黄色,具点状皱纹,下端有初生的细须根,长约3~10mm。无臭,味微甘。

【成品性状】 炒谷芽表面深黄色,有裂隙,偶见焦斑,有香气。焦谷芽表面焦黄色,有裂隙,有焦香气。

【工艺改进】 实验研究表明,在服用方法上,煎服能损耗淀粉酶,如能研成细粉直接冲服,可以节约用药。

点 滴 积 累

1. 发酵法和发芽法都需要在一定的温度和湿度条件下进行。发酵法由于霉菌和酶的催化分解作用,使药物发泡、生衣。发芽法使新鲜成熟的果实种子类药物萌发幼芽。

2. 六神曲是苦杏仁、赤小豆、鲜青蒿、鲜苍耳草、鲜辣蓼等中药加入面粉(或麦麸)混合后,经发酵而成的曲剂。

3. 发芽制品芽长一般应为0.5~1cm,出芽率不得少于85%。

第二节 制 霜 技 术

待炮制品经过去油制成松散粉末,或经过渗透析出细小结晶,或用其他方法制成细粉或粉渣的方法,称为制霜法。制霜法适合于种子类、矿物类、植物类及某些动物角质类药物。

(一) 制霜的目的

1. 药物通过制霜后,可除去油中的有毒物质,降低毒性,缓和药性 如巴豆、千金子。

2. 消除副作用,便于粉碎和服用 如柏子仁、瓜蒌子。

3. 制造出新药,增强疗效 如西瓜霜、柿霜。

4. 使药物纯净 如砒霜、百草霜。

5. 缓和药性,综合利用,扩大药源 如鹿角霜。

(二) 分类

制霜法根据操作方法不同分为:

1. 去油制霜技术 如千金子、巴豆。

2. 渗析制霜技术 又称风化成霜,如西瓜霜。

3. 升华制霜技术 如信石。

4. 副产品制霜技术 如鹿角霜。

5. 自然成霜制霜技术 如柿霜。

一、去油制霜技术

将待炮制品种仁碾成泥状,经过适当加热,压榨去油,制成松散粉末的方法,称为去油制霜技术。

(一) 去油制霜的目的

1. 降低毒性,缓和药性　如巴豆、千金子、木鳖子、大风子等有毒,泻下作用猛烈,去油制霜后可降低毒性,缓和泻下作用,保证临床用药安全有效。

2. 消除滑肠副作用　如柏子仁,其内含柏子仁油,具有滑肠通便之功,体虚便溏患者不宜用。制成霜后,除去了大部分油分,可降低滑肠的副作用。

(二) 操作方法

取原药材去外壳取仁,碾成细末或捣烂如泥,用吸油纸包裹(多层),蒸热、烘干或暴晒后压榨,反复换纸,吸去油至松散成粉,不再黏结。

(三) 成品质量

制霜品为松散的粉末状,呈乳白色、白色、灰白色或淡黄色。其中巴豆霜和千金子霜的含油量应控制在18%～20%之间。

(四) 注意事项

1. 药物加热所含油脂易于渗出,故去油制霜时多加热或放置热处,趁热压榨去油。

2. 去油时,应反复压榨至药物松散成粉不再黏结成饼为度。

3. 要勤换吸油纸,以尽快吸去油质,缩短炮制时间。

4. 有毒药物去油制霜用过的布或纸要及时烧毁,使用的器具应清洗干净,以免误作他用,引起中毒,注意防护。

巴　豆
(峻下逐水药)

巴豆为大戟科植物巴豆的干燥成熟果实。主要分布于我国浙江、江苏、福建、台湾、湖北、湖南、四川、贵州、云南、广西、广东等地。处方用名有生巴豆、巴豆霜等。古代有纸煨、面煨、麸炒、醋煮、烧存性、制霜等方法。现今内服均制霜用。2010年版《中国药典》载有生巴豆和巴豆霜两种炮制品。

【炮制方法】

1. 生巴豆　取原药材,除去杂质,浸湿后用稠米汤或稠面汤拌匀,置日光下暴晒或烘干后去外壳,取仁。

2. 巴豆霜

(1) 压榨去油:取净巴豆仁,碾如泥状,里层用纸,外层用布包严,蒸热,用压榨器榨去油,如此反复数次,至药物松散成粉,不再黏结成饼为度。少量者,可将巴豆仁碾后用数层吸油纸包裹,放热炉台上,受热后,反复压榨换纸,达到上述要求为度。

(2) 稀释法:取净巴豆仁研烂后,测定脂肪油含量,加适量淀粉,使脂肪油含量符合规定,混匀,即得。

巴豆霜中脂肪油含量应为18%～20%。

【炮制作用】　巴豆味辛,性热;有大毒。归胃、大肠经。生用仅外用蚀疮,用于恶疮疥癣,疣痣。炒后毒性稍减。去油制霜后,能降低毒性,缓和其泻下作用。具有峻下冷积,逐水退肿,豁痰利咽的功效;外用蚀疮。用于寒积便秘,乳食停滞,腹水膨胀,二便不通,喉风,喉痹。外用痈肿脓成不溃,疥癣恶疮,疣痣。

【药材性状】　生巴豆种子呈椭圆形,略扁,表面棕色或灰棕色,有隆起的种脊,外种皮薄而脆,内种皮有白色薄膜。种仁黄白色,富油性,无臭,味辛辣(彩图 12-3)。

【成品性状】　巴豆霜为粒度均匀、松散的淡黄色粉末,性滞腻,微显油性,味辛辣(彩图 12-4)。

【工艺改进】　传统制霜法含油量不易控制,稀释法制霜则未经加热处理,所含的毒性球蛋白(巴豆毒素)未被破坏,毒性较大。改为在稀释以前采用炒黄法或蒸法热处理巴豆仁,或在稀释前 110℃烘烤 2 小时的工艺,既保持了传统巴豆霜的特色,又便于控制含油量。

千 金 子
(峻下逐水药)

千金子为大戟科植物续随子的干燥成熟种子。产地较广,主产陕西、山东、江苏、安徽、浙江、台湾、福建、江西、湖北、湖南、四川、云南、广西、广东等省区。处方用名有千金子、续随子、千金子霜等。古代有纸裹、用物压去油、酒浸、制霜等方法,现今有去油用霜法。

【炮制方法】

1. 千金子　取原药材,除去杂质,筛去泥沙,洗净,捞出,晒干,用时打碎。

2. 千金子霜　取净千金子,搓去种皮,碾如泥状,用布包严,蒸热,压榨去油,如此反复操作,至药物松散不再黏结成饼,碾细备用。少量者,碾碎后用数层吸油纸包裹,加热,反复压榨换纸,以纸上不显油痕即可。本品含脂肪油应为 18.0% ~ 20.0%。

【炮制作用】　千金子味辛,性温;有毒。归肝、肾、大肠经。具有逐水消肿,破血消癥的功效。生品逐水消肿,破血消癥,但毒性较大,作用峻烈。用于二便不通,水肿,痰饮,积滞胀满,血瘀经闭;外用治顽癣,赘疣。千金子霜能缓和泻下作用,并降低毒性,可入丸散剂内服。

【药材性状】　千金子呈椭圆形或倒卵形,表面灰棕色或灰褐色,具不规则网状皱纹,有网状皱纹及褐色斑点。种皮薄而脆,内表面灰白色,有光泽,种仁白色或黄白色,富油性,气微,味辛。

【成品性状】　千金子霜为均匀、疏松的淡黄色粉末,微显油性,味辛辣。

【工艺改进】　经对不同方法制备的千金子霜进行含油量测定,结果表明以干热法和蒸法制备千金子霜较好,含油量较冷霜低。并提出含油量在 18% ~20% 为宜。

柏 子 仁
(养心安神药)

柏子仁为柏科植物侧柏的干燥成熟种仁。主产于中国山东、河南、河北,此外,陕西、湖北、甘肃、云南等地亦产。处方用名有柏子仁、炒柏子仁、柏子仁霜等。古代有熬法、研、纸裹压去油、去壳取仁、微炒去油、去油取霜等方法,现今有炒、制霜等方法。

【炮制方法】

1. 柏子仁　取原药材,除去杂质及残留的种皮,筛去灰屑。

2. 炒柏子仁　取净柏子仁,置温度适宜的热锅中,用文火炒至油黄色,有香气逸出时,取出,放凉。

3. 柏子仁霜　取净柏子仁,碾成泥状,用布(少量可用数层吸油纸)包严,蒸热,压榨去油,如此反复操作,至药物不再黏结成饼为度,再碾细。

【炮制作用】　柏子仁味甘,性平。归心、肾、大肠经。具有养心安神,止汗,润肠的功效。生柏子仁润肠力胜,但生品有致恶心呕吐的异味。炒柏子仁有焦香气,可降低副作用,并使药性缓和,可消除呕吐的副作用。制霜后可消除呕吐和滑肠致泻的副作用。

【药材性状】　柏子仁呈长卵形或长椭圆形,表面黄白色、淡黄色或淡黄棕色,顶端略尖,有深褐色小点,基部钝圆,质软,富油性,气微香,味淡。

【成品性状】　炒柏子仁表面油黄色,偶见焦斑,有焦香气。柏子仁霜为淡黄色松散粉末,气微香。

【工艺改进】　传统制霜法较烦琐,费时,生产量少。改进工艺为:取净柏子仁,以高速粉碎机研为泥团状,然后在大瓷盘内铺数层吸油纸,将药物铺平,再盖上吸油纸数层,以瓷盘层层相叠,上压木板或砖块,置电热干燥箱内加温,恒温65℃,12小时,凉后取出,去油纸,研细粉即得。

大 风 子
(解毒杀虫燥湿止痒药)

大风子为大风子科植物大风子的干燥成熟种子。主产于云南、台湾、广西。处方用名有大风子、大风子霜。古代有去壳取仁、去油制霜、压去油等方法,现今有去油制霜法。

【炮制方法】

1. 大风子　取原药材,除去杂质,拣去霉坏变质者。用时捣碎,或除去种皮,取净仁。

2. 大风子霜　取净大风子仁,碾成泥状,用布(少量可用数层吸油纸)包严,蒸热,压榨去油,如此反复操作,至药物不再黏结成饼为度,再碾细。

【炮制作用】　大风子味辛,性热;有毒。归肝、脾、肾经。具有祛风燥湿,攻毒杀虫的功效。生大风子毒性较强,作用峻烈,多外用。大风子霜毒性降低,多制成丸、散剂内服。用途与生大风子相同。

【药材性状】　大风子呈不规则的卵圆形,或多面形,稍有钝棱,表面灰棕色或灰褐色。种皮坚硬而厚,气微,味淡。

【成品性状】　大风子霜为乳白色松散粉末,气微,味淡。

二、渗析制霜技术

药物通过物料析出细小结晶的方法,称为渗析制霜技术。目的是制造新药,扩大用药品种,增强疗效,如西瓜霜。

西　瓜　霜
（清热泻火药）

西瓜霜为葫芦科植物西瓜的成熟果实与皮硝经加工制成的白色结晶性粉末。产地较广。处方用名有西瓜霜。古代有制西瓜霜等方法,现今有制霜法。

【炮制方法】

1. 西瓜析霜　取新鲜西瓜,沿蒂头切一厚片作顶盖,挖出部分瓜瓤,将芒硝填入瓜内,盖上顶盖,用竹签插牢,用碗或碟托住,悬挂于阴凉通风处。待西瓜表面析出白霜时,随时刮下,直至无白霜析出为止,晾干。

2. 瓦罐析霜　取新鲜西瓜切碎,放入不带釉的瓦罐内,一层西瓜一层芒硝,至罐容积的4/5,将口封严,悬挂于阴凉通风处。数日后瓦罐外面析出白色结晶物,随析随收集,至无结晶析出为止。

每100kg西瓜,用芒硝15kg。

【炮制作用】　西瓜霜味咸,性寒。归心、胃、大肠经。具有清热泻火,消肿止痛的功效。西瓜能清热解暑,芒硝能清热泻火,制成西瓜霜后,两药起到协同作用,增强清热泻火之功,并使药物更纯洁。用于咽喉肿痛,喉痹,口疮。

【成品性状】　西瓜霜为类白色至黄白色结晶性粉末,气微,味咸。

【工艺改进】　西瓜霜制法烦琐,产量低。改进工艺为:取天然硝酸钾、硫酸钠,加热水溶解,滤过。滤液加萝卜20%(W/W),煮沸30分钟,滤过。滤液加西瓜40%(W/W),煮沸,滤过。滤液加活性炭1%(W/W)煮沸,以布氏滤器加滑石粉助滤,滤液经垂熔滤器滤过至澄明,减压蒸发浓缩,放冷析晶,结晶经风化后,按处方规定量加入冰片,套研均匀,过100~110目筛,即得。此法质量稳定,生产周期短,不受季节、气候、环境的限制,产量提高数十倍,适宜工业化生产。

　知 识 链 接

西瓜霜主要成分为$Na_2SO_4 \cdot 10H_2O$。尚含有9种无机元素和18种氨基酸,其中7种为人体必需的氨基酸。西瓜霜的制备古代至今都是用皮硝与西瓜制霜法。西瓜霜宜在秋季气候凉爽干燥季节制备,夏季湿度大时难以得到结晶。

三、升华制霜技术

待炮制品经过高温加工处理,升华成结晶或细粉的方法,称为升华制霜技术。目的是纯净药物,如砒霜。

信　石
（拔毒化腐生肌药）

信石为氧化物类矿物砷华、硫化物类矿物毒砂或雄黄等含砷矿物加工制成。商品有红信石、白信石两种。主产于江西、湖南、广东等省。处方用名有信石、砒霜。古代有砒霜、白矾制霜、萝卜制霜、醋与甘草制、煅制、煨制、酒制、豆腐制等方法,现今有面煨、豆腐制、扣锅煅、制霜等方法。

【炮制方法】

1. 信石　取原药材,除去杂质,碾细。

2. 砒霜　取净信石,置煅锅内,上置一口径较小的锅,两锅接合处先用湿草纸再用盐泥封固,上压重物,盖锅底上贴一白纸条或放几粒大米。用武火加热,煅至白纸或大米成老黄色时,离火,晾凉,收集盖锅上的结晶。

 知 识 链 接

砒石以砷华(As_2O_3)为主,常混有云母、石英等矿物。天然样品尚含 Ag、Co、Ni、Sb 等成分,人工制品的混入成分取决于原料矿物。红砒(粉红色者)尚含少量硫化砷,药用以红砒为主。白砒(白色者)为较纯的氧化砷,少见。制霜后产品更纯,毒性更大。近代主要主要用扣锅煅法制霜。

【炮制作用】　信石味酸、辛,性大热;有大毒。归脾、肺、胃、大肠经。具有祛痰、截疟、杀虫、蚀腐肉的功效。生砒石内服用于寒痰哮喘,疟疾,外治瘰疬,癣疮,溃疡腐肉不脱。制砒霜药性更纯,毒性更大。内服可祛痰截疟平喘,外用具有蚀疮祛腐杀虫之功能。

【药材性状】　信石呈不规则碎块状,断面具灰、黄、白、红、肉红等颜色,白色和肉红色部分为透明,灰色则不透明,具玻璃样或绢丝样光泽,质脆,轻打可碎。

【成品性状】　砒霜为白色结晶或粉末。

【点 滴 积 累】

1. 制霜法一般包括去油制霜法、渗析制霜法、升华制霜法等。
2. 去油制霜法可降低药物毒性,缓和药性保证临床用药安全有效。
3. 渗析制霜法主要制备的药物是西瓜霜。
4. 升华制霜法主要是纯净药物,并没有降低毒性的作用。

第三节　复 制 技 术

复制法的历史很长,早在唐代某些药物就有了复制方法与工艺,本法的特点是用多种辅料或多种工序共同处理药材。现在的复制法,与传统方法比较,其辅料种类、用量及工艺程序,均有所改变。目前,复制法主要用于天南星、半夏、白附子等有毒中药的炮制。

（一）主要目的

1. 降低或消除药物的毒性　如半夏用甘草、明矾、皂角、石灰、生姜等制后均可降低毒性。

2. 改变药性　如天南星,用胆汁制后,其性味由辛温变为苦凉,其作用亦发生了变化。

3. 增强疗效　如白附子,用鲜姜、白矾制后,增强了祛风逐痰的功效。

4. 矫臭矫味　如紫河车,用酒制后除去了腥臭气味,便于服用。

（二）操作方法

复制法没有统一的方法,具体方法和辅料的选择可视药物而定。一般将净选后的药物置一定容器内,加入一种或数种辅料,按工艺程序,或浸、泡、漂,或蒸、煮,或数法共用,反复炮制达到规定的质量要求为度。

（三）注意事项

本法操作方法复杂,辅料品种较多,炮制一般需较长时间,故应注意:

1. 时间可选择在春、秋季,避免出现"化缸"。

2. 地点应选择在阴凉处,避免暴晒,以免腐烂。

3. 如要加热处理,火力要均匀,水量要多,以免糊汤,并可加入适量明矾防腐。

半　夏
（化痰药）

半夏为天南星科植物半夏的干燥块茎。甘肃省陇南市西和县为"中国半夏之乡"。半夏有水生和陆生两种,即所谓的水半夏和旱半夏。湖北省潜江市是中国旱半夏的主要产区。处方用名有生半夏、清半夏、姜半夏、法半夏。古代有治半夏、水煮制、麸炒、姜汁浸炒、吴茱萸制、甘草制、制炭、皂荚白矾制、姜汁青盐制等方法,现今有白矾制（姜半夏）、甘草与石灰制（法半夏）等方法。

【炮制方法】

1. 生半夏　取原药材,除去杂质,洗净,干燥即得。

2. 清半夏　取净半夏,大小分开,用8%白矾溶液浸泡至内无干心,口尝微有麻舌感,取出洗净,切厚片,干燥。

每100kg半夏,用白矾20kg。

3. 姜半夏　取净半夏,大小分开,用水浸泡至内无干心,另取生姜切片煎汤,加白矾与半夏共煮至透心,取出,晾至半干,切薄片,干燥。

每100kg半夏,用生姜25kg,用白矾12.5kg。

4. 法半夏　取净半夏,大小分开,用水浸泡至内无干心,取出。另取甘草适量,加水煎煮二次,合并煎液,倒入用适量石灰水配制的石灰液中,搅匀,加入上述已浸透的半夏,浸泡。每日搅拌1~2次,并保持浸液pH值12以上,至切面黄色均匀,口尝微有麻舌感时,取出。洗净,阴干或烘干。

每100kg半夏,用甘草15kg,生石灰10kg。

【炮制作用】　半夏味辛,性温;有毒。归脾、胃、肺经。具有燥湿化痰,降逆止呕,消痞散结的功效。用于湿痰寒痰,咳喘痰多,痰饮眩悸,风痰眩晕,痰厥头痛,呕吐反胃,胸脘痞闷,梅核气;生用外治痈肿痰核。半夏经炮制后,能降低毒性,缓和药性,消除副作用。清半夏增强化痰功能,以燥湿化痰为主。多用于湿痰咳嗽,痰热内结,风痰吐逆,痰涎凝聚,咯吐不出。姜半夏增强降逆止呕作用,以温中化痰、降逆止呕为主,用于痰饮呕吐、胸脘痞闷。法半夏偏于祛寒痰,同时具有调和脾胃的作用,用于痰多咳喘、痰饮眩悸。

【药材性状】 半夏呈扁圆形、类圆形或偏斜形,大小不一。表面白色或浅黄色,质坚实,断面洁白,富粉性。清半夏扁圆形、类圆形或不规则片状,片面淡灰色至淡白色。质脆,易折断,气微味微咸、涩,微有麻舌感。

【成品性状】 清半夏为椭圆形、类圆形或不规则厚片,片面淡灰色至灰白色,质脆,易折断,断面略呈角质样,气微,味微涩、微有麻舌感。姜半夏淡黄棕色片状,质硬而脆,味辛辣。法半夏黄色或淡黄色,较为均匀的颗粒,质疏松,味甘淡,微有麻舌感。

【工艺改进】

1. 清半夏新工艺:用6% ~8%碱水浸泡2~3天,至内无干心即可达到消除麻辣味的要求。

2. 姜半夏新工艺:用清水浸泡4~8小时,润至内无干心,再用定量的矾粉及干姜煎汁拌和均匀,置缸内,加适量清水浸润,腌泡2~6天,以口嚼无麻辣味为准,再以清水洗去白矾粉,切片即可。

3. 法半夏新工艺:将半夏以清水浸泡1天至透,加入石灰、甘草混悬液浸制,每日搅拌1~2次,浸2~3天,至口尝微有麻感,切面黄色均匀为度,再以清水洗净石灰,干燥即可。

 知 识 链 接

半夏不同炮制品均能消除其刺激咽喉而导致失音的副作用。生半夏刺激性最强,炮制后可不同程度地降低其刺激性,刺激作用依次为生半夏>姜浸半夏>姜矾半夏>矾半夏>姜汁煮半夏。

天 南 星
（化痰药）

天南星为天南星科植物天南星、异叶天南星或东北天南星的干燥块茎。主产于四川、河南、贵州、云南、广西等地。处方用名有生天南星、生南星、制天南星、制南星、胆南星等。古代有石灰炒黄、面裹煨、姜汁浸、生姜拌炒、九蒸九晒、皂角水浸、蜜制、酒制、胆南星等方法,现今有制天南星、胆南星等法。

【炮制方法】

1. 生天南星 取原药材,除去杂质,洗净,干燥即得。

2. 制天南星 取净天南星,按大小分别用清水浸泡,每日换水2~3次,如水面起白沫时,换水后加白矾(每100kg天南星,加白矾2kg),泡一日后,再换水漂至切开口尝微有麻舌感时取出。另取白矾、生姜片置锅内加适量水煮沸后,倒入天南星共煮至无干心时取出,除去姜片,晾至4~6成干,切薄片,干燥,筛去碎屑。

每100kg天南星,用生姜、白矾各12.5kg。

3. 胆南星 取制天南星细粉,加入净胆汁(或胆膏粉及适量清水)拌匀,蒸60分钟至透,取出放凉,制成小块,干燥。另取生天南星粉,加入净胆汁(或胆膏粉及适量清水)拌匀,放温暖处,发酵5~7天后,再连续蒸或隔水炖9昼夜,每隔2小时搅拌一次,除去腥臭气,至呈黑色浸膏状,口尝无麻味为度,取出,晾干,再蒸软,趁热切成小块。

每100kg制天南星细粉,用牛(或猪、羊)胆汁400kg(胆膏粉400kg)。

【炮制作用】 生天南星味苦、辛,性温;有毒。归肺、肝、脾经。具有燥湿化痰、祛风止痉,散结消肿的功效。生品辛温燥烈,有毒,多外用。也有内服者,以祛风止痉为主,多用于破伤风、中风抽搐、癫痫等证。制天南星毒性降低,燥湿化痰作用增强,多用于顽痰咳嗽,胸膈胀闷,痰阻眩晕等证。胆南星毒性降低,其燥烈之性缓和,药性由温转凉,味由辛转苦,作用由温化寒痰转为清化热痰。以清化热痰、息风定惊力强,多用于痰热喘咳、急惊风、癫痫等证。

【药材性状】 天南星呈扁圆形,表面类白色或淡棕色,质坚实,不易破碎,断面白色,粉性,气微辛,味麻辣(彩图12-5)。

【成品性状】 制天南星表面黄白色至淡棕色薄片,半透明,质脆易碎,味涩微麻(彩图12-6)。胆南星方块状,表面棕黄色或灰黄色,断面色较浅,质坚实,具特异的腥气,味苦(彩图12-7)。

【工艺改进】

1. 用清水浸泡,起白沫时加白矾处理,至口尝微有麻舌感时取出,晾干,切片。该工艺所得的制天南星,β-谷固醇的含量提高1倍左右,醇浸出物的含量提高20%~50%,而毒性和副作用可有效地解除。

2. 天南星生片经8%白矾溶液闷润后加热加压60分钟,可使麻醉性消失,且水浸出物含量大大提高。

3. 天南星用水浸润切片后,放入5%明矾水溶液中浸泡5天,取出干燥。该工艺所得的制南星β-谷固醇的含量高于《中国药典》法1倍以上,而总氨基酸含量与《中国药典》法相当,说明该工艺优于传统法。

4. 胆南星采用直接拌和法、用浓缩胆汁与白酒等拌制或蒸制后烘干的方法,缩短了时间,并可保证胆汁中胆酸的含量。

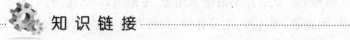 知 识 链 接

天南星中所含的掌叶半夏碱乙具有抗凝血作用,不同炮制工艺所得的制南星中掌叶半夏碱乙的含量均较生品降低,尤其以老法制品下降最大,仅为生品含量的1/9。另有报道,长期水漂虽然能去除麻辣味,但有效成分也随之流失。

白附子
（化痰药）

白附子为天南星科植物独角莲的干燥块茎。主产于河南、甘肃、湖北等地。处方用名有生白附子、禹白附、制白附子等。古代有生姜汁拌炒、米泔浸焙、酒浸炒、酒煮炒、醋拌炒、面包煨、水浸后炒黄、湿纸裹煨、姜汁蒸等方法，现今有生姜与白矾制等方法。

【炮制方法】

1. 生白附子　取原药材，除去杂质，洗净，干燥即得。

2. 制白附子　取净白附子，大小分开，用清水浸泡，每日换水 2～3 次，如水面起白沫时，换水后加白矾(每 100kg 白附子，加白矾 2kg)，泡一日后，再换水，至切开口尝微有麻舌感时取出。另取白矾、生姜片置锅内加适量水煮沸后，倒入白附子共煮至无干心时取出，除去姜片，晾至六至七成干，切厚片，干燥，筛去碎屑。

每 100kg 白附子，用生姜、白矾各 12.5kg。

【炮制作用】　生白附子味微辛，性温；有毒。归胃、肝经。具有祛风痰，定惊搐，解毒止痛的功效。一般多外用，用于口眼歪斜、破伤风，外治瘰疬痰核、毒蛇咬伤。制后毒性降低，清除麻辣味，能增强祛风痰作用，多用于偏头痛、痰湿头痛等证。

【药材性状】　白附子周边白色或黄白色，略粗糙，质坚硬，断面白色，粉性，无臭，味淡，麻辣刺舌。

【成品性状】　制白附子周边淡棕色，切面黄色或淡棕色，呈半透明状；味微涩，无麻舌感或微有麻舌感。

附子
（温里药）

附子为毛茛科植物乌头的子根加工品。附子传统产区主要为四川江油及陕西城固、勉县。河北、湖北、云南、山东等地等均产。处方用名有白附片、炮附片、淡附片等。古代有炒炭、蜜炙、纸裹煨、醋炙、黄连制、姜制、盐制、地黄制、甘草汤炒等方法，现今有盐制、漂制、蒸制、煮制、砂炒和甘草黑豆制等方法。

【炮制方法】

1. 盐附子　选个大、均匀的泥附子，洗净，浸入食用胆巴的水溶液中，过夜。再加食盐，继续浸泡，每日取出晾凉，并逐渐延长晒晾时间，直至附子表面出现大量结晶盐粒(盐霜)，体质变硬。

2. 黑顺片(黑附片)　取泥附子，按大小分别洗净，浸入食用胆巴的水溶液中数日，连同浸液煮至透心。捞出，水漂，纵切成约 5mm 的厚片，再用清水浸漂，用调色液使附片染成浓茶色，取出，蒸到出现油面光泽后，烘至半干，再晒干或继续烘干。

3. 白附片　选大小、均匀的泥附子，洗净，浸入食用胆巴的水溶液中数日，连同浸液煮至透心，捞出，剥去外皮，纵切成约 3mm 的厚片，用清水浸漂，取出，蒸透，晒至半干，以硫磺熏后晒干。

4. 炮附片　取砂置锅内,用武火炒热,加入净附片,拌炒至鼓起并微变色,取出,筛去砂,晾凉。

5. 淡附片　取净盐附子,用清水浸漂,每日换水 2 ~ 3 次,至盐分漂尽,与甘草、黑豆加水共煮至透心,切开后口尝无麻舌感时,取出,除去甘草、黑豆,切薄片,干燥。

每 100kg 盐附子,用甘草 5kg,黑豆 10kg。

　知 识 链 接

运用现代微波干燥技术,研制出了质量好、毒性低、疗效高的微波炮附子,并与传统干燥方法炮制的附子、香港炮附子进行了性状对比分析。急性毒性试验表明,各类附子毒性大小依次为:生附子>白附片>香港炮附子>微波炮附子。

【炮制作用】　附子味微辛、甘,性大热;有毒。归心、肾、脾经。具有回阳救逆,补火助阳,散寒止痛的功效。生品有毒,多外用。炮制后,降低毒性,便于内服。盐附子防止药物腐烂,利于贮存。黑顺片、白附片降低毒性,可直接入药。炮附片以温肾暖脾为主,用于心腹冷痛,虚寒吐泻。淡附片长于回阳救逆,散寒止痛。用于亡阳虚脱,肢冷脉微,阴寒水肿,阳虚外感,寒湿痹痛。

【药材性状】　附子呈圆锥形,表面灰黑色,粗糙,被盐霜。体重,横切面灰褐色,可见充满盐霜的小裂隙及多角形形成层环纹。气微,味咸而麻,刺舌(彩图 12-8)。

【成品性状】　黑顺片为纵切片,上宽下窄,外皮黑褐色,片面暗黄色,油润光泽,半透明状,质硬而脆,断面角质样,气微,味淡。白附片无外皮,表面黄白色,半透明状(彩图 12-9)。炮附片表面色泽加深,略鼓起。淡附片为不规则薄片,表面灰白色或灰褐色,味淡,口尝无麻舌感。

点 滴 积 累

1. 复制法是将净选或切制后的药物,加入一种或数种辅料,按规定的程序,反复炮制的方法。

2. 半夏的炮制品种主要有:清半夏、法半夏、姜半夏等。

3. 复制法多用于具辛辣味的有毒药物,如半夏、天南星、白附子、附子等。

第四节　烘 焙 技 术

将净选或切制后的待炮制品用文火直接或间接加热,使之充分干燥的技术,称为烘焙技术。该法包括烘和焙两种操作方法。烘是将药物置于近火处或利用烘箱、干燥室等设备,使药物所含水分徐徐蒸发,从而使药物充分干燥的技术。焙则是将净选后的药物置于金属容器或锅内,用文火进行短时间加热,并不断翻动,焙至药物颜色加深,质地酥脆为度。

烘焙技术不同于炒制技术,一定要用文火,并要勤加翻动,以免药物焦化。

虻 虫
(破血消癥药)

虻虫为虻科昆虫复带虻的雌虫干燥全体。全国各地均产。处方用名有虻虫、焙虻虫、米炒虻虫等。古代有炒黄、去翅足、炒黑、糯米炒、麸炒、去足翅焙用、炙法等方法。现今有去足翅焙干、米炒等方法。

【炮制方法】

1. 虻虫 取原药材,除去杂质,筛去泥屑,去掉足翅。

2. 焙虻虫 先将锅加热,放入净虻虫,用文火焙至黄褐色或棕褐色,质地酥脆时取出,晾凉。

3. 米炒虻虫 取净虻虫,用文火与米拌炒至米呈深黄色,取出,筛去米粒,晾凉。

　每100kg虻虫,用米20kg。

【炮制作用】 虻虫味苦,性凉;有小毒。归肝经。具有破血逐瘀,散积消癥的功效。生品腥味较强,破血力猛,并有致腹泻的作用,故很少生用。焙后或米炒后,降低毒性和减弱其腥臭气味和致泻的副作用,便于粉碎。用于血滞经闭、癥瘕积聚以及跌打损伤等证。米炒和清炒可降低毒性和腥臭气味,便于粉碎和服用。功用同焙虻虫。

【药材性状】 虻虫呈椭圆形,头部呈棕黑色,有光泽,有凸出的两只复眼及长形的吸吻。背部黑棕色,有光泽,腹部黄褐色,有横纹节。轻质脆,具腥臭气味。

【成品性状】 焙虻虫表面黄褐色或棕黑色,无足翅,微有腥臭气味。米炒虻虫形如虻虫,表面深黄色,略具米香气。

蜈 蚣
(息风止痉药)

蜈蚣为蜈蚣科动物少棘巨蜈蚣的干燥全体。主产于湖北、浙江、江苏、安徽四大产地,其次湖南、河南等也有分布。处方用名有蜈蚣、焙蜈蚣。古代有去头足炙、酒浸、姜制、薄荷叶裹煨熟、羊酥制、焙制、炒制、葱制、醋制、煅制、荷叶包裹煨等方法,现今有焙制法。

【炮制方法】

1. 蜈蚣 取原药材,除去竹片及头足,剪成长段。

2. 焙蜈蚣 取净蜈蚣,用文火焙至黑褐色,质地酥脆时取出,晾凉,剪断或研成细粉。

 知 识 链 接

　　蜈蚣含有两种类似蜂毒的毒性成分,具有溶血作用,能引起过敏性休克。少量能兴奋心肌,大量能使心脏麻痹,并能抑制呼吸中枢。经焙后既能矫味,使之酥脆,便于服用和粉碎,又能破坏其毒性物质,降低毒性。传统认为头、足毒性大,历代有用蜈蚣有去头、足的习惯。现在通过研究认为,蜈蚣使用,应以全体入药。

【炮制作用】 生蜈蚣味辛,性温;有毒。归肝经。具有息风止痉,解毒散结,通络止痛的功效。生品有毒,气味腥臭,多外用,用于疮痈肿毒、瘰疬溃烂、毒蛇咬伤等证。焙后降低毒性,矫嗅矫味,并使其干燥酥脆,便于粉碎。功用同生品,用于急慢惊风、破伤风等证。

【药材性状】 蜈蚣呈扁平状小段,背部棕绿色或黑绿色,有光泽,腹部淡黄色或棕黄色,质脆,具有特殊的刺鼻腥味,味辛而微咸。

【成品性状】 焙蜈蚣呈棕褐色或黑褐色,有焦腥气。

点 滴 积 累

1. 烘焙法是将净选或切制后的药物间接或直接加热,使之充分干燥的方法,与炒法不同。

2. 烘焙法主要用于某些昆虫、动物类药物以及湿药材的干燥,以利于粉碎和贮存。如虻虫、蜈蚣等。

第五节 煨 制 技 术

将待炮制品用湿面或湿纸包裹,置于加热的滑石粉中,或将待炮制品直接置于加热的麦麸中,或铺摊吸油纸上,层层隔纸加热,以除去部分油脂,这些炮制方法统称煨制技术。其目的是除去药物中部分挥发油及刺激性成分,从而降低其副作用,缓和药性,增强疗效。

滑石粉煨、麸煨与滑石粉烫和麸炒有所相似。其主要区别是煨法辅料用量大,受热程度低,一般用文火,受热时间长,翻动的频率也低,其目的主要是为了降低药物中油质含量,增强固涩止泻作用。另外麸煨法多是将麦麸和药物同置锅内加热,而麸炒法是先将麦麸撒入热锅内,冒烟后投入药物拌炒。

肉 豆 蔻
（敛肺涩肠药）

肉豆蔻为肉豆蔻科植物肉豆蔻的干燥种仁。主产于马来西亚、印度尼西亚,我国广东、广西、云南亦有栽培。处方用名有肉豆蔻、肉果、玉果、煨肉蔻、煨肉果。古代有面裹煨、湿纸煨、炒黄、粟米炒、醋浸、炮煨去油、研去油等方法,现今有麦麸煨、滑石粉煨、面裹煨等方法。

【炮制方法】

1. 肉豆蔻 取原药材,除去杂质灰屑,洗净,干燥。

2. 煨肉豆蔻 取净面粉,加适量水拌匀,做成团块,压成薄片,将净肉豆蔻逐个包裹,或用清水将肉豆蔻表面湿润后,如水泛丸法包裹面粉 3～4 层,稍凉,倒入已炒热的滑石粉或砂中,用文火加热,适当翻动,煨至面皮呈焦黄色并透出香气时,取出,筛去滑石粉,晾凉,剥去面皮,用时捣碎。

每 100kg 肉豆蔻,用面粉 50kg、滑石粉 50kg。

3. 麦麸煨 将麦麸和肉豆蔻同置锅内用文火加热并适当翻动,至麦麸呈焦黄色,肉豆蔻呈深棕色时取出,筛去麦麸,晾凉,用时捣碎。

每 100kg 肉豆蔻,用麦麸 40kg。

4. 滑石粉煨 将滑石粉置锅内,加热炒至灵活状态,投入肉豆蔻,翻埋至肉豆蔻呈深棕色,并有香气飘逸时取出,筛去滑石粉,晾凉,用时捣碎。

每 100kg 肉豆蔻,用滑石粉 50kg。

【炮制作用】 肉豆蔻性味辛,温。归脾、胃、大肠经。具有温中行气,涩肠止泻的功效。生品辛温气香,长于暖胃消食、下气止呕。但由于生品含有 25% ~ 40% 脂肪油和 8% ~ 15% 的挥发油,有滑肠的副作用,并具较强的刺激性,服用过量可致中毒,产生幻觉,故多制用。煨制后可除去部分油质,免于滑肠,减轻刺激性,增强了固肠止泻的作用。常用于脾胃虚寒、久泻不止、脘腹胀痛、宿食不消、呕吐等证。

【药材性状】 肉豆蔻呈卵圆形或椭圆形,表面灰黄色或灰棕色,有时外被有白粉(石灰粉末),全体有浅色纵行沟纹及不规则网状沟纹。质坚硬,断面可见棕黄相杂的大理石样纹理。富油性,气香浓烈,味辛。

【成品性状】 煨肉豆蔻表面棕黄色或淡黄色,稍显油润。香气更浓郁,味辛辣。

【工艺改进】

1. 煨制 研究认为,在温度适宜的条件下,加热时间越长肉豆蔻醚降低越多,麸煨以 150 ~ 160℃,15 分钟为宜;面裹煨以 170 ~ 190℃,20 分钟为宜;滑石粉煨以 140 ~ 160℃,15 分钟为宜。

2. 烘制 烤箱煨制肉豆蔻温度、时间易掌握,与传统煨法比较,脂肪油含量、挥发油物理常数及化学组分均无显著差异。方法是取滑石粉(每 10kg 肉豆蔻用滑石粉 5kg)平铺深形方盘中,140℃ 加热 30 分钟,取出,将肉豆蔻埋入滑石粉中,再置烤箱中 140℃ 加热 2 小时(每隔 20 分钟搅拌一次),取出,筛去滑石粉,粉碎过 20 目筛。

 知 识 链 接

肉豆蔻醚具有明显的抗炎、镇痛和抗癌作用,但具毒性,有致幻作用,服用过量可致中毒。肉豆蔻不同炮制品均有明显的止泻作用,作用强度以面裹煨和麸煨效果较好。其止泻作用的物质主要是挥发油。

葛 根
(发散风热药)

葛根为豆科植物野葛或甘葛藤的干燥根。野葛广布于全国。粉葛分布于广东、广西、贵州、云南等地。处方用名有葛根、粉葛根、煨葛根等。古代有蒸制、醋制、去心微炙、焙制、炒制、干煮、炒黑、煨制等方法,现今有煨制(湿纸煨、麸煨)等方法。

【炮制方法】

1. 葛根 取原药材,除去杂质灰屑,洗净,稍泡,捞出闷润,切厚片,晒干,筛去碎屑。

2. 煨葛根

(1) 湿纸煨:取葛根片或块,用三层湿纸包好,埋入无烟热火灰中,煨至纸成焦黑色,葛根呈微黄色时取出,去焦纸,晾凉。

每100kg 葛根,用草纸适量。

(2) 麦麸煨:取少量麦麸撒入热锅中,用文火加热,待冒烟后,倒入葛根片,上面再撒剩余的麦麸,煨至下层麦麸呈焦黄色时,随即用铁铲将葛根与麦麸不断翻动,至葛根片成焦黄色时取出。筛去麦麸,晾凉。

每100kg 葛根,用麦麸30kg。

 知 识 链 接

葛根主含黄酮类成分葛根素、大豆苷等。研究表明葛根经麸煨制后,水煎液中有效成分总黄酮、葛根素的含量均高于生品。采用 HPLC 法测定葛根炮制品中葛根素含量,依次为:醋炙品>炒黄品>麸煨品>米汤煨品>生品>炒炭品。2010 年版《中国药典》规定:本品含水量不得超过 14.0%,野葛根总灰分不得超过 7.0%,含葛根素($C_{21}H_{20}O_9$)含量不低于 2.4%。

【炮制作用】 葛根味甘、辛,性凉。归脾、胃、肺经。具有解肌退热,生津,透疹,升阳止泻的功效。生品长于解肌退热、生津、透疹。多用于热病口渴、麻疹等证。煨后缓和发散之性,增强止泻作用,多用于湿热泻痢、脾虚泄泻。

【药材性状】 葛根呈不规则的厚片和立方块,表面类白色或淡棕色,粗糙,纤维性,富粉性,可见纤维与粉末相间形成的纵纹。体重,质硬,无臭,味略甜。

【成品性状】 煨葛根表面焦黄色,气微香。

【工艺改进】 有研究提出用烘法代替煨法。其烘制最佳工艺:每10kg 葛根,用4kg麦麸(加1.6kg水湿润),在 165℃ 条件下烘 40 分钟。

点 滴 积 累

1. 煨的方法很多,主要包括:裹煨、烘煨、麸煨、滑石粉煨等。其中裹煨又可分为面裹煨和纸裹煨两种。

2. 煨制可除去部分油脂,增强涩肠止泻的作用,如肉豆蔻、诃子、葛根、木香、清木香等。

第六节 提 净 技 术

某些矿物药,特别是一些可溶性无机盐类药物,经过溶解,滤过,除净杂质后,再进行重结晶,以进一步纯净药物,这种方法称为提净技术。

（一）提净的目的

1. 使药物纯净,提高疗效。

2. 缓和药性。

3. 降低毒性。

（二）操作方法

根据药物的不同性质,常用的提净技术有两种。

1. 降温结晶(冷结晶)　将药物与辅料加水共煮后,滤过杂质,将滤液置阴凉处,使之冷却重新结晶,如芒硝。

2. 蒸发结晶(热结晶)　将药物先适当粉碎,加适量水加热溶化后,滤去杂质,将滤液置于搪瓷盆中,加入定量米醋。再将容器隔水加热,使液面析出结晶物,随析随捞取,至析尽为止。或将原液与醋共煮后,滤去杂质,将滤液加热蒸发至一定体积后再使之自然干燥,如硇砂。

芒　硝
（泻下药）

芒硝为天然产的硫酸盐类矿物芒硝族芒硝经加工精制而成的结晶体,主含含水硫酸钠($Na_2SO_4 \cdot 10H_2O$)。主产于西藏、内蒙古、黑龙江、山西、吉林等省区。处方用名有芒硝等。古代有炼法、熬制、煮制、蒸制、烧制、炒制、火炮、萝卜制、豆腐制、甘草制、辅料(豆腐、萝卜、甘草)合制等方法,现今有朴硝与萝卜共煮法。

【炮制方法】　取适量鲜萝卜,洗净,切成片,置锅中,加适量水煮透。捞出萝卜,再投入适量朴硝共煮,至全部溶化,取出滤过或澄清以后取上清液,放阴凉处。待结晶大部分析出,捞出晶体,置避风处适当干燥即得。母液经浓缩放凉后可继续析出结晶,直至不再析出结晶为止。

每100kg朴硝,用萝卜20kg。

 知 识 链 接

芒硝经萝卜提净后,萝卜中的Zn、Mn、Fe等进入了芒硝,成为炮制后芒硝的组成成分,同时萝卜也吸收了Cu、Pb、Cr,从而降低了对人体健康不利的成分含量,所以朴硝提净后有一定的解毒作用。

【炮制作用】　芒硝味咸、苦,性寒。归胃、大肠经。具有泻热通便,润燥软坚,清火消肿的功效。朴硝用萝卜煮制后所得的芒硝,可提高其纯净度,同时缓和其咸寒之性,并借萝卜消积滞,化痰热,下气,宽中作用,以增强芒硝润燥软坚,消导,下气通便之功。用于实热便秘,大便燥结,积滞腹痛,肠痈肿痛。

【成品性状】　芒硝为棱柱状,长方形或不规则的块状及粒状,无色透明或类白色半透明。久置空气中,表面风化而覆盖一层白色粉末。质脆易碎,断面常不整齐,呈玻璃样光泽,无臭,味咸。

【工艺改进】 将芒硝澄清液置于冰箱内,6小时后芒硝析出结晶,倒出未结晶液,置冰箱内继续析晶,至无结晶为止。此法结晶收得率高达88%,值得推广。芒硝应在密闭、阴凉干燥处贮存,否则会失去结晶水变成白色粉末,称为玄明粉。

点 滴 积 累

1. 提净法是某些矿物药,特别是一些可溶性无机盐类药物,经过溶解,滤过,重结晶处理,使之进一步纯净的方法。有降温结晶和蒸发结晶两种方法。

2. 提净法使药物纯净,缓和药性,提高疗效,如芒硝、玄明粉、硇砂等。

3. 芒硝经过提净,提高了纯度可供内服,经与萝卜制后,可缓和咸寒之性。

第七节 水 飞 技 术

利用粗细粉末在水中悬浮性不同,将某些不溶于水的矿物、贝壳类药物经反复研磨,而分离制备极细腻粉末的方法,称为水飞技术。

（一）水飞的目的

1. 去除杂质,洁净药物 如雄黄。

2. 使药物质地细腻,便于内服和外用,提高生物利用度 如朱砂。

3. 防止药物在研磨过程中粉尘飞扬,污染环境。

4. 除去药物中可溶于水的毒性物质 如砷、汞等。

（二）操作方法

将待炮制适当破碎,置乳钵中或其他适宜容器内,加入适量清水,研磨成糊状,再加多量水搅拌,粗粉即下沉。立即倾出混悬液,下沉的粗粒再行研磨,如此反复操作,至研细为止。最后将不能混悬的杂质弃去,将前后倾出的混悬液合并并静置。待沉淀后,倾去上面的清水,将干燥沉淀物研磨成极细粉末即得。

（三）注意事项

1. 在研磨过程中,水量宜少。

2. 搅拌混悬时加水量宜大,以除去溶解度小的有毒物质或杂质。

3. 操作时温度不宜过高,以晾干为宜。

4. 朱砂和雄黄粉碎要忌铁器,并要注意温度。

朱 砂
（重镇安神药）

朱砂为硫化物类矿物辰砂族辰砂,主含硫化汞（HgS）。主产于湖南、贵州、四川、云南等地。处方用名有朱砂、辰砂、丹砂。古代有研法、水飞、碾、煅、黄芪当归煮熟、荔枝壳水煮、蜜煮、麻黄水煮、酒蒸、炒制等方法,现今有水飞法。

【炮制方法】 取原药物,用磁铁吸尽含铁的杂质,置乳钵内,加少量清水研磨成糊状,然后加多量清水搅拌,稍停,倾去混悬液。下沉的粗粉再按上法反复操作多次,直至手捻细腻,无亮星为止,弃去杂质。将取得的混悬液合并,静置,倾去上清液,取沉淀物,晾干或 40℃ 以下干燥,研散。或取净朱砂,置球磨机内加适量清水共磨成极细粉末,60℃ 以下烘干,过 200 目筛。

 知识链接

　　朱砂中主要成分为硫化汞(HgS),尚含有游离汞和可溶性汞盐等杂质。可溶性汞盐的毒性极大,为朱砂中的主要毒性成分。水分后可使朱砂中的游离汞和可溶性汞盐含量下降,同时也降低了铅、铁等金属的含量,从而降低毒性,使药物洁净细腻,便于内服。

　　【炮制作用】 朱砂味甘,性微寒;有毒。归心经。具有清心镇惊,安神解毒的功效。在临床应用中,无论内服外用,均宜水飞成朱砂粉入药。经水飞后使药物纯净、细腻,便于制剂及服用,降低毒性。用于心悸易惊、失眠多梦、癫痫发狂、小儿惊风、口疮、疮疡肿毒等证。

　　【成品性状】 为块状或颗粒状集合体,呈颗粒状或块片状,鲜红色或暗红色,条痕红色或暗红色,具光泽,体重,质脆(彩图 12-10)。朱砂细粉为朱红色极细粉末,有光泽,体轻。以手撮之无粒状物,以磁铁吸之无铁末。无臭,无味(彩图 12-11)。

　　【炮制研究】 采用两步球磨水漂法,可提高生产效率,保证朱砂质量。即用磁铁吸去铁屑,置球磨机中磨成 90～100 目细粉,然后加水适量,湿法球磨成 140 目细粉,再用两倍水漂 15 次以上,取出晾干或低温干燥。

点滴积累

　　1. 水飞法是某些不溶于水的矿物、贝壳类药物,经反复研磨成细粉后,利用粗细粉末在水中悬浮性不同的特点而分离、制备极细腻粉末的方法。
　　2. 水飞有毒药物如朱砂和雄黄,要忌铁器,并要注意温度。

第八节 干馏技术

　　将待炮制品置于容器内,以火烤灼,使产生汁液的方法称为干馏技术。其目的是制备有别于原药材的干馏物,以适合临床需要。

　　干馏法温度一般较高,多在 120～450℃ 左右,如蛋黄油在 280℃ 左右,竹沥油在 350～400℃ 左右,豆类等干馏物一般在 400～450℃ 制成。药料由于高热处理,产生了复杂的质的变化,形成了新的化合物,如鲜竹、木材、米糠干馏所得的化合物是以不含氮的酸性、酚性物质为主要成分,如己酸、辛酸、庚酸、壬酸、癸酸、愈创木酚等。含蛋白质的动、植物药(鸡蛋黄、大豆、黑豆)干馏所得的化合物则以含氮碱性物质为主,如海尔满(Harman)、吡啶类和卟啉类的衍生物。他们都有抗过敏、抗真菌的作用。

干馏的操作方法简单的说是以火烤灼药料,一种是以砂浴加热,在干馏器上部收集冷凝的液状物,如豆类等干馏。第二种是在容器的周围加热,在下面收采液状物,如竹沥油等。第三种是用武火加热制备油状物,如蛋黄油。

竹　沥
（化痰药）

竹沥为禾本科植物淡竹的嫩茎用火烤灼而流出的汁液。我国南方各地均产。处方用名有竹沥、竹沥油、竹油。古代有明火炙竹制沥法、新竹烧取法、竹段装瓶倒悬炭火围逼制竹沥等方法,现今有干馏法。

【炮制方法】

1. 取鲜嫩淡竹茎,从两节间锯断,直劈成两部分,架在文火上加热,两端流出的液体接于容器中,即得。

2. 取鲜嫩淡竹茎,50cm 长度小段,劈开,去掉竹节,洗净,装入坛内,装满后坛口朝下,架起,坛的底面和四周用锯末和劈材围严,坛口下置一盛器,点燃锯末和劈材,竹片受热后即有汁液流出,滴注于盛器,直至竹中汁液流尽为止。取出竹液,即得。

 知 识 链 接

研究表明竹材在干馏时,120℃左右开始,350~400℃热分解最盛,450℃以下逐渐减少。烧制鲜竹沥的时间一年之中以秋、冬季为好,秋、冬两季相比,冬季比秋季好。在一天内,以 18 时至次日 9 时时间段内烧制为好。药理实验表明,竹沥对白色葡萄球菌、枯草杆菌、大肠杆菌及伤寒杆菌等有较强的抗菌作用。

【炮制作用】　竹沥味甘、苦,性寒。归心、肺、胃经。具有清热化痰,镇惊利窍的功效。可用于肺热咳嗽痰多,气喘胸闷,中风昏迷,痰涎壅塞等证。

【成品性状】　竹沥为淡黄色或红棕色的浓稠液体,具竹香气,味苦微甜。

【工艺改进】　渗漉法:选同一批淡竹适当粉碎后,称取淡竹粗粉。用 60% 乙醇适当润湿后,分次装入渗漉筒中,盖一层滤纸,上压碎玻片,然后加入相同溶媒使淡竹粉全部浸没并留有 2~3cm 液层,浸泡 18 小时后用 60% 乙醇,以 0.4ml/min 的流速渗漉,收集渗滤液,回收乙醇至无醇味,抽滤。利用渗漉法所得的竹沥量较传统烧制法有所增加,收得率高出 10 倍左右。

点 滴 积 累

1. 将药物置于适宜容器内,以火烤灼,使其产生汁液的方法,称为干馏法。
2. 干馏法包括:坛口向下法、坛口向上法、炒熬法。
3. 干馏法扩大了用药品种,如竹沥等药物。

目 标 检 测

一、选择题

（一）单项选择题

1. 发酵法的相对湿度为（　　）
   A. 40%～50%　　　B. 50%～60%　　　C. 60%～70%　　　D. 70%～80%

2. 发芽技术要求的发芽率是（　　）
   A. 50%以上　　　B. 60%以上　　　C. 70%以上　　　D. 85%以上

3. 巴豆霜的含油量规定为（　　）
   A. 10%～15%　　　B. 18%～20%　　　C. 20%～25%　　　D. 25%～30%

4. 西瓜霜选用何种制霜法炮制（　　）
   A. 去油制霜　　　B. 升华制霜　　　C. 煎煮制霜　　　D. 渗析制霜

5. 用升华制霜法制得的药物是（　　）
   A. 西瓜霜　　　B. 木鳖子霜　　　C. 砒霜　　　D. 柏子仁霜

6. 下列哪项不是复制法的炮制目的（　　）
   A. 增强疗效　　　　　　　　　B. 改变药性
   C. 降低或消除药物的毒性　　　D. 去除杂质,洁净药物

7. 半夏炮制过程中所用辅料不包括（　　）
   A. 白矾　　　B. 石灰　　　C. 甘草　　　D. 猪胆汁

8. 炮制法半夏所用辅料为（　　）
   A. 甘草　白矾　　　B. 甘草　石灰　　　C. 甘草　　　D. 白矾

9. 采用纸煨方法的药物是（　　）
   A. 肉豆蔻　　　B. 木香　　　C. 诃子　　　D. 干姜

10. 芒硝提净后主要成分是（　　）
    A. Na_2SO_4　　　B. $Na_2SO_4 \cdot 10H_2O$　　　C. NaCl　　　D. NH_4Cl

11. 水飞法适应的药物是（　　）
    A. 所有矿物药　　　　　B. 溶于水的矿物药
    C. 不溶于水的矿物　　　D. 贝壳类药

12. 烘法的操作方法为（　　）
    A. 药物置近火处,使内部水分蒸发
    B. 药物置锅内,文火加热,使内部水分蒸发
    C. 药物置锅内,文火加热,勤翻动,使内部水分蒸发
    D. 药物置锅内,中火加热,使内部水分蒸发

13. 焙蜈蚣的主要目的是（　　）
    A. 降低毒性,供外用　　　B. 降低毒性,供内服
    C. 便于煎煮　　　D. 便于贮藏

（二）多项选择题

1. 发酵技术必须具备的条件是（　　）
   A. 菌种　　　　　B. 营养物质　　　　C. 温度
   D. 相对湿度　　　E. 隔绝氧气

2. 发芽技术的主要目的是（　　）
   A. 减低毒性　　　　B. 改变药物原有性能
   C. 产生新功效　　　D. 增强疗效
   E. 扩大用药品种

3. 麦芽的炮制品种有（　　）
   A. 麦芽　　　　　B. 炒麦芽　　　　C. 焦麦芽
   D. 生麦芽　　　　E. 净麦芽

4. 去油制霜的主要目的是（　　）
   A. 降低毒性，缓和药性　　　　　B. 增强药物疗效
   C. 制造新药，扩大用药品种　　　D. 消除滑肠副作用
   E. 便于贮存保管

5. 制备西瓜霜的操作注意是（　　）
   A. 西瓜要成熟新鲜　　　B. 应使用不带釉的瓦罐
   C. 装量应为罐容量的4/5　　D. 应悬挂于阴凉通风处以利析霜
   E. 应随时刷下析出的结晶

6. 胆南星的炮制辅料有（　　）
   A. 胆汁　　　　　B. 白矾　　　　C. 鲜姜
   D. 石灰　　　　　E. 甘草

7. 可采用煨法炮制的药物有（　　）
   A. 诃子　　　　　B. 葛根　　　　C. 木香
   D. 肉豆蔻　　　　E. 瓜蒌

8. 现今常用的煨制方法包括（　　）
   A. 滑石粉煨　　　B. 麦麸煨　　　C. 面裹煨
   D. 纸煨　　　　　E. 灰火煨

9. 煨制肉豆蔻的作用是（　　）
   A. 除去部分油质，免于滑肠　　　B. 除尽肉豆蔻醚，减小刺激性
   C. 挥发油含量降低　　　D. 挥发油理化性质改变
   E. 增强固肠止泻作用

10. 提净时常用的辅料有（　　）
    A. 酒　　　　　B. 醋　　　　C. 盐水
    D. 豆腐　　　　E. 萝卜

11. 常用水飞法炮制的药物有（　　）
    A. 朱砂　　　　B. 雄黄　　　　C. 石膏
    D. 硇砂　　　　E. 蛤粉

二、简答题

1. 发酵的主要目的是什么？
2. 解释去油制霜的含义，去油制霜时应注意些什么？
3. 何为制霜技术？有哪些方法？
4. 简述巴豆霜的成品质量及炮制作用。
5. 试述法半夏的炮制方法及炮制作用。

（沈　伟）

下篇 中药炮制实训

实训一 净选加工技术

【实训目的】

1. 学会使用常见的净选工具。
2. 能根据药物所含杂质的类型确定净选方法,并能进行净选操作。
3. 能正确进行揉搓、制绒和拌衣。

【实训内容】

(一) 实训用品

1. 实训设备　盆、竹匾、簸箕、铁丝筛、电子秤。
2. 实训材料　麻黄、苦杏仁、薏苡仁、当归、山药、山楂、枳壳、车前子、王不留行、紫苏子、竹茹、金樱子、灯心草、青黛等。

(二) 实训方法及步骤

1. 准备工作　将要净选加工的药物称重后备用,检查净选工具及盛药容器等是否洁净,必要时进行清洁。

2. 实训过程　将待净选的药物取出,称量并记录,根据所要净选药物的类型和所含杂质的种类确定净选工具。将适量的药物置盆、竹匾、簸箕、铁丝筛等工具内,进行挑拣、筛簸等处理,除净杂质后再行称重,按照净度(%)=净药重量/供试药物重量×100%计算其净度。将净制后的药物盛于洁净的容器内,清洁所用器具和工作台面。

(1) 挑选:将已称好的药物(如麻黄、杏仁、薏苡仁等)置挑选台上,拣出药物中所含的杂质和霉变品、虫蛀品、泛油品等变异品,称取净药物重量,计算药物净度。

(2) 筛选:将已称好的药物(如当归、山药、山楂、枳壳等)置适宜孔径的筛内,两手对称握紧筛子的边缘,均匀用力(筛子不能随意晃动),使药物在筛内摇动,将杂质及药物碎屑等筛出。将净药称重后计算药物净度。

(3) 风选:将已称好的药物(如车前子、王不留行、紫苏子等)置簸箕内,两手握住簸箕边缘后部的2/3处均匀用力,借扬、簸、摆等力量,将杂质、瘪粒、碎屑等除去。将净药称重后计算药物净度。

(4) 挖去毛:将金樱子果实用水浸泡,待果皮软化后,用小刀纵切成两瓣,挖去籽和毛茸,用水冲洗干净,将果皮干燥。

(5) 制绒:将麻黄草质茎置铁研船中进行碾制,碾至麻黄的草质茎破裂成绒状,髓部组织破坏,筛去药屑,取绒状的草质茎入药。

(6) 揉搓:将竹茹中残存的竹皮除去,筛去灰屑,用手揉搓成适宜的小团。

(7) 拌衣:将50g灯心草表面喷湿(手摸有湿润感),将7.5g青黛(青黛用量为灯心草的15%)细粉均匀撒于灯心草上,拌匀后晾干。

3. 场地清理 实训结束后,将炮制好的药物置于洁净的聚乙烯包装袋内,密封后贮藏,清洁实训器具,将实训室打扫干净,关闭水、电、气、门、窗,经实训教师验收签字后方可离开。

【实训注意】

表 1-1 实训注意

序号	实训关键环节	注意事项
1	净制工具是否洁净	盆、竹匾、簸箕、铁丝筛等工具洁净后才可以进行操作
2	净制方法是否正确	根据药物类型和杂质种类选择适宜方法
3	净制工具使用	正确使用簸箕、铁丝筛、电子秤、铁研船等
4	净度符合要求	依据国家中医药管理局制定的《中药饮片质量标准通则(试行)》
5	制绒	去除麻黄中夹杂的木质茎,碾至草质茎破裂成绒状,髓部组织破坏为度
6	揉搓	竹茹团松紧适度
7	拌衣	灯心草喷水至手摸有湿润感,青黛要拌匀

【实训检测】

1. 为什么要将混于麻黄草质茎中的木质茎及其根去除?
2. 灯心草拌衣时水量过多或过少会出现什么现象?
3. 如何掌握竹茹团揉搓的松紧度?

【实训报告】

列表区别不同药物的净制方法。

表 1-2 不同药物净制方法的区别

序号	净制方法	净制药物	净制步骤	净制标准
1	挑选			
2	筛选			
3	风选			
4	挖去毛			
5	制绒			
6	揉搓			
7	拌衣			

【实训评价】

表 1-3 实训评价

评价项目	重点评价内容	评价标准	标准分值	评价得分
过程评价	准备工作	洁净和检查工具,准备工作到位	10	
	操作步骤	严格操作流程,操作过程没有大的失误	15	
	工具使用	正确使用簸箕、铁丝筛、电子秤、铁研船等	10	
	净选操作	能选用适当工具进行操作,成品符合质量要求	10	
	创新训练	能主动查阅资料,尝试新的净制操作方法	10	

续表

评价项目	重点评价内容	评价标准	标准分值	评价得分
结果评价	意外事件	整个操作过程中,没有发生器具损坏及不安全事件	5	
	分组讨论	能找出本组操作中存在的问题,找到合理的解决方法	10	
	炮制程度	几种药物净度达到炮制标准,制绒、揉搓、拌衣符合要求	10	
	场地清理	能及时清洗实训器具,清理桌面,药物归类放置	5	
	实训报告	报告字迹工整,条理清晰,结果准确,分析透彻	15	

（龙全江）

实训二　饮片切制及干燥技术

【实训目的】

1. 掌握手工切制、机器切制和饮片干燥的方法。
2. 熟悉药材软化方法及饮片干燥方法的适应范围。
3. 了解饮片切制的目的。

【实训内容】

（一）实训用品

1. 实训设备　盆、竹匾、麻袋、缸、蒸煮容器、电炉、润药池、手工切药设备、切药机、干燥机或干燥箱等。

2. 实训材料　软化、切制、干燥的药材:益母草、陈皮、丹参、槟榔、何首乌、黄芩。

（二）实训方法及步骤

1. 软化

（1）常水软化

益母草:取净益母草,整齐平铺于水泥地面上,喷淋清水,渍湿全部药材,上盖湿麻袋闷润,使水分逐渐渗入到药材组织内部,软化至采用折断法检查茎枝柔韧符合切制要求时,即可切制。未润透或水分过大者不得超过5%。

陈皮:取净陈皮,用水冲洗后放于搪瓷盆内,上盖一湿布,每10分钟喷水一次并翻动,直到用弯曲法检查适合切制。未润透或水分过大者不得超过5%。

丹参:取净丹参,放洗药池内洗涤干净,捞出,上盖湿麻袋闷润,使水分逐渐渗入到药材组织内部,软化至采用手握法检查符合切制要求时,即可切制。如1次不能润软者可复润至可切制。未润透或水分过大者不得超过5%。

槟榔:取大小分档的槟榔,置于清水中浸泡(春冬5~6天,夏秋3~4天)至六至七成透,捞出,置于缸内,上盖麻袋闷润3~4天,每天淋水1~2次,润至用刀劈法检查内无干心时即可切制。未润透者不得超过5%,水分过大者不得超过3%。

何首乌:取大小分档的何首乌,用清水浸泡12小时,用湿布盖润,用手捏法检查软化至符合要求,即可切立方块或厚片。未润透者不得超过5%,水分过大者不得超过3%。

（2）蒸法软化

黄芩:取大小分档的黄芩,置于沸水锅中,不断翻动,煮制10分钟至手握法检查略弯曲,捞出,趁热置于合适的容器内闷润8～12小时,使其符合切制要求,即可切制。未蒸透者不得超过3%。

2. 切制

（1）手工切制

把活:将长条状的"把货"药材,捋顺,整理成把,放刀床上,左手拿压板压住、掐紧,并推送至刀口,右手握刀下压,药材即被切制成饮片。饮片质量指标:益母草横切成长10mm小段,陈皮切2～3mm丝,丹参横切成4mm厚片,何首乌切成8～12mm的立方块或纵切成2～4mm厚片,黄芩横切成1～2mm薄片。

个活:将软化槟榔,用蟹爪钳夹住,放在刀床上,左手拿压板压住,并推送至刀口,右手握刀下压,即被切制成饮片。饮片质量指标:槟榔切成1～2mm薄片。

（2）机器切制

益母草、丹参、黄芩的切制:将润制合格的药材放于机器药槽内,捋顺、压紧,经传送带送至刀床切口切片。片的厚薄由偏心调节部进行调节。饮片质量指标同手工切制。

槟榔的切制:将润制合格的槟榔装入旋转式切药机的固定器内,铺平,压紧。启动机器,在推进器的推动下,将药材送至刀床切口,进行切片。饮片质量指标同手工切制。

3. 干燥

（1）自然干燥

将切制的饮片置于竹匾或其他容器内,定时翻动,使其充分干燥。槟榔、黄芩宜采用阴干法,丹参切制后要当天干燥,避免变色。

（2）人工干燥

将饮片置于干燥箱或干燥机内进行干燥。槟榔和益母草的干燥温度控制在60℃以下,其他药材的干燥温度控制在80℃以下,定时翻动至全部干燥时取出,放凉。质量要求:一般饮片的水分应控制在7%～13%,干燥后的饮片不得变色。

【实训注意】

表2-1 实训注意

序号	实训关键环节	注意事项
1	工具是否洁净	所有工具洁净后才可以进行操作
2	药材是否软化	药材软化时吸水量要适宜,软化"太过"或"不及"均会影响饮片质量并增加切制困难
3	切制厚度把握	手工切制要注意掌握压板向前移动速度,以使切制的饮片厚度一致
4	机械设备把握	机器切制要注意随时检查机器,按章操作,杜绝事故
5	干燥方式把握	自然干燥时,应保持环境清洁。人工干燥时,应注意干燥的温度。槟榔、黄芩、大黄饮片干燥时不宜暴晒,丹参应当天干燥,以免饮片由砖红色变为暗紫色

【实训检测】

1. 饮片切制的目的是什么?

2. 实训中，你切制的饮片质量规格是否符合要求？若不符合，原因何在？

3. 常用干燥方法有哪几种？一般人工干燥采用的温度是多少？为什么？

【实训报告】

列表区别不同药物的软化、切制及干燥方法。

表2-2　几种药物的软化、切制及干燥方法

序号	药物名称	软化方法	软化程度检查方法	切制方法	切制规格	干燥方法
1	益母草					
2	陈皮					
3	丹参					
4	槟榔					
5	何首乌					
6	黄芩					

【实训评价】

表2-3　实训评价

评价项目	重点评价内容	评价标准	标准分值	评价得分
过程评价	准备工作	洁净和检查工具，准备工作到位	10	
	操作步骤	严格操作流程，操作过程没有大的失误	15	
	饮片切制	切制厚度把握适当，成品合格	10	
	饮片干燥	干燥方式选择适当，成品合格	10	
	创新训练	能主动查阅资料，尝试新的炮制方法	10	
结果评价	意外事件	整个操作过程中，没有发生器具损坏及不安全事件	5	
	分组讨论	能找出本组操作中存在的问题，找到合理的解决方法	10	
	炮制程度	几种药物从颜色、质地等外观上都达到了炮制标准	10	
	场地清理	能及时清洗实训器具，清理桌面，药物归类放置	5	
	实训报告	报告字迹工整，条理清晰，结果准确，分析透彻	15	

（宋丽艳）

实训三　清 炒 技 术

【实训目的】

1. 熟悉并掌握药物清炒的操作程序及注意事项。

2. 熟悉各种药物火力要求，了解炒锅的性能，准确把握药物炒制的火力。

3. 准确判断各种药物炮制的火候。

【实训内容】

（一）实训用品

1. 实训设备　电炒锅、炒锅、铲子、刷子、盘、电子秤。

2. 实训材料　苍耳子、王不留行、决明子、牵牛子、紫苏子、山楂、蒲黄、侧柏叶。

（二）实训方法及步骤

1. 准备工作　检查实训工具是否完备，炒药锅、排气扇工作是否正常。将要炮制的药物筛去碎屑、杂质、果核等，将药物大小、粗细分档备用。检查炒锅、铲子和盛药器具是否洁净，必要时进行清洁，将炒锅按 30°~45° 放置在煤气灶上，打开煤气灶开关，用大（武）火加热，将炒锅预热至一定程度后投药。

2. 实训过程

炒黄：先将药物大小分档，调节好火力，将适量的药物投入预热好的炒锅内加热翻炒。翻动时做到亮锅底，炒至药物发出的爆裂声开始减弱，并有固有气味溢出，表面呈黄色或颜色加深时迅速出锅，晾凉。将炮制好的药物盛于洁净的容器内，清洁炒锅、铲子和桌面。

炒焦：先将药物大小分档，用中火或武火加热，将适量的药物投入预热好的炒锅内加热翻炒。翻动时做到亮锅底，炒至药物表面呈焦黄或焦褐色，并透出焦香气味时迅速出锅，晾凉。将炮制好的药物盛于洁净的容器内，清洁炒锅、铲子和桌面。

炒炭：先将药物大小分档，调节好火力，用中火加热，将适量的药物投入预热好的炒锅内加热翻炒。翻动时做到亮锅底，炒至表面呈焦褐或焦黑色，内部焦黄色，喷淋少许清水，灭尽火星，取出，晾凉。将炮制好的药物盛于洁净的容器内，清洁炒锅、铲子和桌面。

（1）苍耳子：调节火力至中火，将适量的净苍耳子投入到已预热好的炒锅内加热翻炒。当炒至苍耳子表面呈深黄色、刺焦，并有固有的香气溢出时迅速出锅，晾凉。将药物盛放在洁净的容器内，清洗炒锅和铲子。

（2）王不留行：调节火力至中火，将适量的净王不留行投入到已预热好的炒锅内加热翻炒，当 80% 以上的王不留行爆成白花，并逸出固有气味时迅速出锅，晾凉。将药物盛放在洁净的容器内，清洗炒锅和铲子。

（3）决明子：调节火力至文火，将适量的净决明子投入到已预热好的炒锅内加热翻炒，当炒至决明子爆裂声由急剧变得稀疏，果实膨胀，表面有裂隙、色泽加深、有香气溢出时迅速出锅，晾凉。将药物盛放在洁净的容器内，清洗炒锅和铲子。

（4）牵牛子：调节火力至中火，将适量的净牵牛子投入到已预热好的炒锅内加热翻炒，当炒至牵牛子爆裂声由急剧变得稀疏，果实膨胀，表面有裂隙、色泽加深、有香气溢出时迅速出锅，晾凉。将药物盛放在洁净的容器内，清洗炒锅和铲子。

（5）紫苏子：调节火力至文火，将适量的净紫苏子投入到已预热好的炒锅内加热翻炒，当炒至紫苏子爆裂声由急剧变得稀疏，表面色泽加深、并有浓郁的香气溢出时迅速出锅，晾凉。将药物盛放在洁净的容器内，清洗炒锅和铲子。

（6）山楂

炒山楂：调节火力至中火，将适量的净山楂投入到已预热好的炒锅内加热翻炒，炒至表面色泽加深、并有固有的香气溢出时，取出，晾凉。将药物盛放在洁净的容器内，清洗炒锅和铲子。

焦山楂:调节火力至中火,将适量的净山楂投入到已预热好的炒锅内加热翻炒,炒至表面焦褐色,内部焦黄色,并有焦香气味溢出时,取出,晾凉。将药物盛放在洁净的容器内,清洗炒锅和铲子。

山楂炭:调节火力至武火,将适量的净山楂投入到已预热好的炒锅内加热翻炒,炒至表面黑褐色,内部焦褐色。有火星时及时喷淋清水,灭尽火星,取出,晾凉。将药物盛放在洁净的容器内,清洗炒锅和铲子。

(7)蒲黄:调节火力至中火,将适量的净蒲黄投入到已预热好的炒锅内加热翻炒至棕褐色时,喷淋少许清水,灭尽火星,迅速出锅,晾凉。将药物盛放在洁净的容器内,清洗炒锅和铲子。

(8)侧柏叶:调节火力至中火,将适量的净侧柏叶投入到已预热好的炒锅内加热,炒至表面呈焦褐色,内部焦黄色,表面有光泽,喷淋少许清水,灭尽火星,取出,晾凉。将药物盛放在洁净的容器内,清洗炒锅和铲子。

3. 场地清理 实训验结束后,将炮制好的药物置于洁净的聚乙烯包装袋内,密封后贮藏,清洁煤气灶和其他实训器具。将实训室打扫干净,关闭水、电、气、门、窗,经实训教师验收签字后方可离开。

【实训注意】

表3-1 实训注意

序号	实训关键环节	注意事项
1	炒药工具是否洁净	炒锅、器具及和其他工具洁净后才可以进行炒制
2	炒锅是否预热	用手靠近锅底感受锅的温度,有灼烧感即可投药
3	火力把握	根据药物炒制要求,掌握火的燃烧强度,不能太大,也不能过小
4	药物翻炒	翻炒要做到快而勤,每次亮锅底,不能有药物翻出锅
5	火候把握	准确把握颜色的标准,使药物受热均匀
6	药物出锅	药物出锅要做到迅速,倒入容器中,及时摊开

【实训检测】

1. 苍耳子为什么要选择中火炒制?如果选择文火和武火会产生什么样的结果?

2. 在操作过程中如何避免生熟不匀的现象?

3. 炒炭时应注意哪些问题?怎样判断药物炒炭是否存性?

4. 关于文武火有几种解释,哪一种比较合理?

【实训报告】

1. 列表区别炒黄法、炒焦法、炒炭法。

表3-2 三种清炒方法的区别

清炒方法	火力	炒制过程	火候
炒黄法			
炒焦法			
炒炭法			

2. 列表比较不同药物炒制过程的区别。

表3-3 各种药物炒制区别

序号	药物名称	火力	炒制过程	火候
1	苍耳子			
2	王不留行			
3	决明子			
4	牵牛子			
5	紫苏子			
6	山楂			
7	蒲黄			
8	侧柏叶			

【实训评价】

表3-4 实训评价

评价项目	重点评价内容	评价标准	标准分值	评价得分
过程评价	准备工作	洁净和检查工具,准备工作到位	10	
	操作步骤	严格操作流程,操作过程没有大的失误	15	
	炒锅预热	预热炒锅,用手感受温度,有灼热感即可	10	
	药物翻炒	翻炒勤快,做到亮锅底,并没有药物翻出锅	10	
	创新训练	能主动查阅资料,尝试新的炮制方法	10	
结果评价	意外事件	整个操作过程中,没有发生器具损坏及不安全事件	5	
	分组讨论	能找出本组操作中存在的问题,找到合理的解决方法	10	
	炮制程度	几种药物从颜色、质地等外观上都达到了炮制标准	10	
	场地清理	能及时清洗实训器具,清理桌面,药物归类放置	5	
	实训报告	报告字迹工整,条理清晰,结果准确,分析透彻	15	

(李卫先)

实训四 加辅料炒制技术

【实训目的】

1. 熟悉并掌握药物加辅料炒的操作程序及注意事项。
2. 熟悉各种药物火力要求,准确把握药物炒制的火力。
3. 准确判断各种药物炮制的火候。
4. 掌握各种辅料的用量及处理方法。

【实训内容】

（一）实训用品

1. 实训设备 炒锅、铲子、刷子、盛药器具、电子秤、药筛。

2. 实训材料 药物：山药、枳壳、白术、僵蚕、苍术、党参、狗脊、骨碎补、马钱子、龟甲、水蛭、阿胶等。辅料：麸皮、大米、灶心土或黄土、河沙、滑石粉、蛤粉、醋。

（二）实训方法及步骤

1. 准备工作 检查实训工具是否完备,炒药锅、排气扇工作是否正常。将要炮制的药物筛去碎屑、杂质,药物大小、粗细分档备用。检查炒锅、铲子和盛药器具是否洁净,必要时进行清洁。依炮制药物的重量按比例称取所用辅料(麸皮用量为药物量的10%,大米用量为药物量的20%,灶心土或黄土的用量为药物量的25%~30%,砂的用量以能埋没药物为度,滑石粉的用量为药物量的40%~50%,蛤粉的用量为药物量的30%~50%)。

2. 实训过程

（1）麸炒:先将药物大小分档,将炒锅烧热,再将麸皮均匀撒入热锅中,用中火加热,至起烟时投入净药物。快速均匀翻动并适当控制火力,炒至药物表面呈黄色或深黄色时,取出,筛去麸皮,放凉。每100kg净药物,用麸皮10kg。

山药:将炒锅预热至一定程度,均匀撒入定量的麸皮,即产生大量的浓烟,随即投入分档后的定量净山药片,中火翻炒至山药呈黄色时迅速出锅,筛去麸皮置规定的容器内,将麸炒山药盛放在洁净的容器内。清洁炒锅、铲子。

枳壳:将炒锅预热至一定程度,均匀撒入定量的麸皮,即产生大量的浓烟,随即投入分档后的定量净枳壳片,中火翻炒至枳壳呈淡黄色时迅速出锅,筛去麸皮置规定的容器内,将麸炒枳壳盛放在洁净的容器内。清洁炒锅、铲子。

苍术:将炒锅预热至一定程度,均匀撒入定量的麸皮,即产生大量的浓烟,随即投入分档后的定量净苍术片,中火翻炒至苍术呈深黄色时迅速出锅,筛去麸皮置规定的容器内,将麸炒苍术盛放在洁净的容器内。清洁炒锅、铲子。

僵蚕:将炒锅预热至一定程度,均匀撒入定量的麸皮,即产生大量的浓烟,随即投入分档后的定量净僵蚕,中火翻炒至僵蚕呈深黄色时迅速出锅,筛去麸皮置规定的容器内。清洁炒锅、铲子。

（2）米炒:①米药混炒:先将药物大小分档,将炒锅烧热,再加入定量的米,用中火炒至冒烟时,投入净药物,拌炒至一定程度,取出,筛去米,放凉。②米上炒:先将药物大小分档,将炒锅烧热,撒上浸湿的米,使其平贴于炒锅上,用中火加热炒至米冒烟时投入净药物,轻轻翻动米上的药物,至所需程度取出,筛去米,放凉。

党参:将炒锅预热至一定程度,均匀撒入定量的大米,即产生少量烟雾,随即投入分档后的定量净党参片,中火翻炒至米呈焦黄色,党参呈深黄色时迅速出锅,筛去大米置规定的容器内,将米炒党参盛放在洁净的容器内。清洁炒锅、铲子。

（3）土炒:先将药物大小分档,将灶心土研成细粉,置炒锅内,用中火加热,炒至土粉呈灵活状态时投入净药物。翻炒至药物表面均匀挂上一层土粉,并透出香气时,取出,筛去土粉,放凉。每100kg净药物,用土粉25kg~30kg。

山药:将定量土粉置炒锅内,加热至灵活状态,投入分档后的定量净山药片,中火翻炒至山药表面呈土红色,并附有均匀的土粉时迅速出锅,筛去土粉至规定的容器内,将土炒山药盛放在洁净的容器内。清洁炒锅、铲子。

白术:将定量土粉置炒锅内,加热至灵活状态,投入分档后的定量净白术片,中火翻炒至白术色泽加深,并附有均匀的土粉时迅速出锅,筛去土粉至规定的容器内,将土炒白术盛放在洁净的容器内。清洁炒锅、铲子。

(4) 砂炒:先将药物大小分档,取制好的砂置炒锅内,用武火加热至灵活状态、容易翻动时,投入药物。不断用砂掩埋、翻动,至药物质地酥脆或鼓起,外表呈黄色或较原色加深时,取出,筛去砂,放凉。或趁热投入醋中略浸,取出,干燥即得。砂的用量以能掩盖所加药物为度。

狗脊:将适量河沙置炒锅内,加热至灵活状态,投入分档后的适量净狗脊片,武火翻炒至狗脊色泽加深,鼓起、绒毛呈焦褐色时迅速出锅,筛去河砂至规定的容器内,将砂炒狗脊盛放在洁净的容器内,放凉后除净残存的绒毛。清洁炒锅、铲子。

马钱子:将适量河砂置炒锅内,加热至灵活状态,投入分档后的适量净马钱子,武火翻炒至鼓起、外表棕褐色或深棕色、毛茸焦化时迅速出锅,筛去河砂至规定的容器内,将砂炒马钱子盛放在洁净的容器内。清洁炒锅、铲子。

龟甲:将适量河砂置炒锅内,加热至灵活状态,投入分档后的适量净龟甲,武火翻炒至龟甲鼓起外表、棕黄色时迅速出锅,筛去河砂至规定的容器内,将砂炒龟甲趁热投入到盛有醋液(醋的用量为龟甲量的 30%)的容器中浸淬片刻,捞出后放在洁净的容器内,晾干。

(5) 蛤粉炒:先将药物大小分档,将研细过筛后的蛤粉置炒锅内,中火加热至滑利易翻动时,投入已处理好的药物,不断翻炒至药物膨胀鼓起,内部疏松时取出,筛去蛤粉,放凉。每 100kg 净药物,用蛤粉 30 ~ 50kg。

阿胶珠:将定量的蛤粉置炒锅内,加热至灵活状态,投入定量的阿胶丁或阿胶碎块,中火翻炒至阿胶鼓成圆球形、表面呈灰棕或棕褐色、内部无溏心时迅速出锅。筛去蛤粉至规定的容器内,将阿胶珠置洁净的容器内。清洁炒锅、铲子。

(6) 滑石粉炒:先将药物大小分档,将滑石粉置炒锅内,中火加热至灵活状态时,投入已处理好的药物,不断翻炒至药物质酥,或膨胀鼓起,颜色加深时取出,筛去滑石粉,放凉。

烫水蛭:将定量的滑石粉置炒锅内,加热至灵活状态,投入分档后的定量净水蛭,中火翻炒至水蛭鼓起、表面呈黄棕色时,筛去滑石粉至规定的容器内,将烫水蛭置洁净的容器内。清洁炒锅、铲子。

3. 场地清理 实训结束后,将炮制好的药物置于洁净的聚乙烯包装袋内,密封后贮藏,清洁煤气灶和其他实训器具,将实训室打扫干净,关闭水、电、气、门、窗,经实训教师验收签字后方可离开。

【实训注意】

表 4-1 实训注意

序号	实训关键环节	注意事项
1	炒药工具是否洁净	炒锅、器具及其他工具洁净后才可以进行炒制
2	炒锅是否预热	用手靠近锅底感受锅的温度,有灼烧感即可投药
3	辅料是否加热至灵活状态	辅料易翻动,有滑利感,麸炒、米炒炒至冒烟时才能投药

序号	实训关键环节	注意事项
4	火力把握	根据药物炒制要求,掌握火的燃烧强度,不能太大,也不能过小
5	药物翻炒	翻炒要做到勤,每次亮锅底,不能有药物翻出锅
6	火候把握	准确把握颜色的标准,使药物受热均匀
7	药物出锅	药物出锅要做到迅速,筛去辅料后,炮制后的药物倒入容器中,及时摊开

【实训检测】

1. 土温过高或过低对药物成品质量有什么影响?
2. 麸炒药物时,投麸早晚对成品质量有什么影响?
3. 如何通过观察米的色泽来判断米炒法的程度是否适中?
4. 蛤粉烫、滑石粉烫时各应注意哪些事项?

【实训报告】

1. 列表区别麸炒法、米炒法、土炒法、砂炒法、蛤粉炒法、滑石粉炒法。

表 4-2　六种加辅料炒方法的区别

加辅料炒方法	火力	炒制过程	火候
麸炒法			
米炒法			
土炒法			
砂炒法			
蛤粉炒法			
滑石粉炒法			

2. 列表比较不同药物炒制过程的区别。

表 4-3　各种药物炒制区别

序号	药物名称	火力	炒制过程	火候
1	山药			
2	枳壳			
3	苍术			
4	僵蚕			
5	党参			
6	白术			
7	阿胶			
8	水蛭			
9	马钱子			
10	龟甲			
11	狗脊			

【实训评价】

表 4-4 实训评价

评价项目	重点评价内容	评价标准	标准分值	评价得分
过程评价	准备工作	洁净和检查工具,准备工作到位	10	
	操作步骤	严格操作流程,操作过程没有大的失误	15	
	炒锅预热或辅料预热	预热炒锅,用手感受温度,有灼热感即可,辅料易翻动,有滑利感	10	
	药物翻炒	翻炒勤快,做到亮锅底,并没有药物翻出锅	10	
	创新训练	能主动查阅资料,尝试新的炮制方法	10	
结果评价	意外事件	整个操作过程中,没有发生器具损坏及不安全事件	5	
	分组讨论	能找出本组操作中存在的问题,找到合理的解决方法	10	
	炮制程度	几种药物从颜色、质地等外观上都达到了炮制标准	10	
	场地清理	能及时清洗实训器具,清理桌面,药物归类放置	5	
	实训报告	报告字迹工整,条理清晰,结果准确,分析透彻	15	

（李卫先）

实训五 炙制技术

【实训目的】

1. 掌握炙制技术的适用范围、炮制工艺、操作要领及注意事项。
2. 掌握炙制药物的炮制规格、成品性状和质量标准。
3. 熟悉各种药物火力要求,准确把握药物炙制的火力。
4. 准确判断各种药物炮制的火候。

【实训内容】

（一）实训用品

1. 实训设备　炉子、锅铲、炒锅、瓷盆、瓷盘、量筒、台秤、纱布等。

2. 实训材料　当归、白芍、川芎、乳香、香附、柴胡、延胡索、杜仲、黄柏、车前子、厚朴、竹茹、草果、甘草、款冬花、百合、麻黄、淫羊藿、羊脂油、蜜、盐、姜、醋、酒。

（二）实训方法及步骤

1. 准备工作　检查实训工具是否完备,炒药锅、排气扇工作是否正常。将要炮制的药物筛去碎屑、杂质,药物大小、粗细分档备用。检查炒锅、铲子和盛药器具是否洁净,必要时进行清洁。将炒锅按 30°～45°放置在煤气灶上,打开煤气灶开关,用小(文)火加热,将吸尽辅料后的药物置炒锅内加热。

2. 实训过程

（1）酒炙:先将药物大小分档,用适量的黄酒拌匀,闷润,至药物将黄酒吸尽,然后调节好火力,投入预热好的炒锅内文火翻炒。翻动时做到亮锅底,将药物炒干,表面呈黄色或颜色加深时,迅速出锅,晾凉。将炮制好的药物盛于洁净的容器内,清洁炒锅、铲子和桌面。每100kg 药物,用黄酒10kg。

当归:取净当归片,用黄酒拌匀,闷润至酒被吸尽后,置热锅内,用文火加热,炒至深黄色,取出,晾凉,筛去碎屑。将药物盛放在洁净的容器内,清洗炒锅和铲子。当归每100kg,用黄酒10kg。成品性状:本品呈老黄色,略有焦斑,微有酒气。

白芍:取净白芍片,用黄酒拌匀,闷润至酒被吸尽,置热锅内,用文火加热,炒至微黄色,取出,晾凉,筛去碎屑。将药物盛放在洁净的容器内,清洗炒锅和铲子。白芍每100kg,用黄酒10kg。成品性状:本品呈微黄色,微有酒气。

川芎:取净川芎片,用黄酒拌匀,闷润至酒被吸尽后,置热锅内,用文火加热,炒至棕黄色,取出,晾凉,筛去碎屑。将药物盛放在洁净的容器内,清洗炒锅和铲子。川芎每100kg,用黄酒10kg。成品性状:本品呈棕黄色,微有酒气。

（2）醋炙

①先拌醋后炒药物:先将药物大小分档,用适量的米醋拌匀,闷润,至药物将米醋吸尽,然后调节好火力,投入预热好的炒锅内文火翻炒。翻动时做到亮锅底,将药物炒干,表面颜色加深时,迅速出锅,晾凉。将炮制好的药物盛于洁净的容器内,清洁炒锅、铲子和桌面。每100kg 药物,用米醋20kg。

香附:取净香附粒块或片,加米醋拌匀,闷润至透,置热锅内,用文火加热,炒至香附微挂火色,取出,晾凉,筛去碎屑。将炮制好的药物盛于洁净的容器内,清洁炒锅、铲子和桌面。香附每100kg,用米醋20kg。成品性状:本品制后颜色加深,微挂火色,具醋气。

柴胡:取净柴胡片,加米醋拌匀,闷润至透,用文火加热,炒至干,色泽加深,取出,晾凉。将炮制好的药物盛于洁净的容器内,清洁炒锅、铲子和桌面。柴胡每100kg,用米醋20kg。成品性状:本品色泽加深,具醋气。

延胡索:取净延胡索片或碎块,加米醋拌匀,闷润至醋被吸尽,用文火加热,炒至黄褐色,干燥,取出,晾凉。将炮制好的药物盛于洁净的容器内,清洁炒锅、铲子和桌面。延胡索每100kg,用米醋20kg。成品性状:本品呈黄褐色,略具醋气。

②先炒药物后喷醋:先将药物大小分档,调节好火力,取药物置热锅内,用文火加热,炒至表面熔化发亮（树脂类）,或表面颜色改变、有腥气逸出（动物粪便类）,均匀喷淋米醋,继续拌炒至规定程度,取出,晾凉。将炮制好的药物盛于洁净的容器内,清洁炒锅、铲子和桌面。每100kg,用米醋5kg。

乳香:取净乳香置热锅内,用文火加热,炒至冒烟,表面微熔。喷淋米醋,继续拌炒至表面显油亮光泽,取出,晾凉。将炮制好的药物盛于洁净的容器内,清洁炒锅、铲子和桌面。乳香每100kg,用米醋5kg。成品性状:本品表面呈深棕色至黑褐色,粗糙。质松脆,微有醋香气。

（3）盐炙

①先拌盐水后炒药物:先将药物大小分档,取一定量的食盐,加适量清水溶解,与净

药物拌匀,闷润。待盐水被药物吸尽后,置炒制容器内,调节好火力用文火加热,炒至规定程度时,取出,晾凉。将炮制好的药物盛于洁净的容器内,清洁炒锅、铲子和桌面。食盐的用量,一般为每100kg药物,用食盐2kg。

杜仲:取净杜仲丝或块,加盐水拌匀,润透,置热锅内,用中火加热,炒至焦黑色,丝易断时,取出,晾凉,筛去碎屑。将炮制好的药物盛于洁净的容器内,清洁炒锅、铲子和桌面。杜仲每100kg,用食盐2kg。成品性状:本品呈焦黑色,银白色橡胶丝减少,弹性减弱,折断后丝易断,并略具咸味。

黄柏:取净黄柏丝,加盐水拌匀,润透,置热锅内,用文火加热,炒至黄柏丝颜色变深时,取出,晾凉,筛去碎屑。将炮制好的药物盛于洁净的容器内,清洁炒锅、铲子和桌面。黄柏每100kg,用食盐2kg。成品性状:本品呈深黄色,带有焦斑。味苦微咸。

②先炒药物后加盐水:先将药物大小分档,调节好火力。取净制后的药物,置炒制容器内,用文火加热,炒至一定程度,均匀喷洒适量的盐水,文火炒至规定程度,取出,晾凉。将炮制好的药物盛于洁净的容器内,清洁炒锅、铲子和桌面。食盐的用量,一般为每100kg药物,用食盐2kg。

车前子:取净车前子,置热锅内,用文火加热,炒至略有爆裂声,微鼓起时,喷入盐水,炒干后取出,晾凉。将炮制好的药物盛于洁净的容器内,清洁炒锅、铲子和桌面。车前子每100kg,用食盐2kg。成品性状:本品鼓起,部分存裂隙,味微咸。

(4) 姜炙:先将药物大小分档。将净药物与一定量的姜汁拌匀,闷润。待姜汁被药物吸尽后,置炒制容器内,调节好火力,用文火加热,炒至规定的程度时,取出,晾凉。或将药物与一定量的姜汁拌匀,待姜汁被药物吸尽后,干燥。将炮制好的药物盛于洁净的容器内,清洁炒锅、铲子和桌面。每100kg药物,用生姜10kg(干姜用1/3)。

厚朴:先将厚朴大小分档,调节好火力。取净厚朴丝,加姜汁拌匀,闷润,至姜汁完全吸尽,置热锅内,不断翻动,用文火加热,炒干,取出,晾凉,筛去碎屑。将炮制好的药物盛于洁净的容器内,清洁炒锅、铲子和桌面。厚朴每100kg,用生姜10kg(干姜用1/3)。成品性状:本品色泽加深,具姜的辛辣气味。

竹茹:取净竹茹揉成3g重的小团,压平,再将姜汁均匀淋洒于竹茹团上,稍闷润,置热锅内,用文火加热,炒至或烙至两面显黄色焦斑,取出,晾凉。将炮制好的药物盛于洁净的容器内,清洁炒锅、铲子和桌面。竹茹每100kg,用生姜10kg(干姜用1/3)。成品性状:本品炙后颜色加深,显黄色焦斑,具姜的辛辣气味。

草果:取净草果仁,加姜汁拌匀,稍闷,待姜汁吸尽后,置热锅内,用文火加热,炒至深黄色,取出,晾凉,用时捣碎。将炮制好的药物盛于洁净的容器内,清洁炒锅、铲子和桌面。草果每100kg,用生姜10kg(干姜用1/3)。成品性状:本品呈棕褐色,略有焦斑,味辛辣。

(5) 蜜炙

①先拌蜂蜜后炒药物:先将药物大小分档,取一定量的炼蜜,加适量开水稀释,与净药物拌匀,闷润。待蜜被药物吸尽后,置炒制容器内,调节好火力,用文火加热,炒至颜色加深,不粘手时,取出,晾凉,及时收藏。将炮制好的药物盛于洁净的容器内,清洁炒锅、铲子和桌面。每100kg药物,用炼蜜25kg。

甘草:取炼蜜加适量开水稀释,加入净甘草片内拌匀,闷润,置热锅内,用文火加热,炒至表面棕黄色,不粘手时,取出,晾凉,筛去碎屑。将炮制好的药物盛于洁净的容器内,清洁炒锅、铲子和桌面。甘草每100kg,用炼蜜25kg。成品性状:本品呈棕黄色,微有光泽。味甜,具焦香气。

款冬花:取炼蜜加适量开水稀释,加入款冬花中,拌匀,闷透,置热锅内,用文火加热,炒至棕黄色时,取出,晾凉。将炮制好的药物盛于洁净的容器内,清洁炒锅、铲子和桌面。款冬花每100kg,用炼蜜25kg。成品性状:本品呈棕黄色有焦斑,具光泽,略带黏性,味甜。

麻黄:取炼蜜用适量开水稀释,加入净麻黄段拌匀,闷透,置热锅内,用文火加热,炒至不粘手时,取出,晾凉。将炮制好的药物盛于洁净的容器内,清洁炒锅、铲子和桌面。麻黄每100kg,用炼蜜20kg。成品性状:本品呈深黄色,略具光泽。

②先炒药物后加蜂蜜:先将药物大小分档,调节好火力,取净制后的药物,置炒制容器内,用文火加热,炒至颜色加深,再加入一定量的炼蜜,迅速翻动,使蜜与药物拌匀。炒至不粘手时,取出,晾凉,及时收藏。将炮制好的药物盛于洁净的容器内,清洁炒锅、铲子和桌面。每100kg药物,用炼蜜5kg。

百合:取净百合,置热锅内,用文火加热,炒至颜色加深时,加入用少量开水稀释过的炼蜜,迅速翻动,拌炒均匀,继续炒至微黄色,不粘手时,取出,晾凉。将炮制好的药物盛于洁净的容器内,清洁炒锅、铲子和桌面。百合每100kg,用炼蜜5kg。成品性状:本品呈金黄色,光泽明显。味甘微苦。

(6)油脂炙:先将药物大小分档,调节好火力,取定量羊脂油置锅内,加热熔化,倒入净药物,用文火炒至油被吸尽,药物表面微黄色,呈油亮光泽时,取出,晾凉。将炮制好的药物盛于洁净的容器内,清洁炒锅、铲子和桌面。每100kg药物,用炼羊脂油20kg。

淫羊藿:先将羊脂油置锅内,用文火加热,至全部熔化时,倒入净淫羊藿丝,炒至微黄色,油脂被吸尽,取出,晾凉。将炮制好的药物盛于洁净的容器内,清洁炒锅、铲子和桌面。淫羊藿每100kg,用炼羊脂油20kg。成品性状:本品表面微黄色,润泽光亮,质脆,具油香气。

3. 场地清理　实训结束后,将炮制好的药物置于洁净的聚乙烯包装袋内,密封后贮藏,清洁煤气灶和其他实训器具,将实训室打扫干净,关闭水、电、气、门、窗,经实训教师验收签字后方可离开。

【实训注意】

表5-1　实训注意

序号	实训关键环节	注意事项
1	炒药工具是否洁净	炒锅、器具及和其他工具洁净后才可以进行炙制
2	辅料吸附	炙制药材时所加液体辅料尽量被药材吸尽后炙制
3	火力把握	根据药物炙制要求,掌握火的燃烧强度,不能太大,要用小火(文火)
4	药物翻炒	翻炒要做到勤要缓,炙制过程中不能有药物翻出锅
5	火候把握	准确把握炙制的标准,使药物受热均匀炒干即可
6	药物出锅	药物出锅后,倒入容器中,及时摊开,晾凉

【实训检测】

1. 实训中各种炮制方法的目的是什么？
2. 蜜炙、油炙、姜炙、盐炙技术所用辅料如何制备？
3. 为什么车前子、乳香等药物常采用先炒药后加辅料的方法？

【实训报告】

列表区别不同药物的炙制区别。

表 5-2 各种药物炙制区别

序号	药物名称	火力	炙制技术分类	炙制过程	火候
1	当归				
2	白芍				
3	川芎				
4	香附				
5	柴胡				
6	延胡索				
7	乳香				
8	杜仲				
9	黄柏				
10	车前子				
11	厚朴				
12	竹茹				
13	草果				
14	甘草				
15	款冬花				
16	麻黄				
17	百合				
18	淫羊藿				

【实训评价】

表 5-3 实训评价

评价项目	重点测试内容	评价标准	标准分值	评价得分
过程评价	准备工作	洁净和检查工具，准备工作到位	10	
	操作步骤	严格操作流程，操作过程没有大的失误	15	
	辅料吸附	炙制药材时所加液体辅料尽量被药材吸尽后炙制	10	
	药物翻炒	翻炒要做到勤要缓，炙制过程中不能有药物翻出锅	10	
	创新训练	能主动查阅资料，尝试新的炮制方法	10	

评价项目	重点测试内容	评价标准	标准分值	评价得分
结果评价	意外事件	整个操作过程中,没有发生器具损坏及不安全事件	5	
	分组讨论	能找出本组操作中存在的问题,找到合理的解决方法	10	
	炮制程度	几种药物从颜色、质地等外观上都达到了炮制标准	10	
	场地清理	能及时清洗实训器具,清理桌面,药物归类放置	5	
	实训报告	报告字迹工整,条理清晰,结果准备,分析透彻	15	

（武　莹）

实训六　煅制技术

【实训目的】

1. 了解煅法的目的和意义。
2. 掌握三种煅制方法的操作要点及火候、注意事项和质量标准。

【实训内容】

（一）实训用品

1. 实训设备　炉子、铁铲、锅、坩埚、烧杯、量筒、火钳、搪瓷盘、台秤等。
2. 实训材料　白矾、石膏、炉甘石、血余等。

（二）实训方法及步骤

1. 准备工作　检查实训工具是否完备、洁净,能否正常工作。将要炮制的药材筛去碎屑、杂质,以备使用。取黄土适量,过筛后,加入一定量的食盐,加水搅匀备用。

2. 实训过程

（1）明煅法:先将药物净选、大小分档,调节好火力,将适量的药物投入预热好的炒锅内用武火加热。少翻或者不翻,煅至所需程度时出锅,晾凉。将炮制好的药物盛于洁净的容器内,清洁炒锅、铲子、灶具和实训台。

白矾:取白矾除去杂质,筛或拭去浮灰,打碎,秤重,置于耐火容器内,用武火加热,切勿搅拌,煅至水分完全蒸发,无气体放出,全部泡松,呈白色蜂窝状固体时,取出,晾凉,称重。成品性状:本品呈洁白色,无光泽,蜂窝状块,体轻松,手捻易碎。

石膏:取净石膏块,称重,置耐火容器内或直接置火源上,用武火加热,煅至红透,取出,晾凉,碾细,称重。成品性状:本品呈洁白色或粉白色条状或块状,表面松脆,易剥落,光泽消失,手捻易碎。

（2）煅淬法:先将药物净选、大小分档,调节好火力,将适量的药物投入预热好的炒锅内用武火加热至红透,取出后立即倒入淬液中浸淬,搅拌,倾取混悬液,未透者沥干后再煅烧,反复淬多次直至药物酥脆,取出,干燥,置于清洁容器内,清洁锅、铲子、灶具和实训台。

炉甘石:取净炉甘石,置耐火容器内,用武火加热,煅至红透,取出后立即倒入水中浸淬,搅拌,倾取混悬液,未透者沥干后再煅烧,反复浸淬2~3次。合并混悬液,静置,倾去上层清水,干燥研细。成品性状:本品呈白色或灰白色的极细粉末。

(3)扣锅煅法:将净药物置于载药锅内,高度不超过载药锅的2/3,松紧适中,盖上扣锅,接口处用湿纸条封好,然后加封盐泥,使两锅之间紧密结合。扣锅底部贴上一张小纸片或者放几粒大米,加上一重物,以防因加热锅内气体膨胀而将扣锅顶开。先用文火预热,然后改为武火煅制,中间若两锅接缝处有烟冒出时,及时用盐泥封堵气孔,待纸片发黄或者米呈老黄色时,关火,待冷却后开锅,取出煅成品,清洁煅制容器、灶具和实训台。

血余炭:取头发,除去杂质,反复用稀碱水洗去油垢,清水漂净,晒干,装于锅内(装药量不超过装锅容量的1/3),上扣一个口径较小的锅,两锅结合处用盐泥或黄泥封固,上压重物,扣锅底部贴一白纸条,或放几粒大米,用武火加热,煅至白纸或大米呈深黄色为度,离火,待凉后取出,剁成小块。成品性状:本品呈不规则的小块状,大小不一,乌黑而光亮,呈蜂窝状,研之清脆有声,质轻松易碎。

3. 场地清理 实训结束后,将炮制好的药物置于洁净的聚乙烯包装袋内,密封后贮藏,清洁实训器具,将实训室打扫干净,关闭水、电、气、门、窗,经实训教师验收签字后方可离开。

【实训注意】

表6-1 实训注意

序号	实训关键环节	注意事项
1	工具是否洁净	所有工具洁净后才可以进行操作
2	药材是否分档	煅制时,应将药物大小分档,以免生熟不均。煅淬操作,药物应砸成小块,以减少煅淬的次数
3	煅制温度、时间把握	煅制温度、时间应适度。过高,药材易灰化,过低,则煅制不透
4	明煅技术把握	宜一次煅透,中途不得停火,以免出现夹生现象。有些药物在煅烧时易产生爆溅,可在容器上加盖(但不密闭)防备
5	煅淬技术把握	应煅至药物质地全部酥松,辅料被吸尽为度
6	扣锅煅技术把握	需待封堵的盐泥半干时再煅烧,煅烧过程中,应随时用湿泥堵封。放置冷却再开锅,以免灰化

【实训检测】

1. 各药炮制目的是什么?
2. 煅制的饮片质量如何? 若不满意,原因何在?
3. 煅制三法各有何特点? 分别适合于哪类药材?

【实训报告】

1. 列表区别明煅法、煅淬法、扣锅煅法

表6-2 三种煅制方法的区别

煅制	目的	适用范围	火候
明煅法			
煅淬法			
扣锅煅法			

2. 列表比较不同药物煅制过程的区别

表6-3 各种药物煅制区别

序号	药物名称	规格标准	操作要领	炮制作用
1	白矾			
2	石膏			
3	炉甘石			
4	血余炭			

【实训评价】

表6-4 实训评价

评价项目	重点评价内容	评价标准	标准分值	评价得分
过程测试	准备工作	洁净和检查工具,准备工作到位	10	
	操作步骤	严格操作流程,操作过程没有大的失误	15	
	技术把握	程度把握是否适当,成品是否合格	20	
	创新训练	能主动查阅资料,尝试新的炮制方法	10	
结果测试	意外事件	整个操作过程中,没有发生器具损坏及不安全事件	5	
	分组讨论	能找出本组操作中存在的问题,找到合理的解决方法	10	
	炮制程度	几种药物从颜色、质地等外观上都达到了炮制标准	10	
	场地清理	能及时清洗实训器具,清理桌面,药物归类放置	5	
	实训报告	报告字迹工整,条理清晰,结果准确,分析透彻	15	

(殷吉磊)

实训七 水火共制技术

【实训目的】

1. 熟悉并掌握药物蒸、煮、焯法的操作程序及注意事项。
2. 了解可倾式蒸煮锅的性能,准确把握药物炒制的火力。
3. 准确判断各种药物炮制的火候。

【实训内容】

(一) 实训用品

1. 实训设备 蒸煮锅、煤气灶、蒸锅、刷子、盛药器具、电子秤。

2. 实训材料 五味子、何首乌、延胡索、苦杏仁。

(二) 实训方法及步骤

1. 准备工作

(1) 检查实训工具是否完备,蒸煮锅、排气扇工作是否正常。将要炮制的药物筛去碎屑、杂质,药物大小、粗细分档备用。检查蒸煮锅、盛药器具是否洁净,必要时进行清洁,放置在煤气灶上。

(2) 黑豆汁的制备:将10kg黑豆,加4倍量水,煮约4小时,先用武火,沸腾后用小火,保持沸腾状态,煎汁约15kg,再将豆渣加2倍量水煮约3小时,熬汁约10kg,将两次汁液合并得25kg黑豆汁备用(实训时可根据何首乌的药量确定黑豆的用量)。

(3) 润制:将分档后的药物置洁净的容器内,按要求加入一定量的辅料或水与药物拌匀,润透。用黄酒润制药物时需加盖密闭。

2. 实训过程

(1) 蒸法:接蒸法和间接蒸法。采用直接蒸法炮制药物时,将分档后的药物置笼屉上直接蒸制到一定程度。采用间接蒸法炮制药物时,将分档后的药物加辅料(或水)润透,或与辅料拌匀后置蒸制容器内(鞣质类成分含量高的药物置非铁质容器内)隔水加热。先用武火蒸,待"圆气"后改用小火(在非密闭容器中酒蒸时,要先用文火),保持锅内有足够的蒸气,将药物蒸制到所需程度后,待锅内温度与室温接近时开锅,将药物置洁净的容器内,清洗蒸锅和其他容器。

醋五味子:五味子置适宜容器内,加醋拌匀润约20分钟,蒸至醋被吸尽,表面呈紫黑色时取出干燥。清洗蒸锅和其他容器,将药物置洁净的容器内。每100kg净五味子,用米醋20kg。

酒五味子:同醋五味子,每100kg净五味子,用黄酒20kg。

制首乌:分档后的生首乌片或块,用黑豆汁拌匀润透,置非铁质的适宜容器内,蒸或隔水炖至汁液吸尽。取出,晒或晾干。清洗蒸锅和其他容器,将药物置洁净的容器内。每100kg净何首乌片或块,用黑豆10kg。

(2) 煮法:分为清水煮和加辅料煮两种方法。

①清水煮:清水煮法炮制药物时,将分档后的药物浸泡至内无干心,置适宜的容器内,加水没过药面,武火煮沸后,改用文火煮至内无白心,取出,切片或直接入药,根据药物性质干燥。将药物置洁净的容器内,清洗蒸锅和其他容器。

②加辅料煮:加辅料煮法炮制药物时,将分档后的药物加药汁或醋拌匀,再加水没过药面,先用武火煮沸,再改用文火煮至药汁被吸尽,取出,切片或直接入药,根据药物性质干燥,将药物置洁净的容器内,清洗蒸锅和其他容器。

醋延胡索:分档后的延胡索加入30%的米醋,再加适量的清水(以液面与药面持平为宜),置煮制器具内,沸腾后用文火加热,煮至延胡索无干心,醋液被吸尽时,取出,晾至六成干,切厚片或晒干后筛去碎屑,也可以干燥后捣碎。

（3）燀法：采用燀法炮制药物时，将10倍于药量的清水加热至沸，将药物连同带孔盛器，一齐投入沸水中加热。煮烫约5~10分钟左右，至种皮微膨胀，易于挤脱时立即取出，浸漂于冷水中浸泡片刻，捞起后搓开种皮与种仁。清洗蒸锅和其他容器，晒干后簸去或筛取种皮，将净种仁置洁净的容器内。

燀杏仁：10倍于药量的水烧开后，将杏仁置漏勺中于沸水中煮烫5分钟，至种皮鼓起后，立即放冷水中稍浸，搓开种皮与种仁。晒干后簸去或筛取种皮，将净种仁置洁净的容器内。

3. 场地清理　实训结束后，将炮制好的药物置于洁净的聚乙烯包装袋内，密封后贮藏，清洁煤气灶和其他实训器具，将实训室打扫干净，关闭水、电、气、门、窗，经实训教师验收签字后方可离开。

【实训注意】

表7-1　实训注意

序号	实训关键环节	注意事项
1	工具是否洁净	蒸锅、器具和其他工具洁净后才可以进行炮制
2	黑豆汁制备	掌握黑豆汁制备的火力使用、煎煮时间与次数、黑豆汁的量
3	辅料	掌握辅料的用量、闷润的时间
4	火力把握	根据药物水火共制技术的要求，掌握火的燃烧强度，蒸法先用武火蒸，待"圆气"后改用文火，煮法武火煮沸后，改用文火煮
5	火候把握	准确把握药物蒸煮到所需程度
6	药物出锅	待锅内温度与室温接近时开锅，干燥

【实训检测】

1. 用液体辅料拌蒸的药物为什么要待辅料被吸尽后再蒸制？
2. 燀杏仁时要注意哪三要素？

【实训报告】

记录采用水火共制法炮制各中药的操作过程（详细记录每一步的操作时间、终点判断依据）。

表7-2　水火共制记录

炮制方法	生品性状及取用量	辅料及取用量	炮制过程	成品性状	炮制目的
醋五味子					
酒五味子					
制首乌					
醋延胡索					
燀苦杏仁					

【实训评价】

表7-3　实训评价

评价项目	重点评价内容	评价标准	标准分值	评价得分
过程评价	准备工作	洁净和检查工具,准备工作到位	10	
	操作步骤	严格操作流程,操作过程没有大的失误	15	
	辅料的制备与用量	黑豆汁制备正确,辅料用量及闷润时间正确	10	
	火力	蒸、煮、燀法火力使用得当	10	
	创新训练	能主动查阅资料,尝试新的水火共制方法	10	
结果评价	意外事件	整个操作过程中,没有发生器具损坏及不安全事件	5	
	分组讨论	能找出本组操作中存在的问题,找到合理的解决方法	10	
	炮制程度	几种药物从颜色、质地等外观上都达到了炮制标准	10	
	场地清理	能及时清洗实训器具,清理桌面,药物归类放置	5	
	实训报告	报告字迹工整,条理清晰,结果准备,分析透彻	15	

（王玉霞）

实训八　发酵、发芽、制霜技术

【实训目的】

1. 掌握发酵法、发芽法、制霜法的成品规格及程序。
2. 明确实验药物的炮制方法、炮制品规格及炮制作用。

【实训内容】

（一）实训用品

1. 实训设备　蒸煮锅、瓷盘、电炉、蒸锅、刷子、竹匾、台秤、模具、草纸、压榨器、瓦罐、乳钵、盛药器具等。

2. 实训材料　面粉、杏仁、赤小豆、鲜青蒿、鲜苍耳草、鲜辣蓼、大麦、柏子仁、西瓜、芒硝等。

（二）实训方法及步骤

1. 准备工作　检查实训工具是否完备。将要炮制的药物除去碎屑、杂质备用。将药物大小、粗细分档备用。检查煮锅、蒸锅等器具是否洁净,必要时进行清洁。

2. 实训过程

（1）发酵

六神曲处方:面粉40g,麦麸60g,杏仁、赤小豆各4g,鲜青蒿、鲜辣蓼、鲜苍耳草各7g（干者用1/3）。

制法:将杏仁、赤小豆碾成细粉,与面粉、麦麸混匀。将鲜青蒿、鲜辣蓼、鲜苍耳草等用适量水煎汤(药汁约占原料量的 20% ~25%),将汤液陆续加入面粉中,并揉搓成以手握成团、掷之即散的粗颗粒状。置木制模具中压制成扁方块。再用粗纸或鲜苘麻叶包严,放入木箱内,按品字形堆放,上面覆盖鲜青蒿。将室温控制在 30~37℃,相对湿度 70% ~80%,4~6 天即可发酵。待药料表面生出黄白色霉衣时取出,除去苘麻叶,切成小方块,干燥。

(2) 发芽:取新鲜成熟饱满的净大麦,用清水浸泡六至七成透,捞出,置竹制或能排水容器内,用湿布覆盖,每日淋水 2~3 次,保持湿润。待芽长至 0.5cm 时,取出干燥。

(3) 制霜

热榨去油制霜法:取柏子仁,去壳取仁,碾成细末,用多层吸油纸(布)包裹,蒸热或在较高的温度下加热处理,压榨去油,如此反复多次,制成松散粉末,不再黏结为度。

渗析制霜法:取新鲜西瓜,放入不带釉的瓦罐内,一层西瓜一层芒硝,将口封严,悬挂于阴凉通风处,数日后,瓦罐外面析出白色结晶物,随析随收集,至无结晶析出为止。每 100kg 西瓜,用芒硝 15kg。

3. 场地清理　实验结束后,将炮制好的药物置洁净的聚乙烯包装袋内,密封后贮藏,清洁煤气灶和其他实训器具,将实训室打扫干净,关闭水、电、气、门、窗,经实训教师验收签字后方可离开。

【实训注意】

表 8-1　实训注意

序号	实训关键环节	注意事项
1	发芽率	果实或种子的发芽率要求达到 85% 以上
2	含水量	浸渍后的种子或果实含水量应控制在 42% ~45%
3	温湿度	发芽过程中,注意控制温度和湿度,保持充足的氧气
4	检查	勤检查,及时去除发霉、腐烂的果实和种子
5	发芽长度	发芽时先长根后生芽,以芽长以 0.5~1cm 为宜,过长则影响药效
6	干燥	豆黄卷等芽长至要求时,一定要及时干燥,防止芽长得过长或变绿

【实训检测】

1. 半夏曲、谷芽如何炮制?

2. 列表说明各种实训药物的炮制方法、辅料用量、炮制时的关键环节、成品规格及不足之处,并对炮制品是否合格进行分析。

【实训报告】

列表区别发酵法、发芽法、制霜法。

表 8-2　三种炮制方法的区别

其他技术	条件	原料	成品质量
发酵法			
发芽法			
制霜法			

【实训评价】

表 8-3　实训评价

评价项目	重点评价内容	评价标准	标准分值	评价得分
过程评价	准备工作	洁净和检查工具,准备工作到位	10	
	操作步骤	操作过程没有大的失误	15	
	操作流程	能严格按照要求操作,未出现违反操作流程现象	10	
	温度把握	在发酵、发芽和制霜法操作中,能准确把握温度	10	
	创新训练	能主动查阅资料,尝试新的炮制方法	10	
结果评价	意外事件	整个操作过程中,没有发生器具损坏及不安全事件	5	
	分组讨论	能找出本组操作中存在的问题,找到合理的解决方法	10	
	炮制程度	几种药物从颜色、质地等外观上都达到了炮制标准	10	
	场地清理	能及时清洗实验器具,清理桌面,药物归类放置	5	
	实验报告	报告字迹工整,条理清晰,结果准确,分析透彻	15	

（沈　伟）

实训九　烘焙、煨制、水飞、干馏技术

【实训目的】

1. 掌握烘焙、煨制、水飞、干馏的成品规格及程序。
2. 明确实训药物的炮制方法、炮制品规格及炮制作用。

【实训内容】

（一）实训用品

1. 实训设备　烘箱、烧杯、电炉、锅、磁铁、刷子、盛药器具、天平、乳钵、量筒。
2. 实训材料　蜈蚣、肉豆蔻、朱砂、鸡蛋、面粉、麸皮、滑石粉等。

（二）实训方法及步骤

1. 准备工作　检查实训工具是否完备。将要炮制的药物除去碎屑、杂质备用。将药物大小、粗细分档备用。检查烘箱、乳钵等器具是否洁净,必要时进行清洁。

2. 实训过程

(1) 烘焙

蜈蚣:将蜈蚣置于近火处或利用烘箱、干燥室等设备,使药物所含水分徐徐蒸发,从而使药物充分干燥的方法。用文火进行短时间加热,并不断翻动,焙至药物颜色加深,质地酥脆为度。

(2) 煨制

肉豆蔻:取面粉加适量水揉成面团,压成薄片,将净肉豆蔻逐个包裹,或将肉豆蔻表面用水湿润,如水泛丸法包裹面粉 3~4 层,稍晾。倒入已炒热的滑石粉或砂中,用文火加热,适当翻动,煨至面皮呈焦黄色并逸出香气时,取出。筛去滑石粉或砂,晾凉,剥去面皮,用时捣碎。每 100kg 净肉豆蔻,用面粉 50kg,滑石粉 50kg。

(3) 水飞

朱砂:将朱砂适当破碎,置乳钵中或其他适宜容器内,加入适量清水,研磨成糊状。再加多量水搅拌,粗粉即下沉,静置片刻后倾出混悬液,下沉的粗粒再行研磨。如此反复操作,至研细为止,最后将不能混悬的杂质除去。将前后倾出的混悬液合并静置,待沉淀后,倾去上面的清水,将干燥后的沉淀物研磨成极细粉末。

(4) 干馏

蛋黄油:鸡蛋煮熟后,单取蛋黄置锅内,以文火加热。待除尽水分后,改用武火熬制,直至蛋黄油出尽为止,滤尽蛋黄油,装瓶。

3. 场地清理　实训结束后,将炮制好的药物置洁净的聚乙烯包装袋内,密封后贮藏,清洁煤气灶和其他实训器具将实训室打扫干净,关闭水、电、气、门、窗,经实训教师验收签字后方可离开。

【实训注意】

表9-1　实训注意

序号	实训关键环节	注意事项
1	烘焙蜈蚣	烘焙过程中要不断翻动,达到颜色均一
2	煨肉豆蔻	面皮厚度 2~3mm,翻炒至面皮焦黄色
3	火力	煨制火力不宜过大,使油质逐渐渗入辅料。烘焙法火力也不能过大,适宜用文火
4	水飞朱砂	磁铁吸尽铁屑,加水研磨成糊状,手捻细腻无声
5	水飞朱砂	开始研磨可稍加些水,但加水不可过多,否则不利研磨
6	干馏	鸡蛋要新鲜,熬油时注意火力控制

【实训检测】

1. 肉豆蔻、朱砂如何炮制?

2. 列表说明各种实训药材的炮制方法、炮制时的关键环节、成品规格及该法的不足之处,并对炮制品是否合格进行分析。

【实训报告】

列表区别烘焙法、煨制法、水飞法、干馏法。

表 9-2　四种炮制方法的区别

其他技术	辅料	方法	成品质量
烘焙法			
煨制法			
水飞法			
干馏法			

【实训评价】

表 9-3　实训评价

评价项目	重点评价内容	评价标准	标准分值	评价得分
过程评价	准备工作	洁净和检查工具,准备工作到位	10	
	操作步骤	严格操作流程,操作过程没有大的失误	15	
	操作流程	能严格按照要求操作,未出现违反操作流程现象	10	
	火力把握	在烘焙、煨制和干馏法操作中,能准确把握火力	10	
	创新训练	能主动查阅资料,尝试新的炮制方法	10	
结果评价	意外事件	整个操作过程中,没有发生器具损坏及不安全事件	5	
	分组讨论	能找出本组操作中存在的问题,找到合理的解决方法	10	
	炮制程度	几种药物从颜色、质地等外观上都达到了炮制标准	10	
	场地清理	能及时清洗实训器具,清理桌面,药物归类放置	5	
	实训报告	报告字迹工整,条理清晰,结果准备,分析透彻	15	

（沈　伟）

模拟试题一

一、**名词解释**(每小题 2 分,共 10 分)

1. 上水
2. 炮制辅料
3. 吸潮回润
4. 下色
5. 制霜法

二、**单项选择题**(选择一个最佳答案,填在题后的括号内,每小题 1 分,共 30 分)

1. 炮制在历史上有多种称谓,现最常用( )

   A. 修事　　　　B. 炮炙　　　　C. 修治　　　　D. 修制　　　　E. 炮制

2. 中药炮制作为法定内容,收载于《中国药典》最早的版本是( )

   A. 1953 年版　　B. 1963 年版　　C. 1977 年版　　D. 1985 年版　　E. 1995 年版

3. 下列药物与辅料的炮制,属"从制"的是( )

   A. 姜制黄连　　　　　　B. 胆汁制黄连　　　　　C. 酒制黄连

   D. 吴茱萸制黄连　　　　E. 乳制黄连

4. 含鞣质类的药物炮制加工时,一般不用( )

   A. 铜器　　　　B. 瓷器　　　　C. 铁器　　　　D. 竹器　　　　E. 木器

5. 我国医药学史上最早的炮制专著是( )

   A.《炮炙大法》　　　　B.《修事指南》　　　　C.《神农本草经》

   D.《雷公炮炙论》　　　E.《本草纲目》

6. 具有清热利湿、解表作用的药物是( )

   A. 淡豆豉　　　　B. 谷芽　　　　C. 稻芽　　　　D. 麦芽　　　　E. 大豆黄卷

7. 炮制品的含水量一般应控制在( )

   A. 3%以下　　B. 4%以下　　C. 5%以下　　D. 6%以下　　E. 7% ~13%

8. 不用作煨法辅料的是( )

   A. 麦麸　　　　B. 蛤粉　　　　C. 滑石粉　　　　D. 吸油纸　　　　E. 面粉

9. 药物贮存时,要求空气的相对湿度为( )

   A. 20% ~30%　　　　　B. 30% ~40%　　　　　C. 40% ~50%

   D. 50% ~60%　　　　　E. 60% ~70%

10. 丹参中若含有少量杂草等杂质,除去的方法宜用( )

    A. 挑选法　　B. 筛选法　　C. 风选法　　D. 洗法　　E. 漂法

11. 为了便于调剂和制剂,需揉搓成团的药物是( )

    A. 麻黄　　　　B. 竹茹　　　　C. 大腹皮　　　　D. 香附　　　　E. 金樱子

12. 以鲜切为宜的药物是(　　)
　　A. 大黄　　　　B. 槟榔　　　　　C. 芦根　　　　　　D. 益母草　　　E. 北沙参

13. 下列药物与辅料的炮制,属"反制"的是(　　)
　　A. 姜制黄连　　　　　　B. 胆汁制黄连　　　　C. 酒制仙茅
　　D. 姜制草果　　　　　　E. 姜制厚朴

14. 关于炒黄的叙述,不正确的是(　　)
　　A. 炒前要净选、分档　　　　B. 大部分药物用中火加热
　　C. 翻炒要均匀,出锅要迅速　　D. 成品外部呈黄色或色泽加深
　　E. 成品内部基本不变色

15. 生品常于清热解毒、驱虫,炒炭后寒性减弱,长于止血的药物是(　　)
　　A. 乌梅　　　　B. 茜草　　　　C. 蒲黄　　　　　D. 侧柏叶　　　E. 绵马贯众

16. 麸炒法的辅料用量,一般是每 100kg 药物用麦麸(　　)
　　A. 10kg　　　B. 5kg　　　　C. 10～20kg　　D. 25kg　　　　E. 30kg

17. 加辅料炒法中,仅作为中间传热体的辅料是(　　)
　　A. 蛤粉　　　　B. 河砂　　　　C. 大米　　　　　D. 灶心土　　　E. 麦麸

18. 酒炙法的辅料用量,一般是每 100kg 药物用黄酒(　　)
　　A. 5kg　　　B. 10kg　　　　C. 25kg　　　　D. 30kg　　　　E. 50kg

19. 干漆煅制的主要目的是(　　)
　　A. 除去结晶水　　　　B. 使质地疏脆　　　　C. 改变药性
　　D. 改变化学成分　　　E. 降低毒性

20. 生品长于散瘀止血,消肿定痛,油炸或清蒸后,长于滋补的药物是(　　)
　　A. 三七　　　　B. 蛤蚧　　　　C. 蕲蛇　　　　D. 马钱子　　　E. 鳖甲

21. 煅法首载于(　　)
　　A.《五十二病方》　　　B.《本草蒙筌》　　　C.《修事指南》
　　D.《雷公炮炙论》　　　E.《黄帝内经》

22. 下列不要求煅红的药物是(　　)
　　A. 牡蛎　　　　B. 金精石　　　　C. 青礞石　　　　D. 自然铜　　　E. 海浮石

23. 蒸制品中未蒸透者不得超过(　　)
　　A. 1%　　　B. 3%　　　　C. 4%　　　　D. 5%　　　　E. 8%

24. 燀制的目的主要是分离不同药用部位的药物是(　　)
　　A. 苦杏仁　　　B. 桃仁　　　　C. 白扁豆　　　D. 砂仁　　　　E. 薏苡仁

25. 制备清半夏所用辅料是(　　)
　　A. 白矾　　　　B. 石灰　　　　C. 生姜　　　　D. 甘草　　　E. 清水

26. 制备胆南星所用的辅料是(　　)
　　A. 白矾　　　　B. 石灰　　　　C. 生姜　　　　D. 甘草　　　E. 胆汁

27. 药物发酵最适宜的室温是(　　)
　　A. 18～25℃　　B. 22～27℃　　C. 25～35℃　　D. 30～37℃　　E. 35～45℃

28. 生品健脾和胃、疏肝行气;炒焦后能消食化滞的药物是(　　)
　　A. 麦芽　　　　B. 山楂　　　　C. 牛蒡子　　　D. 莱菔子　　　E. 酸枣仁

29. 巴豆霜的炮制作用不包括(　　)

A. 缓和泻下作用　　　　B. 增强疗效　　　　　　C. 降低毒性

D. 破坏巴豆毒蛋白　　　E. 降低巴豆油的含量

30. 焙法操作时需要( )

A. 文火　　　　　　　B. 先文火后武火　　C. 中火

D. 武火　　　　　　　E. 先武火后文火

三、多项选择题(选择 2 个或 2 个以上最佳答案,填在题后的括号内,每小题 1.5 分,共 15 分)

1. 所含生物碱易随水流失的药物是( )

A. 黄连　　B. 槟榔　　　C. 黄柏　　　　D. 麻黄　　　E. 苦参

2. 中药贮藏中有多种变异现象,其中的两个最大问题是( )

A. 虫蛀　　B. 挥发　　　C. 霉变　　　　D. 风化　　　E. 气味散失

3. 净选加工的目的是( )

A. 清除杂质　　　　　　B. 分档　　　　　　C. 除去非药用部位

D. 分离不同药用部分　　E. 改变或缓和药性

4. 芥子炒黄的目的是( )

A. 缓和辛散之性　　　　　　B. 增强温肺豁痰、利气作用

C. 破坏酶,利于芥子苷的保存　D. 增强活血通经作用

E. 降低毒性

5. 炒后能缓和寒滑之性,且能增强疗效的药物是( )

A. 牛蒡子　　B. 冬瓜子　　C. 决明子　　　D. 茺蔚子　　E. 火麻仁

6. 炮制后鼓起的药物是( )

A. 鱼鳔胶　　B. 刺猬皮　　C. 穿山甲　　　D. 马钱子　　E. 阿胶

7. 酒炙药物的目的是( )

A. 缓和药性　　　　　B. 引药上行　　　　　　C. 增强活血通络作用

D. 矫嗅矫味　　　　　E. 利于粉碎

8. 下列药物可用姜制的有( )

A. 厚朴　　B. 黄连　　　C. 草果　　　　D. 竹茹　　　E. 黄柏

9. 煅炭的目的是( )

A. 增强止血作用　　　　B. 产生止血作用　　C. 降低毒性

D. 降低刺激性　　　　　E. 使药物质地酥脆

10. 半夏炮制品有( )

A. 生半夏　　B. 清半夏　　C. 姜半夏　　　D. 法半夏　　E. 胆半夏

四、填空题(每空 1 分,共 10 分)

1. 清除杂质的方法有( )、( )、( )。

2. 全草类药材宜切成( )。

3. 中药饮片 GMP 规定,洗涤及切制后的中药材或中药饮片不宜( )干燥。

4. 生蒲黄性( ),偏于( );蒲黄炭性( ),偏于( )。

5. 复制法多适宜于( )药物。

五、判断题(正确的打√,错的打×,每小题 1 分,共 10 分)

1. 《本草纲目》中将炮制内容专列一项称为"炮制"。( )

2. 知母能升降,生知母偏于降,用于滋阴降火。( )

3. 生姜、食盐为固体物质,若用作炮制的辅料应为固体辅料的范畴。( )

4. 同一饮片的质量稳定时,其灰分应在一定范围内。( )

5. 筛选是药材分档最常用的方法。( )

6. 干燥后的饮片不含水分。( )

7. 芥子外用须用生品,入煎剂内服应用炒黄品。( )

8. 欲增强白术的补脾止泻作用,应用麸炒。( )

9. 蜜百合的成品色泽应为淡黄色。( )

10. 荷叶煅炭是为了增强止血作用。( )

六、简答题(每小题 5 分,共 25 分)

1. 试以麸炒苍术为例,来说明陈嘉谟的"麦麸皮制抑酷性勿伤上膈"的论述。

2. 试述燀制苦杏仁的方法和操作注意。

3. 简述柴胡常用的炮制品及其作用特点。

4. 现代研究认为枇杷叶是否还应去毛,为什么?

5. 决定饮片性状的主要因素是什么?

模拟试题二

一、名词解释（每小题2分，共10分）

1. 炒炭存性
2. 扣锅煅法
3. 看水性
4. 火候
5. 上水

二、单项选择题（选择一个最佳答案，填在题后的括号内，每小题1分，共30分）

1. 迄今为止，我国发现的记载中药炮制方法最早的医学文献是(　　　)
   A.《黄帝内经》　　　　　B.《五十二病方》　　　　C.《神农本草经》
   D.《灵枢经》　　　　　　E.《金匮玉函经》

2. 归纳提出"雷公炮制十七法"的作者是(　　　)
   A. 陈嘉谟　　　B. 缪希雍　　　C. 李时珍　　　D. 雷敩　　　E. 张仲岩

3. 下列药物与辅料的炮制，属"反制"的是(　　　)
   A. 姜制黄连　　　　　B. 姜制厚朴　　　　　C. 酒制仙茅
   D. 胆汁制黄连　　　　E. 姜制草果

4. 含鞣质类的药物炮制加工时，一般不用(　　　)
   A. 铜器　　　B. 瓷器　　　C. 铁器　　　D. 竹器　　　E. 木器

5. 归纳"雷公炮炙十七法"的医药著作是(　　　)
   A.《炮炙大法》　　　　　B.《修事指南》　　　　C.《神农本草经》
   D.《雷公炮炙论》　　　　E.《本草纲目》

6. 炒后降低毒性，长于敛肺定喘，止带，缩尿的药物是(　　　)。
   A. 火麻仁　　　B. 牵牛子　　　C. 冬瓜子　　　D. 白果　　　E. 苍耳子

7. 宜切制成薄片的药材是(　　　)
   A. 白术　　　B. 地榆　　　C. 白芍　　　D. 山药　　　E. 大黄

8. 易潮解溶化的药物是(　　　)
   A. 阿魏　　　B. 青盐　　　C. 冰片　　　D. 儿茶　　　E. 熟地

9. 《中国药典》规定，五味子中所含的杂质不超过(　　　)
   A. 1%　　　B. 2%　　　C. 3%　　　D. 4%　　　E. 5%

10. 去毛时，先用酒火将毛燎焦，再用刀刮净（或用布擦净）毛屑的药物是(　　　)
    A. 枇杷叶　　　B. 白芍　　　C. 桔梗　　　D. 鹿茸　　　E. 益母草

11. 以干切为宜的药物是(　　　)

A. 灯心草　　　B. 白芍　　　　C. 桔梗　　　　D. 北沙参　　　E. 益母草

12. 气味芳香、含挥发性成分的饮片,干燥温度应不超过(　　)
　　A. 40℃　　　B. 50℃　　　　C. 60℃　　　　D. 70℃　　　E. 80℃

13. 炒后缓和寒滑之性,以免伤中,长于解毒透疹,利咽散结的药物是(　　)
　　A. 牛蒡子　　　B. 牵牛子　　　C. 冬瓜子　　　D. 决明子　　　E. 紫苏子

14. 生品凉血止血,祛瘀通经,炒炭后寒性减弱,增强收敛止血作用的药物是(　　)
　　A. 卷柏　　　B. 茜草　　　　C. 蒲黄　　　　D. 乌梅　　　E. 荆芥

15. 生品辛温性燥能燥湿健脾,祛风散寒,麸炒后缓其辛燥之性,增强健脾燥湿作用的药物是(　　)
　　A. 苍术　　　B. 枳壳　　　　C. 薏苡仁　　　D. 僵蚕　　　E. 芡实

16. 滑石粉烫刺猬后,其棘刺的程度为(　　)
　　A. 黄色或焦黄色,鼓起,有腥香气　　　　B. 棕褐色,鼓起,有腥香气
　　C. 焦褐色,鼓起,有腥香气　　　　　　　D. 焦黑色,鼓起,有腥香气
　　E. 棘刺完全焦糊

17. 酒炙黄连的炮制作用是(　　)
　　A. 缓和苦寒之性,引药上行,清头目之火
　　B. 缓和苦寒之性,善于清胃和胃止呕
　　C. 缓和苦寒之性,善于疏肝和胃止呕
　　D. 缓和苦寒之性,善于清心火,解热毒
　　E. 缓和泻下作用,清上焦热毒

18. 熟三七的制备方法是(　　)
　　A. 炒黄　　　B. 炒焦　　　　C. 姜炙　　　　D. 蜜炙　　　E. 油炸

19. 煅后失去结晶水的药物是(　　)
　　A. 炉甘石　　　B. 白矾　　　C. 自然铜　　　D. 棕榈　　　E. 磁石

20. 生品一般不作药用的是(　　)
　　A. 莲房　　　B. 荷叶　　　　C. 棕榈　　　　D. 灯心草　　　E. 蜂房

21. 蒸制时的火力一般为(　　)
　　A. 文火　　　　　　　　　　　　　　　B. 中火
　　C. 武火　　　　　　　　　　　　　　　D. 先文火,待"圆气"后改为武火
　　E、先武火,待"圆气"后改为文火

22. 苦杏仁中止咳平喘的主要成分是(　　)
　　A. 苦杏仁苷　　　B. 杏仁腈　　　C. 苦杏仁酶　　　D. 苯甲醛　　　E. 挥发油

23. 制备姜半夏所用辅料是(　　)
　　A. 白矾　　　　　　　　　B. 生姜　　　　　　　　C. 白矾和生姜
　　D. 甘草和石灰　　　　　　E. 甘草和黑豆

24. 附子的炮制品不包括(　　)
　　A. 炮附子　　　B. 淡附片　　　C. 盐附子　　　D. 黑顺片　　　E. 白附子

25. 发酵法一般要求空气的相对湿度为(　　)
　　A. 30%～40%　　　　　　　B. 40%～50%　　　　　　C. 60%
　　D. 60%～70%　　　　　　　E. 70%～80%

26. 具有清热利湿解表作用的药物是( )
    A. 淡豆豉　　　B. 谷芽　　　C. 稻芽　　　　D. 麦芽　　　　E. 大豆黄卷
27. 巴豆含的主要成分是( )
    A. 皂苷　　　　B. 黏液质　　C. 脂肪油　　　D. 淀粉　　　　E. 多糖
28. 具有清热生津,润肺化痰功能的药物是( )
    A. 柿霜　　　　B. 百草霜　　C. 西瓜霜　　　D. 鹿角霜　　　E. 巴豆霜
29. 不用作煨法辅料的是( )
    A. 麦麸　　　　B. 蛤粉　　　C. 滑石粉　　　D. 吸油纸　　　E. 面粉
30. 经干馏法制备,具清热化痰,镇惊利窍的药物是( )
    A. 蛋黄油　　　B. 巴豆油　　C. 竹沥　　　　D. 黑豆馏油　　E. 芥子油

三、多项选择题(选择 2 个或 2 个以上最佳答案,填在题后的括号内,每小题 1.5 分,共 15 分)
1. 对中药饮片的质量做出具体规定的是( )
    A.《中国药典》　　　　　　　　B.《全国中药炮制规范》
    C.《中药饮片质量通则》　　　　D.《中药炮制经验集成》
    E.《中华人民共和国药品管理法》
2. 下列药物的分档,宜用筛选法的是( )
    A. 半夏　　　　B. 香附　　　C. 延胡索　　　D. 浙贝母　　　E. 大黄
3. 可切制成厚片的药材是( )
    A. 白术　　　　B. 山药　　　C. 白芍　　　　D. 大黄　　　　E. 泽泻
4. 炒焦后能缓和药性的药物是( )
    A. 山楂　　　　B. 麦芽　　　C. 川楝子　　　D. 栀子　　　　E. 槟榔
5. 当归的炮制品有( )
    A. 生当归　　　B. 酒当归　　C. 土当归　　　D. 当归炭　　　E. 盐当归
6. 须用明煅法炮制的药物是( )
    A. 石决明　　　B. 龙骨　　　C. 磁石　　　　D. 硼石　　　　E. 金精石
7. 酒蒸制品的质量要求是( )
    A. 色泽黑润　　　　　　　　　B. 内无生心　　　　　C. 黄酒被吸尽
    D. 未蒸透者不得超过 3%　　　E. 含水分不得超过 13%
8. 炮制半夏常用的辅料有( )
    A. 白矾　　　　B. 生姜　　　C. 甘草　　　　D. 石灰　　　　E. 黄酒
9. 发酵法的目的是( )
    A. 降低毒性　　　　　　　　　B. 缓和药性　　　　　C. 增强疗效
    D. 产生新的作用　　　　　　　E. 矫味
10. 去油制霜的主要目的是( )
    A. 降低毒性,缓和药性　　　B. 增强药物疗效　　　C. 制造新药,扩大用药品种
    D. 消除滑肠副作用　　　　　E. 便于贮存保管

四、填空题(每空 1 分,共 10 分)
1. 分别写出下列药物中所含的有效成分:槐花( )、芥子( )、槟榔( )、牡丹皮( )。

2. 蛤粉烫阿胶的成品质量是:表面( ),鼓起成( ),内无( )。

3. 生知母泻( )之火,盐知母入( )经,长于( )。

五、是非题(正确的打√,错的打×,每小题 1 分,共 10 分)

1.《中国药典》属于国家级的的中药饮片质量标准。( )

2. 所含有效成分为苷类的药物,适宜的炮制方法是醋制。( )

3. 为了便于查阅药物的炮制方法,本教科书采用了药用部位来源分类法。( )

4. 中药饮片固有色泽发生变化,对其内在质量影响不大。( )

5. 若药材与杂质的轻重不同可用风选法分离。( )

6. 剁刀式切药机最适宜切制团块状的药材。( )

7. 干姜炒炭后具有止血温经的作用。( )

8. 药物置密闭容器内,隔水蒸制,称为"直接蒸法"。( )

9. 蜜黄芪的成品色泽应为深黄色。( )

10. 棕榈煅成炭后增强了止血作用。( )

六、简答题(每小题 5 分,共 25 分)

1. 为什么说干漆不宜生用,入药必须煅制?

2. 根据黄芩所含成分,设计两种软化方法,并说明若软化不当其变绿的原因。

3. 叙述熟大黄的炮制方法及炮制作用。

4. 简述柴胡常用的饮片规格及作用特点。

5. 简述发酵法的条件。

参 考 文 献

[1] 龚千锋. 中药炮制学. 第 1 版. 北京:中国中医药出版社,2007.

[2] 唐廷猷,蔡翠芳. 现代中药炮制技术. 北京:化学工业出版社,2004.

[3] 王延年,刘晓秋. 现代中药炮制. 北京:人民军医出版社,2008.

[4] 刘波. 中药炮制学. 北京:人民卫生出版社,2005.

[5] 国家药典委员会. 中华人民共和国药典. 2010 年版. 第一部. 北京:中国医药科技出版社,2010.

[6] 叶定江,张世臣. 中药炮制学. 北京:人民卫生出版社,1999.

[7] 徐楚江. 中药炮制学. 上海:上海科学技术出版社,1985.

[8] 龚千锋,袁小平,钟凌云,等. 中药材炮制加工方法图解. 北京:人民卫生出版社,2010.

[9] 蔡宝昌. 中药炮制工程学. 北京:化学工业出版社,2011.

[10] 李光甫,任玉珍. 中药炮制工程学. 北京:化学工业出版社,2007.

[11] 李恒森,徐同印. 巴豆霜的制备工艺改进. 时珍国医国药,2001,12(8):705.

[12] 柴志芳. 巴豆霜炮制新法. 中国药师,2001,4(6):472.

[13] 李群,江波. 千金子炮制工艺研究. 中国现代中药,2007,9(9):14.

[14] 蔡礼军. 大风子炮制工艺研究. 江西中医学院学报,1999,3:113.

目标检测参考答案

第一章 绪 论

一、选择题
（一）单项选择题
1. D 2. B 3. D 4. B 5. D 6. C 7. C 8. A 9. B 10. D
（二）多项选择题
1. ACD 2. ABCDE 3. CDE
二、简答题（略）

第二章 中药炮制的目的及对药物的影响

一、选择题
（一）单项选择题
1. A 2. C 3. D 4. D 5. A 6. D 7. B 8. A 9. D 10. D
（二）多项选择题
1. ABCDE 2. ACD 3. ABC 4. ABCDE 5. CD 6. DE 7. BCE 8. ABCDE
9. ABCDE 10. ACD
二、简答题（略）

第三章 饮片的质量要求及贮藏保管

一、选择题
（一）单项选择题
1. B 2. C 3. A 4. D 5. C 6. D
（二）多项选择题
1. AD 2. ABCE 3. AC 4. BDE
二、简答题（略）

第四章 中药炮制机械设备

一、选择题
（一）单项选择题
1. D 2. A 3. B 4. C 5. D
（二）多项选择题
1. ABCD 2. ABCDE 3. ABCD 4. ABC

二、简答题(略)

第五章　净选加工技术

一、选择题

(一) 单项选择题

1. B　2. D　3. A　4. B　5. B　6. B　7. C　8. A

(二) 多项选择题

1. ABC　2. ABCDE　3. ABD　4. ABCDE

二、简答题(略)

第六章　药材软化处理技术

一、选择题

(一) 单项选择题

1. D　2. C　3. D　4. B　5. D　6. B　7. C　8. A

(二) 多项选择题

1. ABCDE　2. ABDE　3. ABDE　4. ACDE　5. ABCE　6. ABCDE　7. ABCD

8. DE

二、简答题(略)

第七章　饮片切制、干燥及包装技术

一、选择题

(一) 单项选择题

1. C　2. B　3. C　4. D　5. B　6. B　7. A　8. B

(二) 多项选择题

1. BCE　2. ACE　3. BC　4. ABCDE　5. BCDE

二、简答题(略)

第八章　炒 制 技 术

一、选择题

(一) 单项选择题

1. A　2. D　3. C　4. D　5. D　6. B　7. C　8. B　9. B　10. D

(二) 多项选择题

1. ABE　2. ACDE　3. AB　4. BC　5. ABDE　6. BCDE　7. ABC　8. ABCDE

9. ABCDE

二、简答题(略)

三、实例分析

1. 如何解决王不留行爆花率过低的问题?

将王不留行先用水浸湿或用湿布搓擦,再用中火炒制,爆花率可达95%以上。在炒王不留行时,有时会出现只有爆裂现象,而没有爆成白花状,是由于投药过早、投药量过大或是火力小造成的;若出现投药后,种子被烫焦,且爆花小,则是投药过晚引起的;如果爆花正常但色泽变黄,其原因是炒制时间太长。

2. 如何判断炒黄的火候?

火候是决定炮制是否成功的关键,可以通过以下途径判断:

（1）对比看:与生品比较形状与颜色,如:炒变色的薏苡仁、冬瓜子;炒爆花的王不留行、水红花子等。

（2）听爆声:子仁类药物多有爆裂声,如:牵牛子、决明子。

（3）闻香气:种子类药物固有香气溢出,如:白芥子。

第九章　炙制技术

一、选择题

（一）单项选择题

1. A　2. D　3. A　4. B　5. A　6. A　7. B　8. D　9. C　10. B　11. C　12. B　13. C　14. B　15. D　16. B　17. A

（二）多项选择题

1. ABCE　2. ABD　3. ABC　4. ABC　5. ABC　6. ABCDE　7. AC　8. ABC　9. ADE　10. ABCDE　11. AD　12. ABD　13. ABCE

二、简答题(略)

第十章　煅制技术

一、选择题

（一）单项选择题

1. A　2. A　3. B　4. D　5. D　6. C　7. C　8. C　9. D　10. B

（二）多项选择题

1. ABE　2. CE　3. ABCE　4. ABCD　5. ACDE　6. CD　7. ABDE　8. BCDE

二、简答题(略)

第十一章　水火共制技术

一、选择题

（一）单项选择题

1. D　2. C　3. D　4. D　5. B　6. A　7. A　8. A　9. D　10. D　11. C　12. D　13. C　14. C

（二）多项选择题

1. ABCDE　2. ABC　3. BCD　4. ABC　5. AD　6. ACE　7. ABC　8. ABC

二、简答题(略)

三、实例分析

1. 叙述何首乌的炮制工艺及炮制作用,阐明其炮制原理。

炮制工艺:何首乌,取原药材,除去杂质,洗净,稍浸,润透。切厚片或块,干燥。制首乌,取生首乌片或块,用黑豆汁拌匀,润湿,置非铁质蒸制容器内,密闭,炖至汁液被吸尽。或用黑豆汁拌匀后蒸或清蒸至内外均呈棕褐色时,取出,干燥。

炮制作用:改变药物性能,扩大用药范围。生首乌苦泄性平兼发散,具有解毒,消痛,润肠通便的功效。制首乌味甘厚性转温,增强了补肝肾,益精血,乌须发,强筋骨的功效,同时消除了生首乌滑肠致泻的作用。

炮制原理:何首乌蒸制后,具有致泻作用的总蒽醌、结合蒽醌含量随着蒸制时间延长而降低,游离蒽醌增加,使致泻作用减弱。制首乌中的卵磷脂、总糖及还原糖的含量增加,滋补作用增强。

2. 叙述川乌的炮制工艺及炮制作用,阐明其炮制原理。

炮制工艺:生川乌,取原药材,拣净杂质,洗净灰屑,晒干,用时捣碎。制川乌,取净川乌,大小分档,用水浸泡至内无干心,取出,加水煮沸 4~6 小时(或蒸 6~8 小时)至取大个及实心者切开内无白心,口尝微有麻舌感时,取出。晾至六成干,切厚片,干燥。

炮制作用:减毒。

炮制原理:川乌的主要成分是生物碱,其中双酯型乌头碱毒性最强,单酯型乌头碱毒性较小,乌头原碱毒性很弱或几乎无毒性。采取蒸、煮法炮制,可以使双酯型乌头碱水解为单酯型乌头碱,进一步水解为乌头原碱达到降低毒性的目的。

第十二章 其 他 技 术

一、选择题

(一) 单项选择题

1. D　2. D　3. B　4. D　5. C　6. D　7. D　8. B　9. B　10. B　11. C
12. A　13. B

(二) 多项选择题

1. ABCD　2. BCDE　3. ABC　4. AD　5. ABCDE　6. ABC　7. ABCD
8. ABCD　9. ABCDE　10. BE　11. AB

二、简答题(略)

模拟试题参考答案

模拟试题一答案

一、名词解释

1. 上水 是指药物蒸制时间过长,质变柔软,不易干燥,似含大量水分的现象。

2. 炮制辅料 是指炮制过程中对药物具有辅助作用(1分)的附加物料(1分)。

3. 吸潮回润 是将药材摊放于垫有篾席的地上,使其自然吸潮回润,达到适合切制程度的方法。

4. 下色 是指某些药材在浸泡时,所含成分逐渐向水中扩散(1分)致使浸泡液呈现一定色泽的现象(1分)。

5. 制霜法 是指药物经过去油制成松散粉末,或经过渗透析出细小结晶(1分),或用其他方法制成细粉或粉渣的方法,称为制霜法(1分)。

二、单项选择题

1. E 2. B 3. B 4. C 5. D 6. E 7. E 8. B 9. E 10. A 11. B
12. C 13. A 14. B 15. E 16. A 17. B 18. B 19. E 20. A 21. A
22. A 23. B 24. C 25. A 26. E 27. D 28. A 29. B 30. A

三、多项选择题

1. ABCDE 2. AC 3. ABCD 4. ABC 5. ABCD 6. ABCDE 7. ABCDE
8. ABCD 9. ABCD 10. ABCD

四、填空题

1.(挑选),(风选),(水选)

2.(段)

3.(露天)

4.(滑),(活血),(涩),(止血)

5.(具有辛辣味的有毒的)

五、是非题

1. × 2. × 3. × 4. √ 5. √ 6. × 7. √ 8. × 9. × 10. √

六、简答题

1. 试以麸炒苍术为例,来说明陈嘉谟的"麦麸皮制抑酷性勿伤上膈"的论述。

酷性,即燥性,多是由挥发油等成分所引起的。上膈,即中焦脾胃。这句话的意思是,药物经麦麸皮炮制后,能抑制其辛燥之性,避免损伤脾胃。苍术中含有大量的挥发油,能产生辛燥之性,而刺激脾胃。麸炒后,麦麸皮吸附一部分挥发油,加热挥发油散失一部分,使其挥发油含量降低,燥性减弱,从而可达到避免损伤脾胃的目的。

2. 试述焯制苦杏仁的方法和操作注意。

焯制苦杏仁的方法是:取苦杏仁,置 10 倍量的沸水中煮沸短时间至种皮膨胀时,捞出,用凉水稍浸,取出,搓开种皮与种仁,干燥,筛或簸去种皮。操作时应注意:焯制时的水量,最好为药物量的 10 倍,以免投入药物后降温太多,导致与水接触时间太长,苦杏仁苷被酶解,溶解或水解。焯制的时间以煮沸 5 分钟为宜,应当天晒干或低温烘干,否则易泛油,变黄,影响成品质量。

3. 简述柴胡常用的炮制品及其作用特点。

柴胡常用的炮制品有生柴胡、醋柴胡、酒柴胡、鳖血柴胡四种。生柴胡升散作用强,长于解表退热。醋柴胡可缓和升散之性,疏肝解郁止痛作用增强。酒柴胡活血,升举阳气作用增强。鳖血柴胡能抑制升浮之性,清退肝热作用增强。

4. 现代研究认为枇杷叶是否还应去毛,为什么?

研究表明,枇杷叶的绒毛与叶的化学成分基本相同,绒毛中不含致咳或产生其他副作用的成分,绒毛引起咳嗽,是吸入后的刺激所致,且煎煮时毛也不易脱离。枇杷叶入煎剂时,可不去毛,加强滤过即可。

5. 决定饮片性状的主要因素是什么?

饮片的形状,取决于药材本身的性质(如质地、外部形态、内部组织结构等)和各种不同需要(如炮制、调剂、制剂、鉴别等),其中药材的性质是决定饮片类型的重要因素,因为它直接关系到饮片切制的操作和临床疗效。

模拟试题二答案

一、名词解释

1. 炒炭存性　指炒炭品应外部呈黑色,内部存性。即炭药的表面应呈焦黑色、黑褐色或焦褐色;内部(断面或粉末)应部分炭化,而不应完全炭化甚至灰化,未炭化的部分仍应保存药物的固有气味。花、叶、草类炭药仍可清晰辨别原药材的形状。

2. 扣锅煅法　是指药物在高温缺氧条件下煅烧成炭的方法。又称密闭煅、暗煅、闷煅、煅炭法。

3. 看水性　是指药材在水处理过程中,要检查其吸水量是否合适,其软化程度是否符合切制要求。

4. 火候　是指药物炮制的时间和程度。

5. 上水　是指药物蒸制时间过长,质变柔软,不易干燥,似含大量水分的现象。

二、单项选择题

1. B　2. B　3. A　4. C　5. A　6. D　7. C　8. B　9. A　10. D　11. A　12. C　13. A　14. B　15. A　16. A　17. A　18. E　19. B　20. C　21. E　22. A　23. C　24. E　25. E　26. E　27. C　28. A　29. B　30. C

三、多项选择题

1. ABC　2. ABCD　3. ABDE　4. ACDE　5. ABCD　6. ABDE　7. ABCDE　8. ABCD　9. CD　10. AD

四、填空题

1. 槐花(芦丁),芥子(芥子苷),槟榔(槟榔碱),牡丹皮(牡丹酚)

2. (黄白或灰白),(珠或球形),(溏心)

3. (肺胃),(肾),(滋阴降火)

五、是非题

1. √   2. ×   3. ×   4. ×   5. √   6. ×   7. √   8. ×   9. √   10. ×

六、简答题

1. 为什么说干漆不宜生用,入药必须煅制?

生干漆含漆酚 50% ~80%,且含有漆酚内酯,可导致过敏性皮炎。故不宜生用。漆酚和漆敏内酯是干漆中有刺激性毒性的物质,经煅制后,可消除刺激性和毒性,从而达到降低毒性和刺激性,利于服用的目的。

2. 根据黄芩所含成分,设计两种软化方法,并说明若软化不当其变绿的原因。

黄芩中的有效成分为黄芩苷,若用常水软化,很易被酶解破坏,因此软化时宜采用:①清蒸法:净黄芩,大小分档,置笼屉或适宜容器内,蒸半小时,取出,趁热闷透,切薄片,干燥。②清水煮法:净黄芩,大小分档,置沸水中煮 10 分钟,取出,闷透,切薄片,及时干燥。

黄芩在软化过程中,如用冷水处理,易变绿。这是由于黄芩中所含的酶在一定温度和湿度下,能酶解其主要有效成分黄芩苷和汉黄芩苷,生成黄芩素和汉黄芩素,而其中的黄芩素是一种邻位三羟基黄酮,本身性质不稳定,容易被氧化成醌类物质而变绿。黄芩经过蒸制或沸水煮制,既可杀酶保苷,又可使药物软化,便于切片,保证了饮片的质量和原有的色泽。

3. 叙述熟大黄的炮制方法及炮制作用。

熟大黄的炮制方法是:取净大黄块,用定量黄酒拌匀,闷约 1 ~2 小时至酒被吸尽后,装入蒸罐内或适宜容器内,密闭,隔水炖约 24 ~32 小时,或置笼屉或适宜容器内,蒸透,炖或蒸至大黄内外均呈黑色时,取出,干燥,每 100kg 净大黄块,用黄酒 30kg。熟大黄泻下作用缓和,减轻腹痛之副作用,并增强活血祛瘀的作用,用于瘀血内停,腹部肿块,月经停闭。

4. 简述柴胡常用的饮片规格及作用特点。

柴胡常用的饮片规格有生柴胡、醋柴胡、酒柴胡、鳖血柴胡四种。

生柴胡升散作用强,长于解表退热。醋柴胡可缓和升散之性,疏肝解郁止痛作用增强。酒柴胡活血,升举阳气作用增强。鳖血柴胡能抑制升浮之性,清退肝热作用增强。

5. 简述发酵法的条件。

发酵法的条件是:①菌种要纯,否则影响发酵的质量。②要有充足的营养物质,如蛋白质、淀粉、脂肪、无机盐类等。③温度要适宜,一般室温以 30 ~37℃ 为最佳发酵温度。④湿度要适宜,一般空气的相对湿度应在 70% ~80% 之间。⑤要在 pH 值 4.7 ~7.6,有充足氧气和二氧化碳条件下进行。

附录一　中药材炮制通则《中国药典》（2010 年版）

（附录Ⅱ　D. 药材炮制通则）

中药炮制是按照中医药理论,根据药材自身性质,以及调剂、制剂和临床应用的需要,所采取的一项独特的制药技术。

药材凡经净制、切制或炮炙等处理后,均称为"饮片";药材必须净制后方可进行切制或炮炙等处理。饮片是供中医临床调剂及中成药生产的配方原料。

本版药典规定的各饮片规格,系指临床配方使用的饮片规格。制剂中使用的饮片规格,应符合相应品种实际工艺的要求。

炮制用水,应为饮用水。

除另有规定外,应符合下列有关要求。

一、净制

即净选加工。可根据具体情况,分别使用挑选、筛选、风选、水选、剪、切、刮、削、剔除、酶法、剥离、挤压、燀、刷、擦、火燎、烫、撞、碾串等方法,以达到净度标准。

二、切制

切制时,除鲜切、干切外,均须进行软化处理,其方法有:喷淋、抢水洗、浸泡、润、漂、蒸、煮等。亦可使用回转式减压浸润罐,气相置换式润药箱等软化设备。软化处理应按药材的大小、粗细、质地等分别处理。分别规定温度、水量、时间等条件,应少泡多润,防止有效成分流失。切后应及时干燥,以保证质量。

切制品有片、段、块、丝等。其规格厚度通常为:

片　极薄片 0.5mm 以下,薄片 1~2mm,厚片 2~4mm;

段　短段 5~10mm,长段 10~15mm;

块　8~12mm 的方块;

丝　细丝 2~3mm,粗丝 5~10mm。

其他不宜切制者,一般应捣碎或碾碎使用。

三、炮炙

除另有规定外,常用的炮炙方法和要求如下:

1. 炒　炒制分单炒(清炒)和加辅料炒。需炒制者应为干燥品,且大小分档;炒时应火力应均匀,不断翻动。掌握加热温度、炒制时间及程度要求。

单炒(清炒)　取待炮炙品,置炒制容器内,用文火加热至规定程度时,取出,放凉。需炒焦者,一般用中火炒至表面焦褐色,断面焦黄色为度,取出,放凉。炒焦时易燃者,可喷淋清水少许,再炒干。

麸炒　先将炒制容器加热,至撒入麸皮即刻烟起,随即投入待炮炙品,迅速翻动,炒至表面呈黄色或深黄色时,取出,筛去麸皮,放凉。

砂炒　取洁净河砂置炒制容器内,用武火加热至滑利状态时,投入待炮炙品,不断翻动,炒至表面鼓起、酥脆或至规定的程度时,取出,筛去河砂,放凉。除另有规定外,河砂以掩埋待炮炙品为度。

如需醋淬时,筛去辅料后,趁热投入醋液中淬酥。

蛤粉炒　取碾细过筛后的净蛤粉,置锅内,用中火加热至翻动较滑利时,投入待炮炙品,翻炒至鼓起或成珠、内部疏松、外表呈黄色时,迅速取出,筛去蛤粉,放凉。除另有规定外,每 100kg 待炮炙品,用蛤粉 30～50kg。

滑石粉炒　取滑石粉置炒制容器内,用中火加热至灵活状态时,投入待炮炙品,翻炒至鼓起、酥脆、表面黄色或至规定程度时,迅速取出,筛去滑石粉,放凉。除另有规定外,每 100kg 待炮炙品,用滑石粉 40～50kg。

2. 炙法

是待炮炙品与液体辅料共同拌润,并炒至一定程度的方法。

酒炙　取待炮炙品,加黄酒拌匀,闷透,置炒制容器内,用文火炒至规定的程度时,取出,放凉。酒炙时,除另有规定外,一般用黄酒。除另有规定外,每 100kg 待炮炙品,用黄酒 10～20kg。

醋炙　取待炮炙品,加醋拌匀,闷透,置炒制容器内,炒至规定的程度时,取出,放凉。醋炙时,用米醋。除另有规定外,每 100kg 待炮炙品,用米醋 20kg。

盐炙　取待炮炙品,加盐水拌匀,闷透,置炒制容器内,以文火加热,炒至规定的程度时,取出,放凉。盐炙时,用食盐,应先加适量水溶解后,滤过,备用。除另有规定外,每 100kg 待炮炙品,用食盐 2kg。

姜炙　姜炙时,应先将生姜洗净,捣烂,加水适量,压榨取汁,姜渣再加水适量重复压榨一次,合并汁液,即为"姜汁"。姜汁与生姜的比例为 1∶1。取待炮炙品,加姜汁拌匀,置锅内,用文火炒至姜汁被吸尽,或至规定的程度时,取出,晾干。除另有规定外,每 100kg 待炮炙品用生姜 10kg。

蜜炙　蜜炙时,应先将炼蜜加适量沸水稀释后,加入待炮炙品中拌匀,闷透,置炒制容器内,用文火炒至规定程度时,取出,放凉。蜜炙时,用炼蜜。除另有规定外,每 100kg 待炮炙品用炼蜜 25kg。

油炙　羊脂油炙时,先将羊脂油置锅内加热熔化后去渣,加入待炮炙品拌匀,用文火炒至油被吸尽,表面光亮时,摊开,放凉。

3. 制炭　制炭时应"存性",并防止灰化,更要避免复燃。

炒炭　取待炮炙品,置热锅内,用武火炒至表面焦黑色、内部焦褐色或至规定程度时,喷淋清水少许,熄灭火星,取出,晾干。

煅炭　取待炮炙品,置煅锅内,密封,加热至所需程度,放凉,取出。

4. 煅　煅制时应注意煅透,使酥脆易碎。

明煅　取待炮炙品,砸成小块,置适宜的容器内,煅至酥脆或红透时,取出,放凉,碾碎。含有结晶水的盐类药材,不要求煅红,但需使结晶水蒸发至尽,或全部形成蜂窝状的块状固体。

5. 蒸　取待炮炙品,大小分档,按各品种炮制制项下的规定,加清水或液体辅料拌匀、润透,置适宜的蒸制容器内,用蒸气加热至规定程度,取出,稍晾,拌回蒸液,再晾至六成干,切片或段,干燥。

6. 煮　取待炮炙品大小分档,按各品种炮制项下的规定,加清水或规定的辅料共煮透,至切开内无白心时,取出,晾至六成干,切片,干燥。

7. 炖　取待炮炙品按各品种炮制项下的规定,加入液体辅料,置适宜的容器内,密闭,隔水或用蒸气加热炖透,或炖至辅料完全被吸尽时,放凉,取出,晾至六成干,切片,干燥。

蒸、煮、炖时,除另有规定外,一般每 100kg 待炮炙品,用水或规定的辅料 20 ~ 30kg。

8. 煨　取待炮炙品用面皮或湿纸包裹,或用吸油纸均匀地隔层分放,进行加热处理;或将其与麸皮同置炒制容器内,用文火炒至规定程度取出,放凉。除另有规定外,每 100kg 待炮炙品,用麸皮 50kg。

四、其他

1. 燀　取待炮制品投入沸水中,翻动片刻,捞出。有的种子类药材,燀至种皮由皱缩至舒展、易搓去时,捞出,放入冷水中,除去种皮,晒干。

2. 制霜(去油成霜)　除另有规定外,取待炮制品碾碎如泥,经微热,压榨除去大部分油脂,含油量符合要求后,取残渣研制成符合规定要求的松散粉末。

3. 水飞　取待炮制品,置容器内,加适量水共研成糊状,再加水,搅拌,倾出混悬液。残渣再按上法反复操作数次,合并混悬液,静置,分取沉淀,干燥,研散。

4. 发芽　取待炮制品,置容器内,加适量水浸泡后,取出,在适宜的湿度和温度下使其发芽至规定程度,晒干或低温干燥。注意避免带入油腻,以防烂芽。一般芽长不超过 1cm。

5. 发酵　取待炮制品加规定的辅料拌匀后,制成一定形状,置适宜的湿度和温度下,使微生物生长至其中酶含量达到规定程度,晒干或低温干燥。注意发酵过程中,发现有黄曲霉菌,应禁用。

附录二 "2013年全国职业院校技能大赛"高职组中药炮制技能赛项规程

比赛范围为36种中药（附表1）。选手应在12分钟内，按规定程序完成2种中药的炮制操作。先由2位裁判同时监考2位选手，并对其操作过程逐项打分，取其平均值作为参赛选手操作得分（满分40分）；再由8位裁判共同对所有选手所炮制药品的成品质量进行打分，去掉一个最高分，去掉一个最低分，取其平均值作为参赛选手炮制程度得分（满分60分）。操作得分与炮制程度得分相加得参赛选手总分（附表2、附表3）。

选手应在规定时间内完成，并记录操作时间；比赛的生药用量为50～300g（每味药的用量由命题组确定）；比赛时饮片的分档操作、炙法中的拌润操作，已由工作人员提前完成，但净制操作需由选手自己完成；砂烫法的辅料用河砂，不用油砂；麸炒法的辅料用麦麸，不用糖麸或蜜麸。

竞赛现场设候考区与竞赛区，候考区设检录与工作人员4人（男女各半），引导人员2人；竞赛区设裁判人员8人，计时人员8人，统分人员2人。比赛时，由赛项专家组将上述品种分成若干组，每组2种。选手随机抽取1组，由工作人员将相同抽签号选手归为一组，按抽签号由小到大顺序比赛。

附表1 中药炮制品种目录

类别	中药品种
炒黄	王不留行、莱菔子、冬瓜子、酸枣仁、白芥子、牵牛子
炒焦	麦芽、川楝子、槟榔、山楂
麸炒	薏苡仁、僵蚕、山药、白术、枳壳
砂烫	鳖甲、龟甲、骨碎补、炮姜
酒炙	白芍、当归、大黄
醋炙	延胡索、三棱、香附、乳香
盐炙	知母、泽泻、补骨脂、小茴香、黄柏、车前子
蜜炙	甘草、黄芪、麻黄、百合

附表2 中药炮制传统技能大赛评分标准

考号：_____ 抽签号_____ 炮制用时间_____ 成绩：_____

项目	标准分	测试标准	扣分	得分
准备	5	器具洁净齐全、摆放合理；生药及辅料称取规范、称量准确		
净制	5	净制操作规范，饮片净度符合《中国药典》及《中药饮片质量标准通则（试行）》之规定		
预热	5	火力控制适宜，投药时间恰当		
投药	5	生药及辅料投放操作规范		

续表

项目	标准分	测试标准	扣分	得分
翻炒	10	翻炒动作娴熟,操作规范		
出锅	5	出锅及时,药屑及辅料处理规范;炮制品存放得当		
清场	5	按规程清洁器具,清理现场;饮片和器具归类放置		
炮制程度	60	炮制后饮片质量应符合《中国药典》及《中药饮片质量标准通则(试行)》之规定。适中率95%以上,60分;适中率80%~95%,50分;适中率70%~80%,40分;适中率60%~70%,30分;适中率50%以下,不超过20分		
合计	100			

计时员签字:_____ _____年_____月_____日
裁判员签字:_____ _____年_____月_____日
裁判长签字:_____ _____年_____月_____日

附表3 中药炮制技能比赛评分细则

项目	要求与扣分标准
1. 准备	(1)器具 操作要求:抽签后,根据饮片炮制的需要,准备整个炮制操作过程所需的器具。清洁干净后,摆放在规定的位置。除通用器具外,净制或炮制时还需根据操作需要合理选择罗、簸箕、铁丝筛、笊篱 扣分细则:①器具要洁净,炒前未清洁炒药锅者,扣1分;②器具要一次准备齐全,操作过程中,每再准备一种器具,扣0.5分;③器具摆放不合理或摆放杂乱者扣1分 (2)称量 操作要求:称量操作要规范。根据抽签中规定炮制用饮片的重量,正确称量;若用辅料,应根据《中国药典》的规定,经计算用量后,再称量 扣分细则:①称量前不归零者,扣1分;②称量后称盘不放回原位置者,扣0.5分;③操作完毕后不关机者,扣0.5分;④称量的质量要准确,差异超过±5%者,扣1分
2. 净制	操作要求:药物炒前应净制,净制操作要规范。应根据不同饮片合理使用罗、簸箕、铁丝筛等净制器具 扣分细则:①未净制者,不得分;②净制使用器具不合理者,扣1分;③饮片散落到台面上未拣回者,扣1分;④散落到地面上者,扣1~2分
3. 预热	操作要求:预热操作规范。打开煤气罐阀门、燃气灶开关,控制火焰大小在饮片炮制时所需火力范围内。操作要熟练,姿势要大方得体,点火后不得因操作者原因导致火焰中途熄灭。预测锅温方法得当,有适当的火力判断方法 扣分细则:①不预热,或违反操作规程造成事故者,不得分;②火焰大小明显不符合规定者,扣1分;③中途熄火者,扣1分;④投药前,未用合适的判断方法预测锅温者,扣1分
4. 投药	操作要求:生药及辅料投放操作规范。锅温适宜后,应迅速投入药物。投入辅料要快速,并摊撒均匀。手法要得当 扣分细则:①投药操作严重失误者,不得分;②投药操作明显缓慢者,扣1分;③投药时操作手法有误者,扣1分;④投药效果欠佳者,扣1分;⑤麸炒时,麸皮摊撒不匀者,扣1分;⑥砂烫时,河砂用量有误者,扣1分
5. 翻炒	操作要求:翻炒操作要规范。动作娴熟、翻炒均匀,姿势要大方得体,饮片不得翻出锅外 扣分细则:①操作严重失误者,不得分;②中途熄火者,扣1分;③翻炒明显不熟练、不均匀者,扣1分;④翻炒时,饮片散落到台面上未拣回者,扣1分;⑤翻炒时,饮片散落到地面上者,扣1~2分

项目	要求与扣分标准
6. 出锅	操作要求:出锅前,应先熄火。出锅要迅速、及时,药物、药屑及辅料处置操作要规范。炮制后的饮片应存放于规定的容器内 扣分细则:①操作严重失误者,不得分;②未先熄火就出锅者,扣 1 分;③出锅明显不迅速者,扣 1 分;④出锅后,炊帚等易燃物品放在铁锅内者,扣 1 分;⑤除去麸皮、碎屑操作不规范者,扣 1 分;⑥制鳖甲操作不规范者,扣 1 分;⑦未除去碎屑者,扣 1 分;⑧出锅时,饮片散落到台面上未拣回者,扣 1 分;⑨出锅时,饮片散落到地面上者,扣 1～2 分
7. 清场	操作要求:按规程清洁器具,清理现场。炮制后的饮片应放于规定的容器(搪瓷盘或盆)内,摆放在展示桌规定的位置上。所用器具要清洗干净,放回到比赛前的位置上 扣分细则:①操作严重失误者,不得分;②器具未清洁者扣 1 分,清洁不彻底者扣 0.5 分;③器具未放回原始位置或摆放杂乱者,扣 1 分;④操作台面不整洁者,扣 1 分;⑤未关闭煤气罐阀门者,扣 1 分;⑥药屑及辅料未倒入垃圾桶者,扣 1 分
8. 炮制程度	程度要求:炮制后饮片质量应符合《中国药典》及《中药饮片质量标准通则(试行)》之规定 根据饮片的特点,选择计算适中率的方法:不及和太过现象明显且容易挑捡者,在炮制后的饮片中选取生片和糊片,合并称重,计算适中率。对不易挑捡者,用四分法随机选取饮片量的八分之一,挑拣出适中者,计算适中率 适中率≥95%,60 分;80%≤适中率<95%,50～59 分;70%≤适中率<80%,40～49 分;60%≤适中率<70%,30～39 分;50%≤适中率<60%,20～29 分;适中率<50%,0～19分 不及或太过者,是指炮制后的饮片不符合下列规定: 炒王不留行:大多数爆开白花,类球形爆花状,质松脆,有香气 炒莱菔子:表面微鼓起,色泽加深,质酥脆,气微香 炒冬瓜子:微鼓起,表面淡黄色,略有焦斑,气微香 炒酸枣仁:表面微鼓起,色微变深,微具焦斑,略有焦香气 炒白芥子:表面淡黄色至深黄色,偶有焦斑,有香辣气 炒牵牛子:表面黑褐色或黄棕色,稍鼓起,微具香气 焦麦芽:微鼓起,表面焦褐色或焦黄色,有焦斑,有焦香气 炒川楝子:表面焦黄色,偶见焦斑,气焦香 焦槟榔:表面焦黄色,质脆,易碎,气微 焦山楂:表面焦褐色,内部黄褐色。有焦香气,酸味减弱 麸炒薏苡仁:微鼓起,表面微黄色,具香气 麸炒僵蚕:表面黄色,腥气减弱 麸炒山药:表面黄白色或微黄色,偶见焦斑,略有焦香气 麸炒白术:表面黄棕色,偶见焦斑,略有焦香气 麸炒枳壳:色泽加深,偶有焦斑,具焦麸香气 醋鳖甲:淡黄色至深黄色,质酥脆,略有醋气 醋龟甲:表面黄色或棕褐色,内表面棕黄色或棕褐色,质松脆,微有醋香气 烫骨碎补:体膨大鼓起,表面棕褐色或焦黄色,质地酥松 炮姜:表面棕黑色或棕褐色,质轻泡,断面边缘处显棕黑色,中心棕黄色,气香、特异,味微辛、辣 酒白芍:片面微黄色或淡棕黄色,偶见焦斑,微有酒香气 酒当归:片面深黄色或浅棕黄色,略有焦斑,香气浓郁,并略有酒香气 酒大黄:表面深棕色或棕褐色,偶有焦斑,折断面呈浅棕色,略有酒香气 醋炙延胡索:表面和片面黄褐色,质较硬,微具醋香气 醋三棱:片面黄色至黄棕色,偶见焦黄斑,微有醋香气

项目	要求与扣分标准
	醋香附:表面黑褐色,微有醋香气
	醋乳香:表面深黄色,显油亮光泽,略透明,微有醋气
	盐知母:色黄,微带焦斑,味微咸,嚼之有黏性
	盐泽泻:片面淡黄棕色或黄褐色,偶见焦斑,味微咸
	盐补骨脂:表面黑色或黑褐色,微鼓起,气微香,味微咸
	盐小茴香:微鼓起,色泽加深,偶有焦斑,香气浓,味微咸
	盐黄柏:表面深黄色,偶有焦斑,味极苦,微咸
	盐车前子:表面黑褐色,气微香,味微咸
	炙甘草:外表皮红棕色或灰棕色,切面黄色至深黄色,略有黏性但不粘手,具焦香气
	炙黄芪:外表皮淡棕黄色或淡棕褐色,略有光泽,切面皮部黄白色,木部淡黄色,略带黏性但不粘手
	蜜麻黄:表面深黄色,微有光泽,略具黏性但不粘手
	蜜百合:表面黄色或深黄色,偶有焦斑,略带黏性但不粘手

中药炮制技术教学大纲

（供中药制药技术、中药专业用）

一、课程任务

中药炮制技术是高职高专中药制药技术、中药专业一门重要的专业课程。本课程主要内容包括中药炮制的基本理论、药物净制、切制及干燥技术、常用药物炒制技术、水火共制技术、煅制技术等。本课程的任务是使学生通过学习掌握中药炮制的基本理论、基本知识和基本技能，熟悉常用药物炮制工艺，具备相应的实践操作技能。有利于加强职业技能培训，为适应药厂大规模生产实际的需要打下坚实基础。

二、课程目标

（一）知识目标

1. 掌握中药炮制技术的基本理论、基本知识和常用药物的炮制方法。

2. 熟悉国家对药物净制、切制、水处理、炮制等方面的标准和规范；熟悉炮制常用设备的结构、原理、性能、用途及安全操作规范；熟悉常见药物炮制。

3. 了解饮片厂的设计基本要求及各个分区的功能和用途。

（二）技能目标

1. 熟练掌握常用药物炮制的基本操作技能，培养学生动手能力以及分析和解决问题的能力。

2. 学会运用炮制理论解决药物生产、贮存保管及临床应用中存在的问题。

（三）职业素质和态度目标

1. 树立药品质量第一的观念和药品安全意识。

2. 具备科学严谨的学习态度和一丝不苟的工作作风和创新意识，树立团结协作意识，具备优良的心理素质和职业道德。

三、教学时间分配

教学内容	学时数		
	理论	实践	合计
一、绪论	2		2
二、中药炮制的目的及对药物的影响	4		4
三、饮片的质量要求及贮藏保管	4		4

教学内容	学时数		
	理论	实践	合计
四、中药炮制机械设备	4		4
五、净选加工技术	2	2	4
六、药材软化处理技术	2		2
七、饮片切制、干燥及包装技术	4	2	6
八、炒制技术	10	4	14
九、炙制技术	4	2	6
十、煅制技术	4	2	6
十一、水火共制技术	4	2	6
十二、其他技术	6	4	10
机动	2	0	2
合计	52	18	70

四、教学内容及要求

单元	教学内容	教学要求	教学活动参考	参考学时	
				理论	实践
一、绪论	1. 中药炮制的含义	了解	理论讲授	2	
	2. 中药炮制的起源与发展	了解	理论讲授		
	3. 中药炮制在行业中的地位	熟悉	讨论		
	4. 中药炮制的分类	了解	理论讲授		
	5. 中药炮制的有关法规	了解	理论讲授		
二、中药炮制的目的及对药物的影响	（一）中药炮制的目的	熟悉	理论讲授	4	
	（二）炮制对药物的影响				
	1. 炮制对药性的影响				
	2. 炮制对药物化学成分的影响	掌握	理论讲授		
	3. 炮制对调剂和制剂的影响				
	4. 炮制对药物临床疗效的影响				
三、饮片的质量要求及贮藏保管	（一）中药饮片的质量要求	熟悉	理论讲授	4	
	1. 外在质量				
	2. 内在质量				
	（二）中药饮片的贮藏保管	掌握	理论讲授		
	1. 常见的变异现象				
	2. 造成变异的自然因素				
	3. 中药饮片贮藏保管技术				

单元	教学内容	教学要求	教学活动参考	参考学时	
				理论	实践
四、中药炮制机械设备	（一）净制设备			4	
	1. 风选设备	了解	现场讲授		
	2. 筛选设备				
	3. 水洗设备				
	4. 挑选设备				
	（二）切制设备	了解	现场讲授		
	1. 软化设备				
	2. 切制设备				
	（三）炒制设备	了解	现场讲授		
	1. 平锅式炒药机				
	2. 滚筒式炒药机				
	3. 中药程控炒药机				
	（四）蒸煮设备	了解	现场讲授		
	1. 蒸煮原理				
	2. 蒸煮设备				
	（五）煅制设备	了解	现场讲授		
	1. 煅制原理				
	2. 煅制设备				
	（六）干燥设备	了解	现场讲授		
	1. 干燥原理				
	2. 干燥设备				
五、净选加工技术	（一）杂质清除技术	掌握	多媒体演示	2	2
	挑选、筛选、风选、水选				
	（二）非药用部位分离和清除技术	掌握	现场讲授		
	1. 去根茎、去枝梗、去皮壳、去毛、去心				
	2. 去芦、去核、去瓤、去头尾翅、去残肉				
	实训1　净选加工技术	熟练掌握	实际操作		
六、药材软化处理技术	（一）常用水软化技术	掌握	多媒体演示	2	
	淋法、洗法、泡法、漂法、润法				
	（二）其他软化处理技术	了解	理论讲授		
	湿热法软化、干热法软化、酒处理软化				
	（三）软化程度的检查技术	熟悉	理论讲授		
	弯曲法、指掐法、穿刺法、手捏法、手握法、切试法				

单元	教学内容	教学要求	教学活动参考	参考学时 理论	参考学时 实践
七、饮片切制、干燥及包装技术	（一）饮片切制技术	了解	多媒体演示	4	2
	1. 饮片类型				
	2. 饮片切制方法				
	（二）饮片干燥技术	掌握	演示		
	1. 自然干燥技术				
	2. 人工干燥技术				
	（三）饮片包装技术	掌握	演示		
	1. 饮片包装的目的				
	2. 饮片包装方法				
	实训2 饮片切制及干燥技术	熟练掌握	实际操作		
八、炒制技术	（一）清炒技术	掌握	理论讲授、多媒体演示	10	4
	1. 炒黄技术 牛蒡子、决明子、槐花、苍耳子、牵牛子、白果、莱菔子、使君子、王不留行、水红花子、酸枣仁、九香虫				
	2. 炒焦技术 山楂、栀子、槟榔				
	3. 炒炭技术 干姜、地榆、大蓟、蒲黄、荆芥、鸡冠花、藕节、茜草、侧柏叶				
	实训3 清炒技术	熟练掌握	实际操作		
	（二）加辅料炒制技术	掌握	理论讲授、多媒体演示		
	1. 麸炒技术 苍术、枳实、枳壳、僵蚕、薏苡仁				
	2. 米炒技术 党参、斑蝥、红娘子				
	3. 土炒技术 山药、白术				
	4. 砂炒技术 马钱子、穿山甲、龟甲、鳖甲、鸡内金、狗脊、骨碎补				
	5. 蛤粉炒技术 阿胶、鹿角胶				
	6. 滑石粉炒技术 刺猬皮、水蛭、黄狗肾				
	实训4 辅料炒制技术	熟练掌握	实际操作		
九、炙制技术	1. 酒炙技术 黄连、大黄、白芍、乌梢蛇、蕲蛇、丹参、地龙、当归、川芎、续断、仙茅、蟾酥	掌握	理论讲授、多媒体演示	4	2
	2. 醋炙技术 延胡索、五灵脂、乳香、没药、甘遂、商陆、芫花、狼毒、柴胡、香附、郁金、青皮、艾叶				
	3. 盐炙技术 黄柏、关黄柏、知母、车前子、益智、杜仲、补骨脂、砂仁				

单元	教学内容	教学要求	教学活动参考	参考学时 理论	实践
	4. 姜炙技术 厚朴、草果、竹茹				
	5. 蜜炙技术 甘草、黄芪、麻黄、百部、紫菀、枇杷叶、旋覆花、款冬花、百合、槐角				
	6. 油炙技术 淫羊藿、三七、蛤蚧				
	实训5 炙制技术	熟练掌握	实际操作		
十、煅制技术	(一)明煅技术 白矾、皂矾、硼砂、石膏、钟乳石、赤石脂、瓦楞子	熟悉	多媒体演示	4	2
	(二)煅淬技术 自然铜、赭石、磁石、紫石英、炉甘石	熟悉	多媒体演示		
	(三)扣锅煅技术 血余炭、棕榈、灯心草、荷叶、干漆	熟悉	多媒体演示		
	实训6 煅制技术	学会	实际操作		
十一、水火共制技术	(一)蒸制技术	掌握	理论讲授、多媒体演示	4	2
	1. 清蒸法 黄芩、桑螵蛸、木瓜、天麻				
	2. 酒蒸法 地黄、黄精、山茱萸、五味子				
	3. 黑豆汁蒸法 何首乌				
	4. 豆腐蒸法 藤黄				
	(二)煮制技术	熟悉	理论讲授、多媒体演示		
	1. 清水煮法 川乌、草乌				
	2. 甘草汁煮法 远志、吴茱萸、巴戟天				
	(三)燀制技术 苦杏仁、桃仁	掌握	理论讲授、多媒体演示		
	实训7 水火共制技术	学会	实际操作		
十二、其他技术	(一)发酵、发芽技术	熟悉	理论讲授、参观教学	6	4
	1. 发酵技术 六神曲、半夏曲、红曲				
	2. 发芽技术 麦芽、谷芽				
	(二)制霜技术	熟悉	理论讲授、多媒体演示		
	1. 去油制霜技术 巴豆、千金子、柏子仁、大风子				
	2. 渗析制霜技术 西瓜霜				
	3. 升华制霜技术 信石				
	实训8 发酵、发芽、制霜技术	学会	实际操作		

单元	教学内容	教学要求	教学活动参考	参考学时	
				理论	实践
	（三）复制技术	掌握	理论讲授 参观教学		
	半夏、天南星、白附子、附子				
	（四）烘焙技术	了解	理论讲授		
	虻虫、蜈蚣				
	（五）煨制技术	掌握	理论讲授		
	肉豆蔻、葛根				
	（六）提净技术	了解	理论讲授		
	芒硝				
	（七）水飞技术	了解	理论讲授		
	朱砂				
	（八）干馏技术	了解	理论讲授		
	竹沥				
	实训9　烘焙、煨制、水飞、干馏技术	学会	实际操作		
机动				2	
合计				52	18

五、大纲说明

（一）适用对象与参考学时

本教学大纲主要供高等学校高职高专中药制药技术专业、中药学专业教学使用,总学时为70学时,其中理论教学52时,实践教学18时。

（二）教学要求

1. 本课程对理论部分教学要求分为掌握、熟悉、了解3个层次。掌握:指学生对所学的知识和技能能熟练应用,能综合分析和解决制剂生产中实际问题。熟悉:指学生对所学的知识基本掌握和会应用所学的技能。了解:指对学过的知识点能记忆和理解。

2. 本课程重点突出以能力为本位的教学理念,在实践技能方面设计了2个层次。熟练掌握:指学生能正确理解实验原理,独立、正确、规范地完成各项实验操作。学会:指学生能根据实验原理,按照各种实验项目能进行正确操作。

（三）教学建议

1. 大纲力求体现"以成果为核心、以过程控制为依靠,能力为本位"的职业教育理念,理论知识以"必需、够用"为原则,适当删减和引进新的内容,实践训练着重培养中药制药技术专业学生实际动手能力。

2. 课堂教学时应突出药物炮制前后的性味变化特点,减少知识的抽象性,多采用实物、模型、多媒体等直观教学的形式,增加学生的感性认识,提高课堂教学效果。

3. 实践教学应注重培养学生实际的基本操作技能,实践训练时多给学生动手的机会,提高学生实际独立动手和分析问题、解决问题的能力。

4. 学生的知识水平和能力水平,应通过平时达标训练、作业(实训报告)、操作技能考核和考试等多种形式综合考评,使学生更好地适应职业岗位培养的需要。

炮制设备及部分中药材彩色图谱

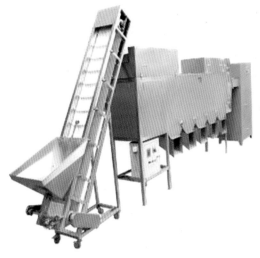

彩图4-1　变频卧式风选机

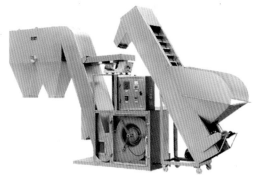

彩图4-2　变频立式风选机

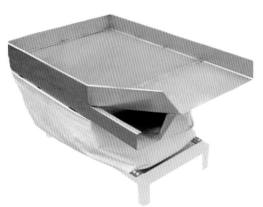

彩图4-3　振动式筛药机

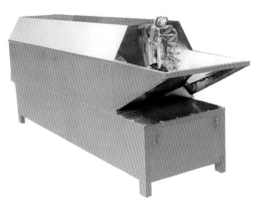

彩图4-4　滚筒式洗药机

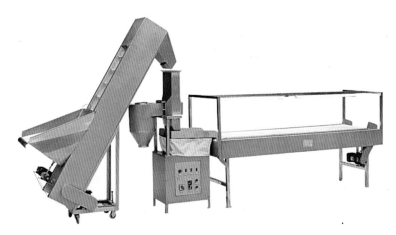

彩图4-5　机械化挑选输送机

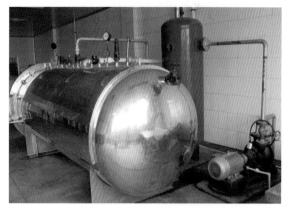

彩图 4-6　冷压浸润机

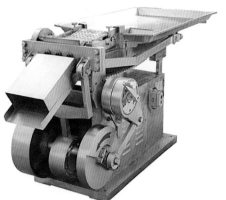

彩图 4-7　铡刀式切药机

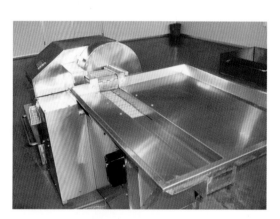

彩图 4-8　转盘式切药机

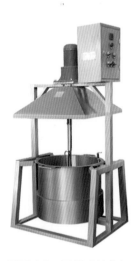

彩图 4-9　平锅式炒药机

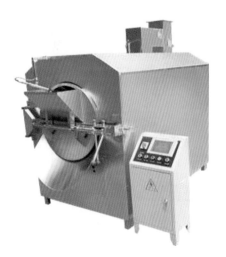

彩图 4-10　滚筒式炒药机

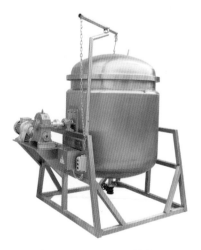

彩图 4-11　可倾式蒸煮锅

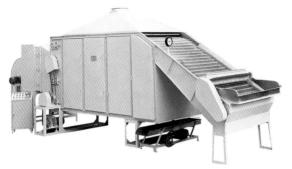

彩图 4-12　翻板式干燥机

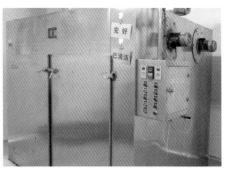

彩图 4-13　热风干燥机

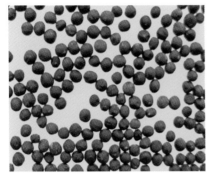

彩图 8-1　王不留行

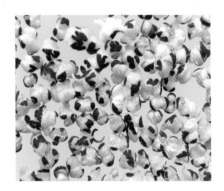

彩图 8-2　炒王不留行

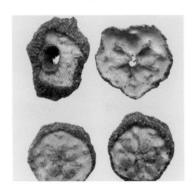

彩图 8-3　山楂

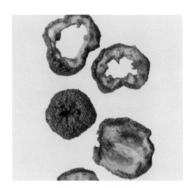

彩图 8-4　炒山楂

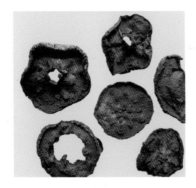

彩图 8-5　焦山楂

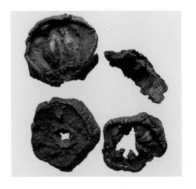

彩图 8-6　山楂炭

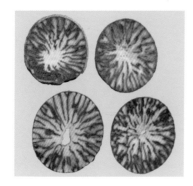

彩图 8-7　槟榔

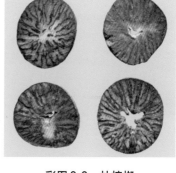

彩图 8-8　炒槟榔

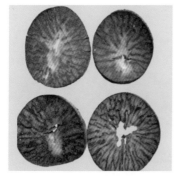

彩图 8-9　焦槟榔

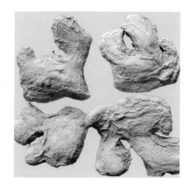

彩图 8-10　干姜

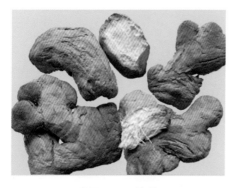

彩图 8-11　炮姜

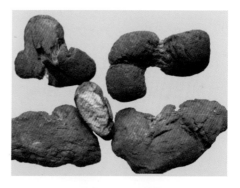

彩图 8-12　姜炭

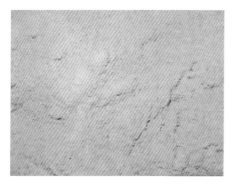

彩图 8-13　蒲黄

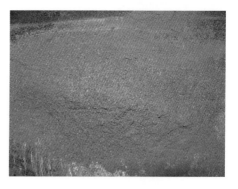

彩图 8-14　蒲黄炭

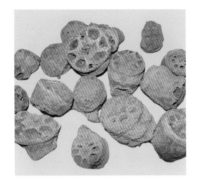

彩图 8-15　藕节

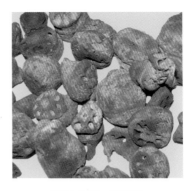

彩图 8-16　藕节炭

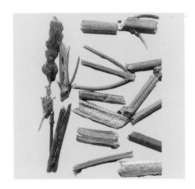

彩图 8-17　荆芥

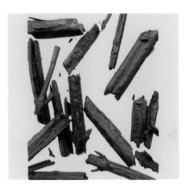

彩图 8-18　荆芥炭

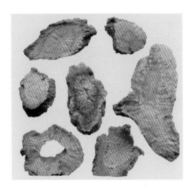

彩图 8-19　地榆

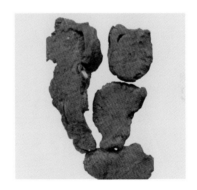

彩图 8-20　地榆炭

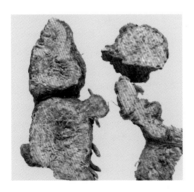

彩图 8-21　苍术

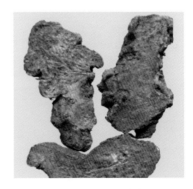

彩图 8-22　炒苍术

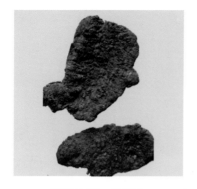

彩图 8-23　焦苍术

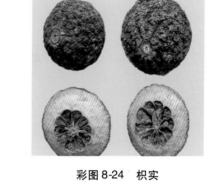

彩图 8-24　枳实

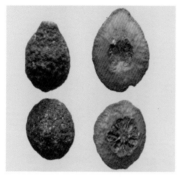

彩图 8-25　麸炒枳实

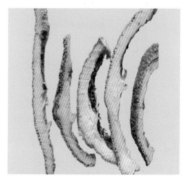

彩图 8-26　枳壳

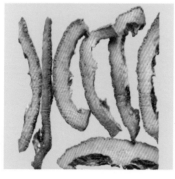

彩图 8-27　麸炒枳壳

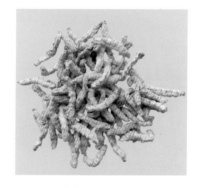

彩图 8-28　僵蚕

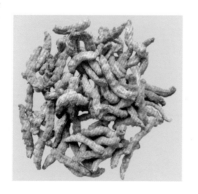

彩图 8-29　麸炒僵蚕

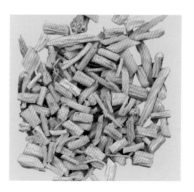

彩图 8-30　党参

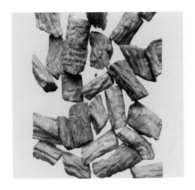

彩图 8-31　米炒党参，

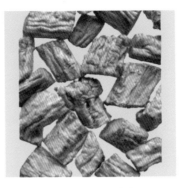

彩图 8-32　蜜党参

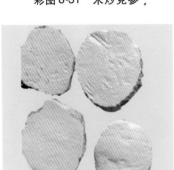

彩图 8-33　山药

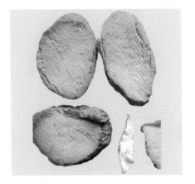

彩图 8-34　土炒山药

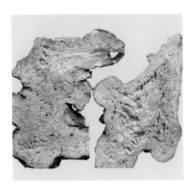

彩图 8-35　白术

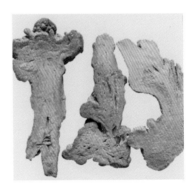

彩图 8-36　土炒白术

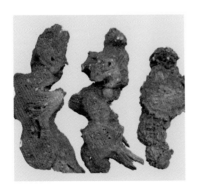

彩图 8-37　麸炒白术

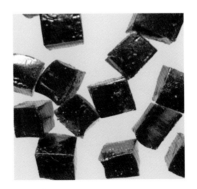

彩图 8-38　阿胶丁

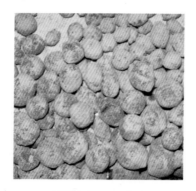

彩图 8-39　阿胶珠

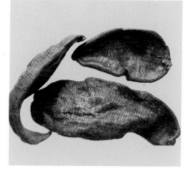

彩图 8-40　水蛭

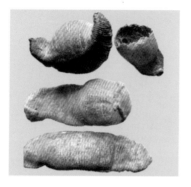

彩图 8-41　烫水蛭

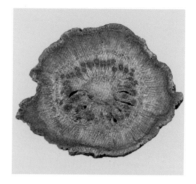

彩图 9-1　大黄

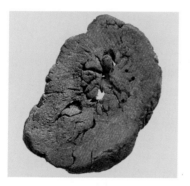

彩图 9-2　酒大黄

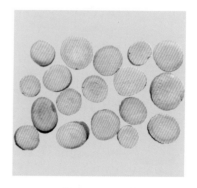

彩图 9-3　白芍

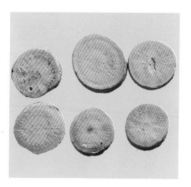

彩图 9-4　酒白芍

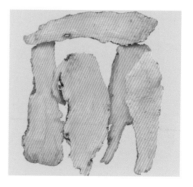

彩图 9-5　当归

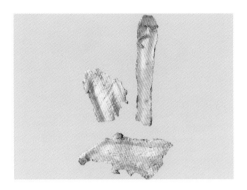

彩图 9-6　酒当归

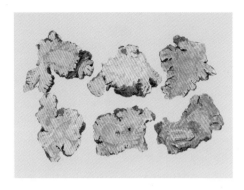

彩图 9-7　川芎

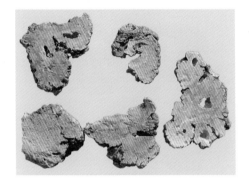

彩图 9-8　酒川芎

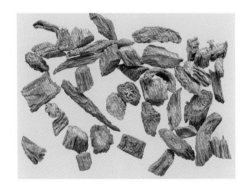

彩图 9-9　续断

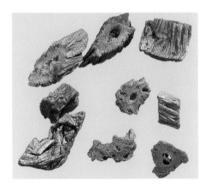

彩图 9-10　酒续断

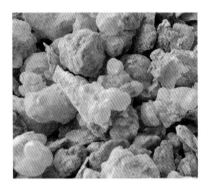

彩图 9-11　乳香

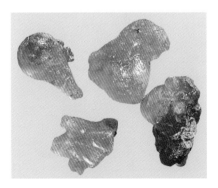

彩图 9-12　醋乳香

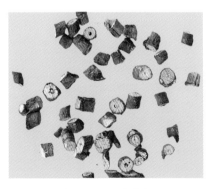

彩图 9-13　北柴胡

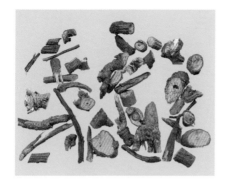

彩图 9-14　醋北柴胡

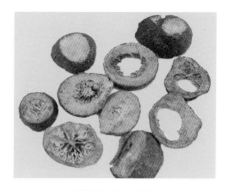

彩图 9-15　青皮

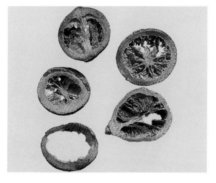

彩图 9-16　醋青皮

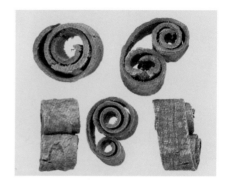

彩图 9-17　厚朴

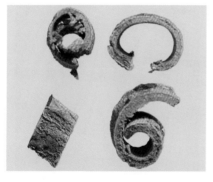

彩图 9-18　姜厚朴

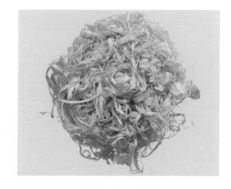

彩图 9-19　竹茹

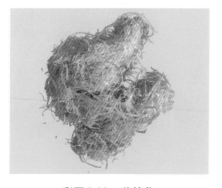

彩图 9-20　姜竹茹

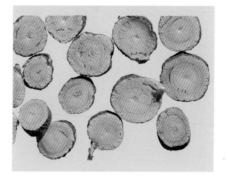

彩图 9-21　甘草

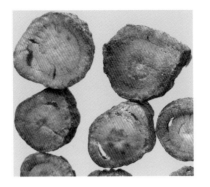

彩图 9-22　蜜甘草

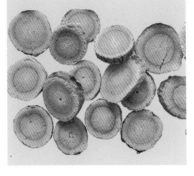

彩图 9-23　黄芪

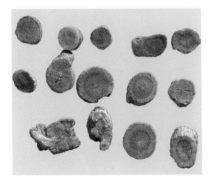

彩图 9-24　蜜黄芪

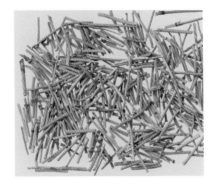

彩图 9-25　麻黄

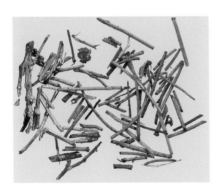

彩图 9-26　蜜麻黄

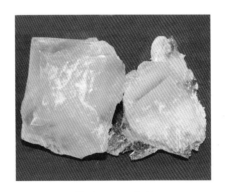

彩图 10-1　白矾

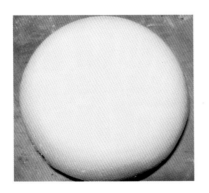

彩图 10-2　枯矾

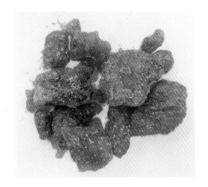

彩图 10-3　皂矾

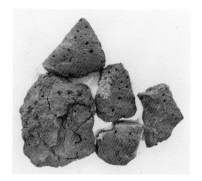

彩图 10-4　煅皂矾

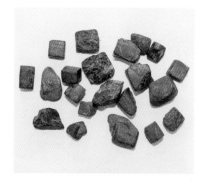

彩图 10-5　自然铜

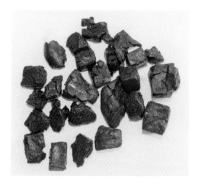

彩图 10-6　煅自然铜

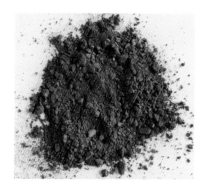

彩图 10-7　赭石

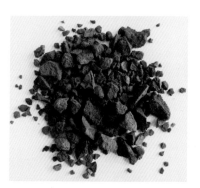

彩图 10-8　煅赭石

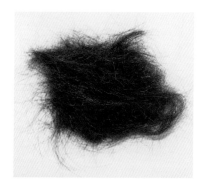

彩图 10-9　血余

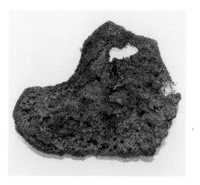

彩图 10-10　血余炭

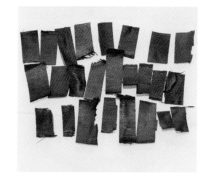

彩图 10-11　棕榈

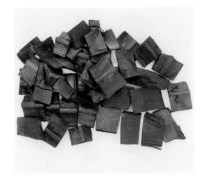

彩图 10-12　棕榈炭

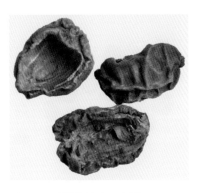

彩图 11-1　木瓜

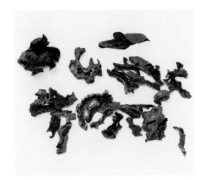

彩图 11-2　炒木瓜

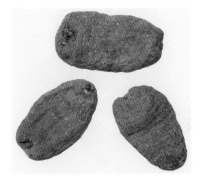

彩图 11-3　天麻

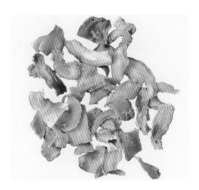

彩图 11-4　天麻饮片

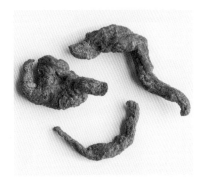

彩图 11-5　地黄

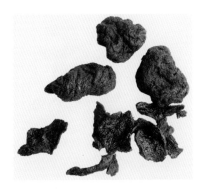

彩图 11-6　熟地黄

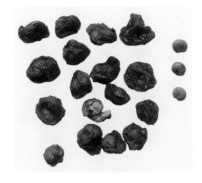

彩图 11-7　北五味子

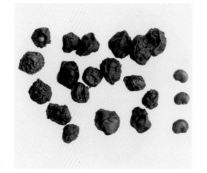

彩图 11-8　醋北五味子

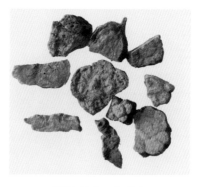

彩图 11-9　何首乌

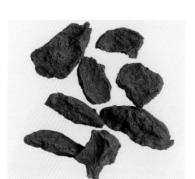

彩图 11-10　制何首乌

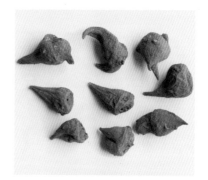

彩图 11-11　川乌

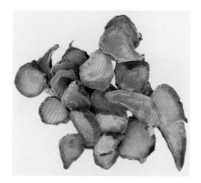

彩图 11-12　制川乌

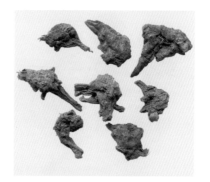

彩图 11-13　草乌

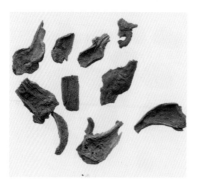

彩图 11-14　制草乌

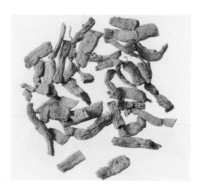

彩图 11-15　巴戟天

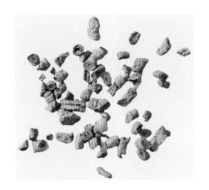

彩图 11-16　制巴戟天

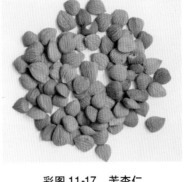

彩图 11-17　苦杏仁

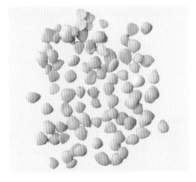

彩图 11-18　焯苦杏仁

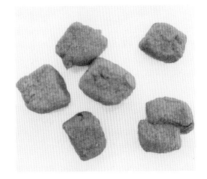

彩图 12-1　神曲

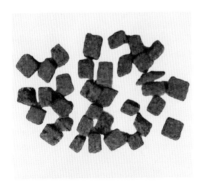

彩图 12-2　焦神曲

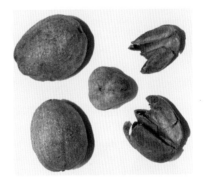

彩图 12-3　巴豆

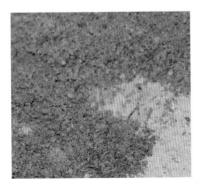

彩图 12-4　巴豆霜

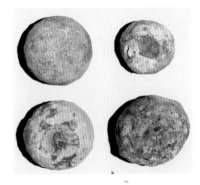

彩图 12-5　天南星

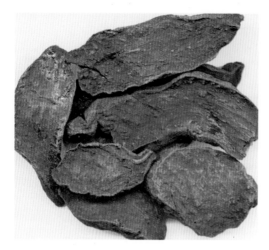

彩图 12-6　制天南星

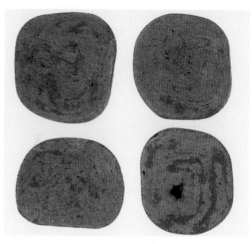

彩图 12-7　胆南星

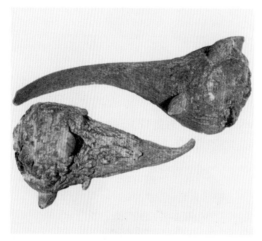

彩图 12-8　附子

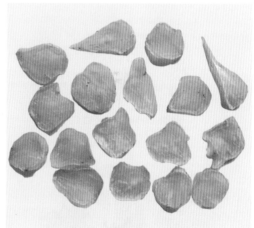

彩图 12-9　白附片

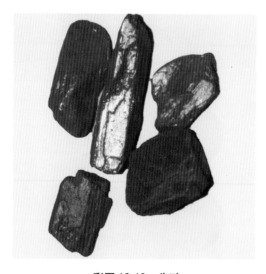

彩图 12-10　朱砂

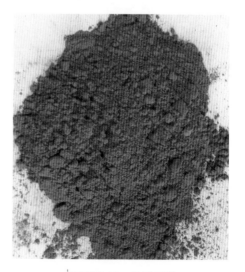

彩图 12-11　朱砂细粉

06